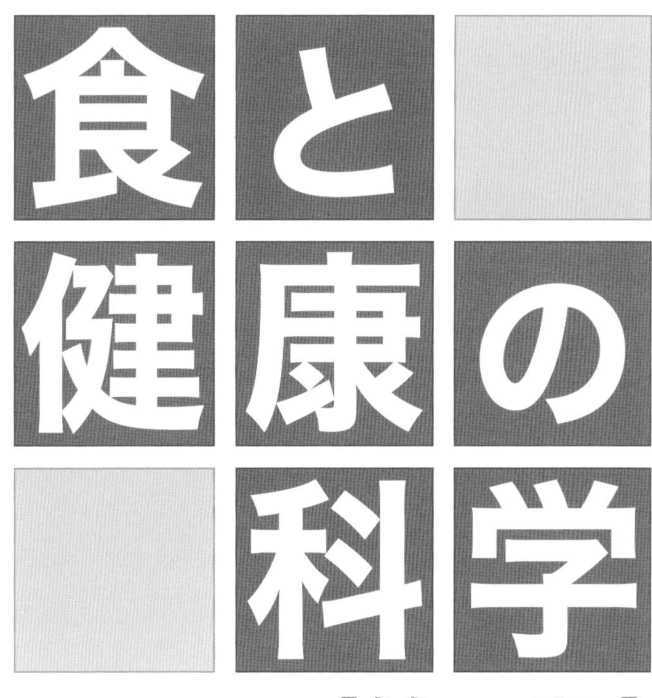

食と健康の科学

〔第3版〕

稲山貴代・大森玲子
編著

小川聖子・加藤勇太・鉄穴森陽子
近藤春美・玉木雅子・根本裕太
共著

建帛社
KENPAKUSHA

はじめに

食や健康に関わる話題の中で「正しい食と健康の知識を身につけましょう！」と耳にすることが多くなってきました。そのようなことを言われても，どのような知識をどれくらい身につければよいのか，戸惑ってしまいませんか？　今，私たちの周りにはさまざまな情報が溢れ，錯綜しています。食や健康に関わる専門家ですら，マスメディアやSNS等で流れている情報に戸惑うこともしばしばです。

ところで，正しい情報や知識とは何でしょう。“正しい”の背景には，科学で裏打ちされたエビデンスとよばれる証拠が不可欠となります。科学とは，いわゆる理系科目をイメージする自然科学だけでなく，人文科学や社会科学も含み，それらをまとめたものをいいます。本書では，このさまざまな“科学”的な視点から食と健康に関わることをとらえ，「本当にこの記述は正しいのか」，「根拠となる資料は何か」など，執筆者間で批判的に修正を繰り返し，わかりやすく解説することを心がけました。

本文を読む前に，第１章から第５章の扉に書かれている文を読んでみてください。そこには，執筆者が実際に授業を通して学生さんたちとやりとりした時の声を反映させました。皆さんの“ツイート”に答えることができるように，テキストの全15節を構成しています。一通り学び終わったあとに，自分の興味のある事柄について，どんな情報源があるか，その情報を鵜呑みにしていないか，適切に判断して自分自身の生活に取り入れようとしているか，行動が変わったかなど，食と健康に対する態度や行動が学ぶ前の自分と何か違うなと感じたら，あなたの学び方はバッチリです。

本書の根幹は上述した通りですが，もう１点，工夫した箇所があります。それは内容構成です。本書は各章３節で全５章から構成されています。大学の授業１科目が15回であることを踏まえ，授業１回で１節ずつ取り上げていただけるようにしました。あれもこれもと盛り込みすぎないよう整理することを心がけましたが，中には１回の授業では講義しきれない項もあります。本文の側注に関連する節や項を記しましたので，講義内容の調整の際に参考にしてください。

本書は，食と健康に関わる正しい知識を学びたい，あるいは学び直したい方々が読まれることを想定しています。高校を卒業したばかりの方から，生涯教育として学び続けたいシニアの方まで，多くの方々にお読みいただけることと思います。

本書をより良い本にするために，是非みなさんからの声をお聞かせ下さい。皆さんのなぜ？　どうなっているの？　どうしたらいいの？　これからは？　に答えることができる本にしていきたいと考えております。

最後に。健康であることは何にも代えがたい資源であり財産です。何歳になっても人生の目標を持ち，個々の目指す理想像に近づくことができるよう，その人なりの健康を獲得できることを願っています。本書が，溢れる情報に振り回されることのないよう，生涯に渡って健康で豊かな生活を送ることができるための伴走者となれれば幸いです。

なお，本書刊行に当たり，建帛社の方々，および関係各位の多大なご助力をいただきました。この場をお借りして厚くお礼申し上げます。

2017年3月

編著者　稲山　貴代
大森　玲子

目　次

第1章　食事管理の視点から健康を科学する

1．食べることの意義

（1）食べるということ・・・2
　1）食べるものと食べる行動・・・2
　2）栄養素・食品・料理・食事・・・2
（2）食事の基本・・・3
　1）バランスのとれた食事とは・・・3
　2）食事のパターン・・・4
（3）生体リズムと食事：いつ食べたらよいのか・・・5
　1）生体リズムと食事の関係・・・5
　2）いつ食べたらよいのか・・・8

2．バランスのよい食事の栄養学：どうやって食べればよいのか

（1）主食の栄養学・・・9
　1）主食とは・・・9
　2）穀類の特徴・・・9
　3）主食の特性ととり方・・・11
（2）主菜の栄養学・・・12
　1）主菜とは・・・12
　2）肉類の特徴・・・13
　3）魚介類の特徴・・・14
　4）卵類の特徴・・・15
　5）大豆・大豆製品の特徴・・・16
　6）主菜の特性ととり方・・・16
（3）副菜の栄養学・・・17
　1）副菜とは・・・17
　2）野菜の特徴・・・18
　3）いも類の特徴・・・19
　4）豆類の特徴・・・20
　5）きのこ類・藻類の特徴・・・20
　6）種実類の特徴・・・20
　7）副菜の特性ととり方・・・21
（4）牛乳・乳製品と果物の栄養学・・・22
　1）牛乳・乳製品の特徴・・・22
　2）牛乳・乳製品のとり方・・・22
　3）果物の特徴・・・23
　4）果物のとり方・・・23
（5）1日を通してバランスを考える・・・24
　1）食塩のとり方・・・24
　2）油脂類のとり方・・・26

3．エネルギーのバランス：どのくらい食べたらよいのか

（1）エネルギーとは・・・27
　1）エネルギーとは・・・27
　2）食物にあるエネルギー・・・27
（2）エネルギー摂取とエネルギー消費・・・27
　1）摂取するエネルギー・・・27
　2）消費するエネルギー・・・28
（3）エネルギーバランスのアセスメント・・・29
　1）適切な体重管理・・・29
　2）身体活動・生活活動・運動・・・30

第2章　人の行動の視点から健康を科学する

1．おいしさを科学する

（1）おいしさとは・・・34
　1）食べ物の味・・・34
　2）食べ物のにおい・・・36
　3）食べ物の温度や音・・・36
　4）食べ物のテクスチャー・・・36
　5）食べ物の色や外観・・・37
　6）食べ物の化学的要因・物理的要因・・・37
（2）おいしさを感じる仕組み・・・37
　1）味を感じる仕組み・・・37
　2）においを感じる仕組み・・・38
　3）テクスチャー（食感）を感じる仕組み・・・38

(3) おいしさに影響をもたらす要因 ・・・・・・ 39
1) おいしさと年齢・・・・・・・・・・・・・・・39
2) おいしさと生理的要因・心理的要因・・・・・・39
3) おいしさと食文化・・・・・・・・・・・・・39
4) おいしさと情報・・・・・・・・・・・・・・39
2. 食行動を科学する
(1) 食べることに関わること ・・・・・・・・・ 41
1) 食行動とは・・・・・・・・・・・・・・・・41
2) 食行動に影響をもたらす個人の要因・・・・・・41
3) 食行動に影響をもたらす環境要因・・・・・・・42
(2) 行動科学に基づく考え方 ・・・・・・・・・ 43
1) 行動科学とは・・・・・・・・・・・・・・・43
2) 行動分析・・・・・・・・・・・・・・・・・43
3) 行動科学理論とモデル・・・・・・・・・・・44
(3) 食行動の変容を促す技法 ・・・・・・・・・ 46
3. 情報を科学する
(1) 食の安全 ・・・・・・・・・・・・・・・ 47
1) 安全と安心・・・・・・・・・・・・・・・・・・・47
2) 食の安全・・・・・・・・・・・・・・・・・・・・47
3) リスク分析・・・・・・・・・・・・・・・・・・・48
(2) 食品の表示 ・・・・・・・・・・・・・・・ 48
1) 食品表示に関わる法律・・・・・・・・・・・・・48
2) 生鮮食品と加工食品の表示・・・・・・・・・・・49
3) 期限表示・・・・・・・・・・・・・・・・・・・・50
4) アレルギー表示・・・・・・・・・・・・・・・・50
5) 栄養成分表示・栄養強調表示・・・・・・・・・・50
6) 保健機能食品・特別用途食品等・・・・・・・・51
7) 遺伝子組換え食品の表示・・・・・・・・・・・54
8) JAS 規格 ・・・・・・・・・・・・・・・・・・54
(3) 健康と情報 ・・・・・・・・・・・・・・・ 54
1) 健康情報・・・・・・・・・・・・・・・・・・・・54
2) ヘルスリテラシーとは・・・・・・・・・・・・・55
3) 栄養成分表示の見方と活用・・・・・・・・・・56

第3章 ライフステージの視点から健康を科学する

1. 母と子の健康と栄養・食生活
(1) 人のライフコース ・・・・・・・・・・・・ 58
1) 加齢と成長・・・・・・・・・・・・・・・・・58
2) ライフステージと健康・・・・・・・・・・・・58
(2) 母親の健康・栄養 ・・・・・・・・・・・・ 59
1) お母さんになるということ・・・・・・・・・・59
2) お母さんの健康管理・体重管理・・・・・・・・60
3) お母さんの日常の生活・食生活の課題と留意点・・・・61
(3) 母と子の健康と社会 ・・・・・・・・・・・ 62
1) 母と子のライフスタイル・・・・・・・・・・・62
2) 子育て支援・・・・・・・・・・・・・・・・・63
2. 若者世代の健康と栄養・食生活
(1) 若者世代の健康・栄養 ・・・・・・・・・・ 64
1) 若者世代(思春期・青年期)とは・・・・・・・64
2) 大人になるということ・・・・・・・・・・・・64
3) 若者世代の健康・栄養課題・・・・・・・・・・64
4) 若者世代の日常の生活・食生活の課題と留意点・・・・65
(2) 若者世代の健康と社会 ・・・・・・・・・・・ 66
1) 若者世代のライフスタイル・・・・・・・・・・・66
2) こころの健康・・・・・・・・・・・・・・・・・・67
(3) スポーツと栄養・食事 ・・・・・・・・・・・ 67
1) 体づくりと栄養・食事・・・・・・・・・・・・・67
2) スタミナづくりのための栄養・食事・・・・・・68
3) 安全なスポーツ活動と水分補給・・・・・・・・69
4) 運動時の栄養補給・・・・・・・・・・・・・・・70
3. シニア世代の健康と栄養・食生活
(1) シニア世代の身体的変化と健康課題 ・・・・ 71
1) 高齢期とは・・・・・・・・・・・・・・・・・・・71
2) 加齢に伴う身体的変化・・・・・・・・・・・・・71
3) シニア世代の健康課題:フレイルティ(フレイル)・要介護状態・・・・・・・・・72
(2) シニア世代の健康づくり ・・・・・・・・・・ 73
1) シニア世代の社会生活・ライフスタイル・・・・73

2）シニア世代の食生活の課題と留意点・・・・・・74
3）シニア世代の運動に関する課題と留意点・・・・75
4）シニア世代のフレイル予防の取り組み・・・・75

第4章　疾病予防の視点から健康を科学する

1．生活習慣と健康
（1）生活習慣病とその要因・・・・・・・・・・・78
（2）メタボリックシンドロームと内臓脂肪・・・79
（3）生活習慣病予防の考え方・・・・・・・・・・80
2．生活習慣病予防と健康・栄養管理
（1）肥満予防のための健康・栄養管理・・・・・81
1）肥満とは・・・・・・・・・・・・・・・・・・81
2）肥満が続くとどうなるのか？・・・・・・・・81
3）健康的な体格・・・・・・・・・・・・・・・・82
4）肥満の予防・・・・・・・・・・・・・・・・・83
（2）糖尿病予防のための健康・栄養管理・・・・84
1）糖尿病とは・・・・・・・・・・・・・・・・・84
2）糖尿病が続くとどうなるのか？・・・・・・・85
3）２型糖尿病の予防・・・・・・・・・・・・・85
（3）高血圧予防のための健康・栄養管理・・・・86
1）高血圧とは・・・・・・・・・・・・・・・・・86
2）高血圧が続くとどうなるのか？・・・・・・・87
3）高血圧の予防・・・・・・・・・・・・・・・・88
（4）脂質異常症予防のための健康・栄養管理・・89
1）脂質異常症とは・・・・・・・・・・・・・・・89
2）脂質異常症が続くとどうなるのか？・・・・・90
3）脂質異常症の予防・・・・・・・・・・・・・・91
（5）骨の健康のための健康・栄養管理・・・・・92
1）骨がもろくなるとは・・・・・・・・・・・・・92
2）骨がもろくなったその後は？・・・・・・・・94
3）骨粗鬆症の予防・・・・・・・・・・・・・・・94
3．気をつけたい健康課題
（1）やせのための健康・栄養管理・・・・・・・96
1）やせとは・・・・・・・・・・・・・・・・・・96
2）やせによる健康課題と対応・・・・・・・・・96
（2）貧血のための健康・栄養管理・・・・・・・97
1）貧血とは・・・・・・・・・・・・・・・・・・97
2）貧血による健康課題と予防・・・・・・・・・99
（3）食物アレルギーのための健康・栄養管理・100
1）食物アレルギーとは・・・・・・・・・・・・100
2）食物アレルギーの現状・・・・・・・・・・・102
3）食物アレルギーへの対応・・・・・・・・・・102

第5章　社会と環境の視点から健康を科学する

1．生活と健康
（1）栄養・食生活と疾病構造の変化・・・・・106
1）日本の疾病構造の変遷・・・・・・・・・・・106
2）ライフステージ別の健康・栄養課題・・・・・106
3）食生活の変遷・・・・・・・・・・・・・・・・107
（2）少子高齢社会における豊かさと健康・・・108
1）平均寿命と少子高齢社会・・・・・・・・・・108
2）健康寿命・・・・・・・・・・・・・・・・・・109
3）戦略としての健康・栄養政策・・・・・・・・109
4）健康からQOLの向上へ・・・・・・・・・・・110
（3）持続可能な社会への挑戦・・・・・・・・・111
1）世界の健康・栄養課題・・・・・・・・・・・111
2）健康における社会的格差・・・・・・・・・・112
3）持続可能な開発目標（SDGs）・・・・・・・・113
2．文化と健康
（1）日本の食文化・・・・・・・・・・・・・・115
1）平安時代までの食・・・・・・・・・・・・・115
2）鎌倉・室町・安土桃山時代の食・・・・・・・116
3）江戸時代の食・・・・・・・・・・・・・・・・116
4）近代の食・・・・・・・・・・・・・・・・・・117
（2）食文化と健康・・・・・・・・・・・・・・118
1）漬物と薬・・・・・・・・・・・・・・・・・・118

2）近世の薬食い・・・・・・・・・・・・・・・・ 119
3）明治時代の肉食と健康・・・・・・・・・・・・ 119
(3) 食文化と地域社会 ・・・・・・・・・・・・ 119
1）地産地消と地域の食・・・・・・・・・・・・ 119
2）地域と伝統野菜・・・・・・・・・・・・・・ 120
3）伝統料理とハレの日ケの日・・・・・・・・・ 120
4）無形文化遺産の和食の特徴・・・・・・・・・ 121
3．環境と健康
(1) 健康を決める要因 ・・・・・・・・・・・・ 122
1）健康の社会的決定要因・・・・・・・・・・・ 122
2）ソーシャルキャピタル（社会関係資本）
と健康・・・ 123
(2) 健康の生態学モデル ・・・・・・・・・・・ 123
(3) 食環境と健康 ・・・・・・・・・・・・・・ 124
1）食育基本法と食育推進・・・・・・・・・・・ 124
2）食事形態と健康・・・・・・・・・・・・・・ 124
3）食環境の整備・・・・・・・・・・・・・・・ 125
4）対象に応じた連携例・・・・・・・・・・・・ 126

コラム

弁当：量の把握のためのものさし …… 6
朝ごはん。食べないなんてもったいない …… 8
穀物エネルギー比率からみたご飯の量 …… 10
不足しがちな食物繊維 …… 10
乳糖不耐症：牛乳を飲むと“お腹がごろごろ”しませんか？ …… 22
料理の味付け〈食塩と砂糖に関する調味パーセント（調味の割合）〉 …… 25
日本食品標準成分表 …… 27
妊娠する前から気をつけたい栄養：葉酸 …… 62

付録1　主な栄養素とその働き・・・・・・・・・・・・・・・・・・・・・・・・・・・・・・ 127
付録2　主な栄養素を含む主要な食品・・・・・・・・・・・・・・・・・・・・・・・・・・・ 131
付録3　指針・ガイド・・・・・・・・・・・・・・・・・・・・・・・・・・・・・・・・・ 138
付録4　日本人の食事摂取基準（2020年版）の概要 ・・・・・・・・・・・・・・・・・・・ 141
さらに学びたい方のために（参考文献）・・・・・・・・・・・・・・・・・・・・・・・・・ 149
索　　引・・ 150

側注欄の「☞○-△-□」は
第○章△節（□）を示す。

第1章

食事管理の視点から健康を科学する

大学に入って初めての１人暮らし。家の人が作ってくれたご飯を食べるだけだったのが，これからは自分でなんとかしなきゃ。でも春休みはあっという間に終わっちゃって，何もわからないまま新生活スタート。授業の準備や課題，サークル，バイト。大学生って，結構忙しいんだよね。毎日，コンビニで大丈夫かな？「バランスのよい食事がいい」っていうのはわかるけど，バランスって見えないじゃない。バランスって，何よ？

1. 食べることの意義

*1，ヒト
本書では，生物として説明する場合は“ヒト”，社会活動を営む人間については“人”と表記する。

*2，栄養素
炭水化物（糖質），脂質，タンパク質，ビタミン，ミネラル（無機質）を５大栄養素とよぶ。生体機能を調節する食物繊維，あるいは生命に欠かせない水を第６番目の栄養素とよぶこともある。栄養素でないものは，「その他の食品成分」とよばれる。

（1）食べるということ

1）食べるものと食べる行動

“食べる”ということは，本能に基づく行動である。ヒト[*1]は食物を摂取する（食べる）ことによって，生命を維持し，活力を生み出す。一方，“食べる”ことは，単に生理的欲求を満たすだけでなく，精神的，文化的知性に基づく行動も含まれる。つまり，食べることは生きることの原点であると同時に，人としての心理的，社会的，経済的，文化的な営みでもある（図表１－１）。

2）栄養素・食品・料理・食事

“栄養素”[*2]は，人の生命現象の営みのために役立ち，それが欠けると健康を保つことができない物質である。体の構成成分となる，エネルギー源となる，生体内の代謝調節に関与するといった生理的な役割があり，食べ物からとる必要がある（図表１－２）。“食品”は摂取する物（食べ物）である。調理前の食品を食料品とよぶこともある。含まれる栄養素等によって同じような栄養的役

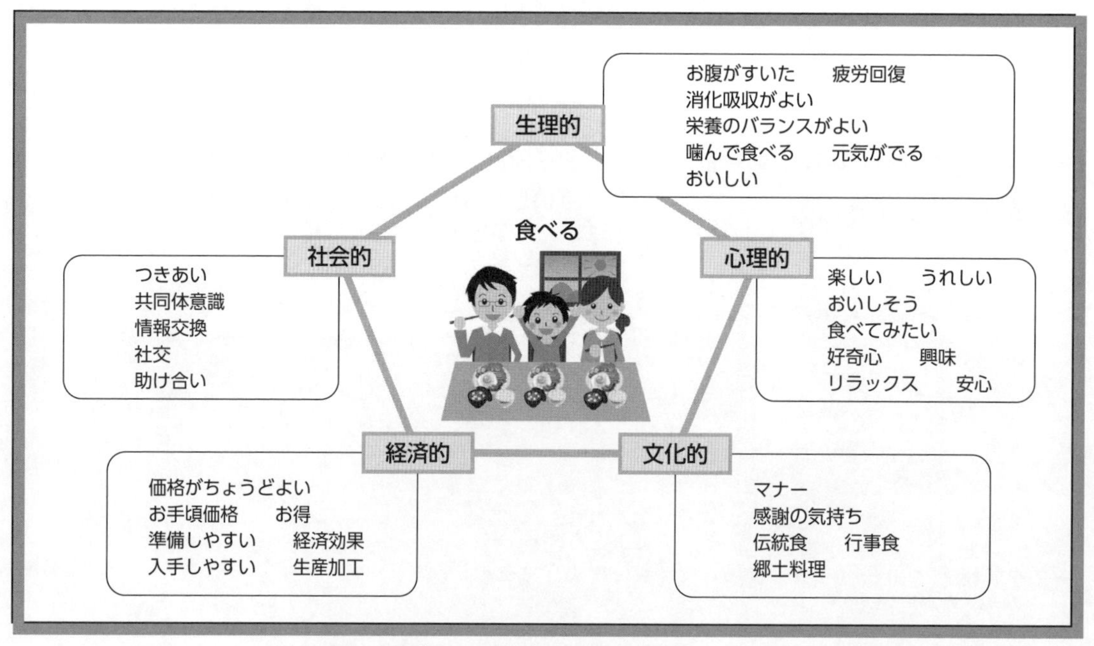

図表１－１　食べるということ

割をもつ食品ごとに分類したものを食品群とよぶ。三色食品群（図表１－３）や六つの基礎食品などがある。食品を組み合わせて調理加工すると“料理”となり，料理や食品を朝食，昼食，夕食，間食や夜食で“食事”としてとる。

（2）食事の基本

1）バランスのとれた食事とは

“バランス”*3という言葉は，いろいろなシーンで用いられる。栄養学では，バランスは，出入りのバランスと相互比率でみるバランスの２つの意味で使われる。前者には，エネルギー摂取量と消費量のバランス*4などがあり，後者には，エネルギー比*5，動物性タンパク質比（動たん比）*6などがある。商品の宣伝では，「バランス飲料」「栄養バランス満点」などのように使われるが，消費者に健康的であるというイメージをもってもらうためであり，バランスの根拠が不明瞭であることも多い。

食事のバランスでは，１食単位でみる場合，主食，主菜，副菜といったその食事（献立）を構成する要素のバランスが評価される。１日単位でみると朝食，

＊3，バランス
釣り合い，平衡，均衡のほか，精神の落ち着き，分銅，天秤，決定権など，意味は広い。

＊4，エネルギーバランス
☞ 1-3-3 エネルギーバランスのアセスメント

＊5，エネルギー比
☞ 1-2-1 主食の栄養学

＊6，動たん比
摂取タンパク質に対する動物性タンパク質の比率である。40～50％が推奨されている。日本人の平均的な食生活では，50％を超えている（国民健康・栄養調査，厚生労働省）。

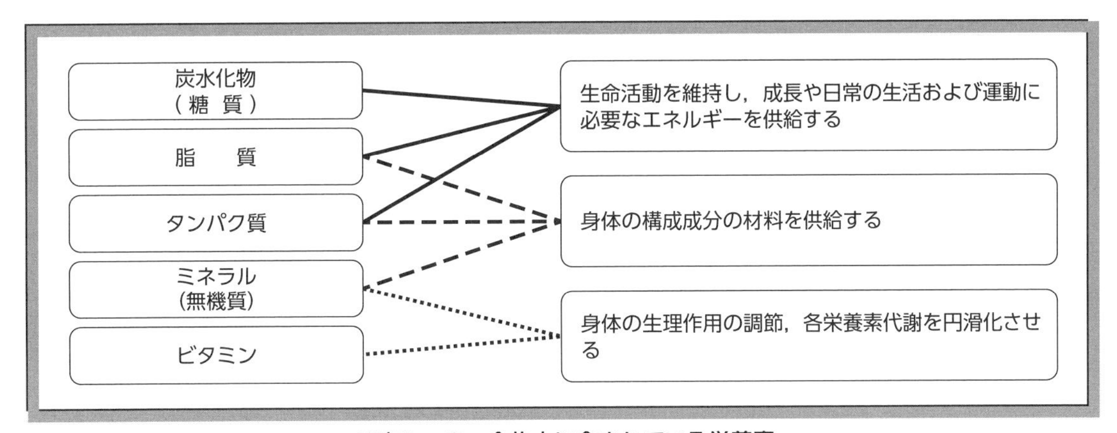

図表１－２　食物中に含まれている栄養素

図表１－３　三色食品群

赤　群	黄　群	緑　群
血や肉を作る	力や体温となる	からだの調子をよくする
魚，肉，豆類，乳，卵	穀物，砂糖，油脂，いも類	緑黄色野菜，淡色野菜，海藻，きのこ，果物
主にタンパク質を含む食品	主に炭水化物，脂質を含む食品	主にミネラル，ビタミンを含む食品

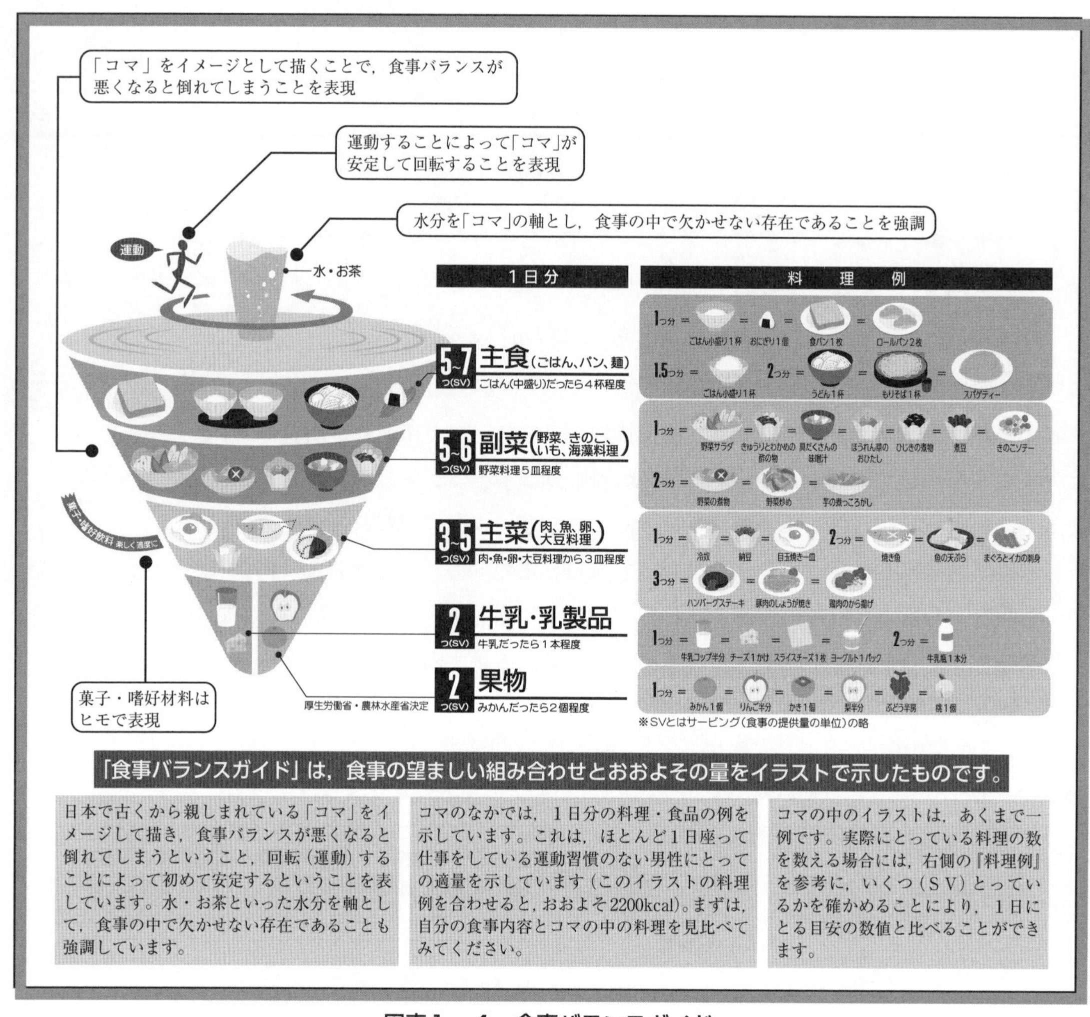

図表1－4　食事バランスガイド

＊7，食事バランスガイド
望ましい食事の組み合わせやおおよその量を親しみやすくわかりやすい「コマ」のイラストで示した教育用の媒体（厚生労働省，農林水産省，2005）。

＊8，食生活指針
科学的根拠に基づき，健康的な食生活の実現のために日常の生活の中で具体的に実践できる目標としてわかりやすく示したもの☞付録3－1

昼食，夕食の主に食事量（エネルギー量）のバランスが評価される。“食事バランスガイド”[＊7]（図表1－4）は，この1食かつ1日単位で食事のバランスを示すガイドである。

2）食事のパターン

「主食，主菜，副菜を基本に，食事のバランスを。」というのは，日本の食生活指針[＊8]である。この“主食＋主菜＋副菜”というパターンは，豊富な食べ物の中からいかに適切な食品・料理を選択し，どのように食事を構成したらよいかを理解するための1つの手段となる。

献立を考える際，“一汁三菜（いちじゅうさんさい）”のパターンをもとにすることが多い。これは，“主食”と“汁物”がそれぞれ1品，“副食”であるおかず（菜）が3品の献立を意味する。三菜とした場合，焼く，揚げる，炒める，蒸す，煮る，和える等の異なる調理法を用いたおかず3種をさすが，現在，この三菜を1皿の“主

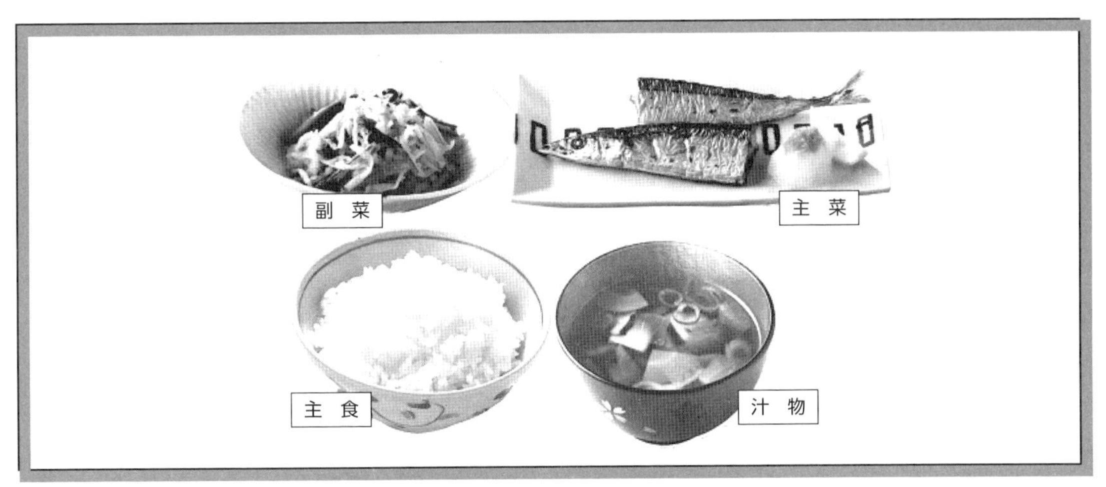

図表１－５　主食・主菜・副菜のそろう食事

（足立己幸，針谷順子：実物大そのまんま料理カード 食事バランスガイド編，群羊社，2008 より写真使用）

図表１－６　食事バランスガイドの料理区分ごとの特徴

料理区分	主な材料	特　徴
主　食	ご飯，パン，めん，パスタ，もちなど	炭水化物の供給源である。 適切な量の主食をとることによって，摂取エネルギー量を調整することができる。
副　菜	野菜，いも，豆類（大豆を除く），きのこ，海藻など	各種ビタミン，ミネラルおよび食物繊維の供給源となる。 植物性食品は，抗酸化ビタミンなど，健康にとって望ましい効果が期待できる食品成分を含む。
主　菜	肉，魚，卵，大豆および大豆製品など	タンパク質の供給源となる。各種ビタミンやミネラルの確保にもなる。 とりすぎは，エネルギーや動物性脂肪の過剰摂取につながる。
牛　乳 乳製品	牛乳，ヨーグルト，チーズなど	カルシウムの供給源である。良質のタンパク質や各種ビタミンも含む。 とりすぎは，動物性脂肪の過剰摂取につながる。
果　物	りんご，みかん，すいか，いちごなど	ビタミンC，カリウムの供給源である。食物繊維の確保にもなる。 重量当たりのエネルギー量は少ないものの，とりすぎはエネルギー過剰になる。

菜”と１～２皿の“副菜”と解釈して，献立立案することがすすめられている（図表１－５）。主菜プラス副菜のパターンで考えた方が，より適切な食事構成につながるからである。それぞれの構成ごとの特徴を図表１－６に示した。

毎食の食事構成を主食＋主菜＋副菜にととのえ，デザートや間食に牛乳・乳製品，果物をプラスするという食事パターンは，無理なく適切に食品を選択することができ，ひいてはバランスのよい栄養素摂取を可能とする合理的なものである。単一の食品や料理にのみ目を向けるのではなく，パターンで食事を考えることによって食習慣が形成されやすくなる。

（３）生体リズムと食事：いつ食べたらよいのか

１）生体リズムと食事の関係

生体リズムとは，１日，１か月，１年といった，生体がもつ一定の周期によ

＊9，ヒトの周期
明暗，温度，湿度，気圧，音などの同調因子により約 24 時間に修正されている。ヒトにおいて最も強い同調因子は 2,500 ルクス以上の高照度光である。

＊10，メラトニン
生体は，メラトニンの影響により脈拍，体温，血圧などの低下で，睡眠の準備を認識し，睡眠に向かう。不規則な生活や，昼間に太陽光を浴びないような生活を続けると，メラトニンがうまく分泌

コラム　弁当：量の把握のためのものさし

健康的な食事を実践するにあたり，「何をどれだけ食べたらよいか」を判断するものさしとして，弁当箱を活用した食育が行われている（足立己幸）（図表１－７）。弁当箱の大きさ，ご飯やおかずの詰め方，料理の組合せなどの説明を通して，主食，主菜，副菜の構成バランスと１食の食事量が，具体的にわかりやすく示されている。弁当といった身近なものを生かすことによって，まだ料理ができない子どもでも，バランスのよい食事を学び，実践することができる。

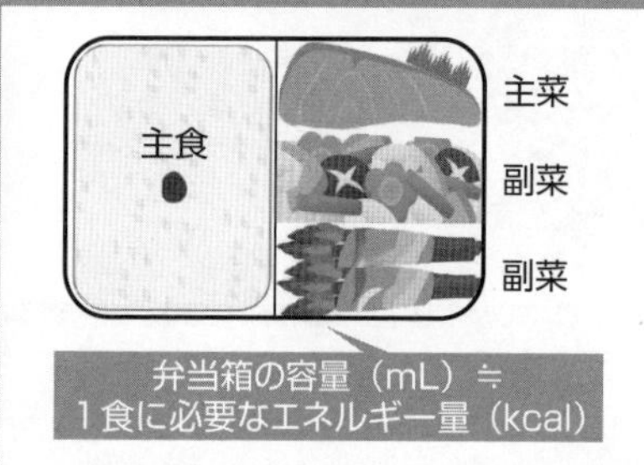

☆「３・１・２弁当箱法」の活用のポイント☆
ルール１：自分にぴったりのサイズの弁当箱を選ぶ
ルール２：それぞれの料理が動かないよう，しっかりつめる
ルール３：主食３・主菜１・副菜２の割合でつめる
ルール４：調理法がかさならないように
（油を使った料理は１品だけ）
ルール５：おいしそうにしあげる

図表１－７　３・１・２弁当箱法

（「３・１・２弁当箱法」NPO 法人食生態学実践フォーラム，https://shokuseitaigaku.com/2014/bentobako（2021 年２月３日アクセス））

る生理機能の変動のことである。生体リズムの中で約１日を周期[*9]とする変動は，サーカディアンリズム（概日リズム；サーカ＝およそ，ディアン＝１日）とよばれる。このリズムは脳内の視床下部にある視交叉上核で刻まれ，松果体（しょうかたい）で合成されるメラトニン[*10]により全身の組織へと伝達される。メラトニンの他，睡眠・覚醒，体温や食事，代謝，ホルモンの分泌などもサーカディアンリズムをもつ。ヒトのサーカディアンリズムの例を図表１－８に示す。このようなリズムは，疾病とも関係することが知られている[*11]。

食事は，胃や肝臓，膵臓などのサーカディアンリズムに強く影響を及ぼす。したがって，食事に関わるホルモン分泌や酵素活性は食事サイクルに随伴する動きを示す。食事を毎日同じ時刻にとる人は，たまたまいつもの時刻に食事をしなくても消化器系の準備が整い，消化酵素が高い活性を示す。

現代人は，生活スタイルや職種，生活の夜型化など，さまざまな理由で食事時刻がバラつきがちである。食事サイクルの不規則化は，サーカディアンリズムを乱す重大な要因になる。消化器官や肝臓における栄養素代謝の負担が増加し，食欲不振をはじめ体調不良や内臓疾患が生じやすくなる。

健康で充実した生活を営むために，規則的な食習慣を身につけることが大切である。例えば，１日３回食事をとっている健常人の血糖や血中インスリン値は，食事に伴って一定のリズムを形成する（図表１－９）。糖尿病の予防や治療では，食事内容の改善だけでなく，３食を規則的に食べるという食事リズムも重要とされている。いわゆる「どか食い」「まとめ食い」は生体リズムを乱し，

されず，不眠症などの睡眠障害の原因となる。

＊11，心筋梗塞と生体リズム
心筋梗塞の発症は明け方に多い。早朝に血圧や心拍数が上昇する，血小板凝集能が高まるといったサーカディアンリズムが一因と考えられている。

＊12，どか食い，まとめ食い
食事回数が少ない人は多い人に比べ，肥満，脂質異常症，耐糖能異常，虚血性心疾患が多いという報告がある。また，１日の摂取エネルギーを同じにした場合，食事回数の多い方が太りにくいとの報告もある。

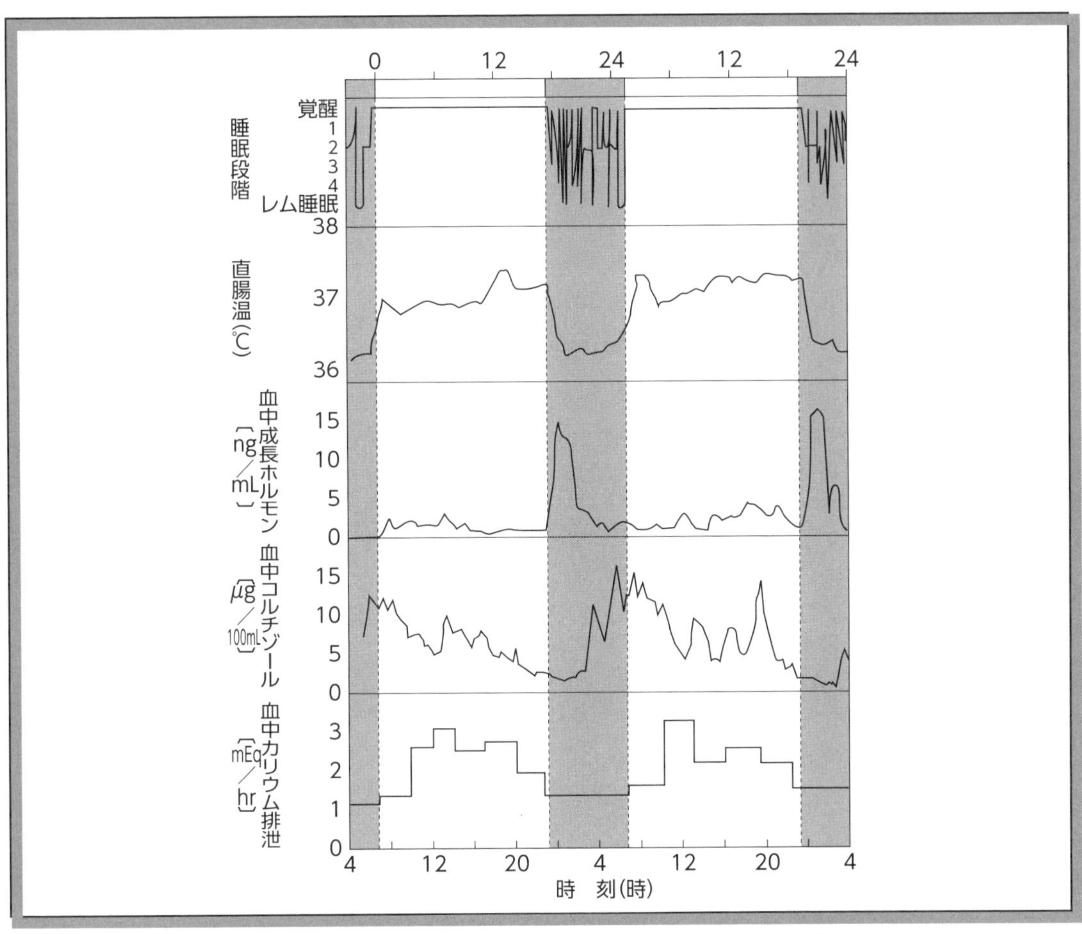

図表１－８　ヒトの生理機能におけるサーカディアンリズム

（加地正伸，松永直樹：昼夜逆転（時差症候群と交替勤務），応用栄養学，東京化学同人，2005）

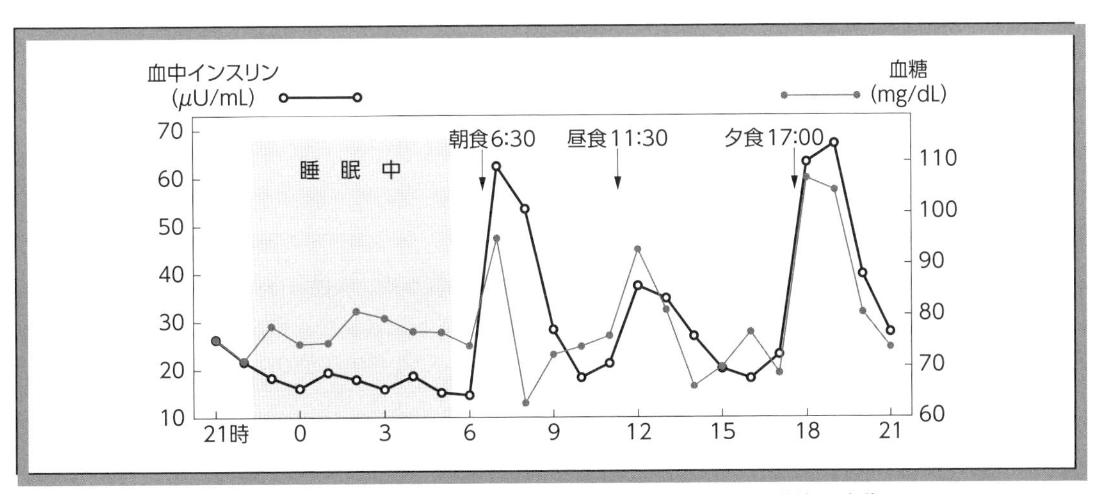

図表１－９　食事サイクルに伴う血糖およびインスリン分泌の変化

（中川八郎，永井克也：脳と生物時計─からだのリズムのメカニズム，共立出版，1991）

各種疾患を導きやすい*12。

2）いつ食べたらよいのか

朝食は英語でbreakfastといい空腹を断つという意味をもつ。朝食は，大脳機能の始動におけるアクセルの役割を果たしている。朝食をとることにより，脳にエネルギー（グルコース）が補給され，午前中の活動力や集中力が増し，作業効率が格段に高まる。実際，朝食をしっかりとっている子どもは成績がよいという調査報告もある。また，現代人はとても忙しく，元気に活動するためのエネルギーを朝食抜きの1日2食で確保するのは難しい。生体リズムだけでなく，エネルギーや栄養素の確保からみても，朝食を毎日食べるという習慣はとても重要である。理想的な食事でなくてもよい。量は少なくても決まった時刻に食べる，主食・主菜・副菜も用意できるものからなど，小さな目標からはじめて，朝のスタートを自分の力で切れるようにしたい。

夕食は，遅くとも翌朝の起床時刻から10時間程前に済ませておくことが望ましい。睡眠時間には個人差があるが，例えば朝6時に起床する人は，前日の夜8時頃が目安になる。夕食から就寝時刻までの時間が長いために夜食をとる必要がある場合は，胃内で消化に要する時間を考えて就寝の2時間前までには済ませておきたい。寝る前の食事は，胃に負担がかかる，翌朝の食欲が出ず朝食を欠食しやすくなるなど，生理的にも好ましいものではない。

間食は，朝，昼，夕の3食の間にとる軽い食事である。一般に午後3時，場合によっては午前10時頃にも間食をとる習慣がある。間食には，①不足しがちなエネルギーや栄養素の補給，②低血糖および疲労の回復，③気分転換などの意義がある。成長期の子どもや運動選手，重労働に従事している人は，体の大きさのわりに多くのエネルギーを必要とする。そのため，間食はエネルギーや栄養素の確保という補食の役割を果たす*13。成人の場合は，昼食から夕食までの間に休憩を兼ねて間食をとることで，その後の作業効率が向上する。気分転換の場合は，食べ過ぎてエネルギー摂取量が過剰になったり，食欲がわかず次の食事に悪影響がでることなどがないように注意する。

＊13，補食としての間食でのおすすめ
いも類，牛乳・乳製品，果物などを利用すると，エネルギーだけでなく，各種栄養素の確保に役立つ。

コラム　朝ごはん。食べないなんてもったいない

20〜40歳代の男性や20歳代の女性に朝食欠食が多い（国民健康・栄養調査，厚生労働省）。生活スタイルが夜型に移行して朝早く起床できない，出かける支度で忙しいなどといった時間的理由や，夕食を遅くとったために朝食時に空腹感がないなどの生理的理由が多い。小学生などの低年齢層でも，朝は食欲がないというケースがみられる。

朝食抜きの習慣は午前中の活動力ならびに集中力の低下といった弊害を来しやすい。朝食抜きの多い子どもほど疲れやすく，下痢や腹痛などの健康不良を訴える。成人でも朝食をとらなかった場合，午前中仕事に集中できない，イライラするといった状態に陥りやすい。

2. バランスのよい食事の栄養学

■どうやって食べたらよいのか■

（1）主食の栄養学

1）主食とは

主食はご飯，パン類，めん類，もちなどを主材料とした，“主”として食べる１品である。炭水化物（デンプン）を多く含み，１食の中で重要なエネルギー源となる。

主食に利用される穀類の種類は，その地域がどの穀類の栽培に適していたかによって異なる。米は，高温多雨の地域である東南アジアやインド，日本，中国のほか，ブラジル，イタリア，スペインなどで栽培される。小麦は，比較的寒冷で乾燥した地域である北米，オーストラリア，ヨーロッパ，ロシア，中国などで栽培される。いも類やとうもろこしを主食としている地域もある。ドイツなどではじゃがいも，熱帯，亜熱帯地域ではさつまいも，タロいも，キャッサバ，ヤムといった多種類のいも類が栽培される。

2）穀類の特徴

a．エネルギー源（炭水化物源）としての穀類　穀類の栄養的特徴は，デンプンを多く含み，重要なエネルギー源となる点である。

穀類に含まれる炭水化物の大部分は多糖類のデンプンである。デンプンは，消化酵素の作用を受けて単糖類であるグルコースにまで分解され，吸収・利用される。ことに脳や赤血球はグルコースのみをエネルギー源としている。動物の体内には，肝臓と筋肉にグリコーゲンという形でグルコースが少量蓄えられており，それぞれ血糖の調節や運動時のエネルギー源として重要な役割を果たしている。穀類に含まれるデンプンを十分摂取することは，肝臓と筋肉のグリコーゲンの蓄積量を高め，強度の高い長時間労働や長時間の運動時のスタミナを高めることにつながる*14。

b．穀類に含まれるタンパク質　穀類は，タンパク質の供給源でもある。可食部100 g当たりのタンパク質量そのものは少ないが，１日に摂取する穀類の量は多い。例えば，茶碗１杯分のご飯（150～200 g）を毎食１杯ずつ食べるだけでも，１日にタンパク質が8～15 g確保できる*15。これは成人が必要とするタンパク質推奨量*16の20～25％程度に相当する。結果として，主食はタンパク質の量の確保に役立つことになる*17。

＊14
☞3-2-3 スポーツと栄養・食事

＊15，茶碗１杯分のご飯（精白米）に含まれるタンパク質
ご飯茶碗軽く１杯100 g（156 kcal）で2.5 g，１杯150 g（234 kcal）で3.8 g，200 g（312 kcal）で5.0 g含まれる。

＊16，タンパク質の推奨量
平均的な体格の成人男性では65 g/日，女性では50 g/日である（日本人の食事摂取基準（2020年版），厚生労働省）。

＊17
☞付録２表１

c．穀類に含まれるビタミン・ミネラル・食物繊維　各種ビタミンやミネラルの可食部 100 g 当たりの量そのものは，タンパク質と同様，決して多くはない。しかし，主食として１日に食べる量を考えると，ビタミンやミネラルの供給源としても有用となる*18。

穀類は食物繊維を含むが，精製の過程で食物繊維の部分が取り除かれてしまう*19。不足しがちな食物繊維やミネラルを補足するために，米や小麦（パンやめん類）に大麦，ひえ，あわ，きびなどの雑穀を混ぜて利用することもすすめられている。例えば大麦の場合，外皮だけでなく胚乳部分にも食物繊維が多く含まれており，精白しても米や小麦のように大幅に食物繊維含有量が低下することがない。

＊18，ご飯でとれるビタミンとミネラル
３杯のご飯（１杯を150〜200 g と仮定）からは，ビタミン B_1（0.1〜0.12 mg），マグネシウム（32〜42 mg），亜鉛（2.7〜3.6 mg），銅（0.45〜0.6 mg）などが摂取できる。推奨量の亜鉛は30％，銅は60％程度に相当する。☞付録２表１

コラム　穀類エネルギー比率からみたご飯の量

穀類エネルギー比率は，食事全体から得られるエネルギー量に占める穀類のエネルギー割合を示したものである。1960 年では 70%を超えていたが，1970 年にかけて急激に下がり（60%），その後もゆるやかに減少を続け，最近の 20 年間ほどは 40〜43%という水準で安定している。

管理栄養士は，献立作成の際，穀類エネルギー比率 40〜50%を適切なレベルと設定し，その穀類の大半を主食に依存していることを基に主食の量を決めている。穀類エネルギー比率が多過ぎれば相対的に他の食品の摂取割合が減り，結果として低栄養になる。一方，少な過ぎる場合は主菜や間食が多過ぎることが多く，相対的に過剰栄養のリスクが高くなる。エネルギー摂取量が異なる場合の主食の量を表に試算してみた。ここではわかりやすい例として，穀類をすべてご飯でとった場合を想定している。

図表１−10　穀類エネルギー比率（40〜50%）からみた主食（ご飯）の目安量例

１日のエネルギー量 kcal／日	穀類からのエネルギー kcal／日	ご飯の量に換算した場合※1 g／日	茶碗に換算した場合※2 杯／日
1,600	640 〜 800	381 〜 476	2.6 〜 3.3
1,800	720 〜 900	429 〜 536	3.0 〜 3.7
2,000	800 〜 1,000	476 〜 595	3.3 〜 4.1
2,500	1,000 〜 1,250	595 〜 744	4.1 〜 5.2
3,000	1,200 〜 1,500	714 〜 893	4.9 〜 6.1
3,500	1,400 〜 1,750	833 〜 1042	5.8 〜 7.2

※1　１日に食べる穀類をすべてご飯と仮定して計算した。
※2　１杯＝約 143 g（240 kcal 分）と仮定した場合。
※ご飯 143 g に相当する穀類（カッコ内は目安量）：精白米（穀粒）67 g，食パン 91 g（６枚切り１枚 60 g），クロワッサン 54 g（１個約 40 g），うどん ゆで 229 g（１玉約 200 g），そば ゆで 182 g（１玉約 170 g），中華めん ゆで 161 g（１玉約 130 g），スパゲッティ ゆで 161 g（１食分約 180 g），もち 102 g（１個約 50 g）など。
※ご飯の盛りつけ量が少な過ぎないか，成長期の子どもや体の大きな男性の場合ならご飯茶碗が小さ過ぎないか，各自に合った量を確認することが望まれる。

コラム　不足しがちな食物繊維

１日当たりの食物繊維の目標量は，成人男性では 21 g 以上，女性では 18 g 以上である（日本人の食事摂取基準（2020 年版），厚生労働省）。近年の成人の平均摂取量は，男女とも 12〜15 g 程度である（国民健康・栄養調査，厚生労働省）。

3）主食の特性ととり方

a．主食の特性　穀類の種類や調理法によって異なる。

ご飯は，主食の利点を最も生かしやすいものといえる。ご飯そのものの味が淡白であるため，口の中にご飯とおかずを一緒に入れても違和感が生じにくく，多様な味の副食（おかず）と組み合わせやすい。ただし，ご飯自体に味がないため，自然と塩味のついた副食を好むようになり，その結果食塩をとり過ぎてしまう傾向が強い。高血圧の予防になるカリウムを多く含む野菜をしっかり食べる，漬物や味噌汁などの食塩を多く含む食品や料理のとり過ぎを控える，減塩の工夫をするといった配慮が必要である。

パンは，それ自体に食塩が含まれている分，副食が薄味になり，結果として1食でとる食塩の量を抑えやすい。ただし，パンにバターやジャムをたっぷりつける，菓子パン*20を食べるといった場合は，脂質や砂糖類のとり過ぎにならないよう注意する必要がある。サンドイッチやホットドッグなどの調理パン*20は，手軽に主食＋主菜，主食＋副菜をそろえる1品になる。しかし，具材が少量で主菜，副菜などの量に相当しないこともある。

うどん，そば，ラーメン，パスタなどのめん類は，他の食品も一緒に調理したり，調理したものを加えたりすることによって，1品の中で主食＋主菜，主食＋副菜をそろえることができるという利点がある。しかし，めん自体に食塩が含まれるだけでなく，汁やスープにも食塩が多く含まれる。食塩を控える必要がある場合は，汁やスープを残すといった配慮が求められる。

中華丼などの丼物も，手軽に主食＋主菜＋副菜をそろえた1品になる。例えば“たっぷり夏野菜チキンカレー”なら，この1品で食事のバランスがととのう。使われている食材の量が主菜や副菜に相当するか，確認してほしい。

b．主食のとり方　適切な主食の量は，個人ごとに異なる。適切なエネルギー量（食事量）そのものが，体の大きさや活動量によって異なるからである。食事バランスガイドでは，中盛り程度のご飯を例にあげて，目安の量を示している（図表1－11）。1日に，小柄な人ではご飯3～4杯，大柄な人では大盛り

＊19，米の食物繊維
白米（精白米）のご飯では 1.5 g/100 g，玄米ご飯では 1.4 g/100 g である。茶碗3杯分で約 6～9 g，食物繊維の目標量の3分の1程度からそれ以上をとることができる。

＊20，菓子パンと調理パン
菓子パンは，甘い味を加えたパン。あんパン，クリームパン，メロンパンなど。食事バランスガイドでは，主食ではなく“菓子”と位置づけている。調理パンは，パンに調理した具材を挟んだり，乗せたりして作られるもの。サンドイッチ，ホットドッグ，ハンバーガー，ミートパイ，焼きそばパンなど。

図表1－11　主食のとり方

食事バランスガイド 1日分推奨量 5～7つ ご飯（中盛り）なら 4杯程度	1つ分	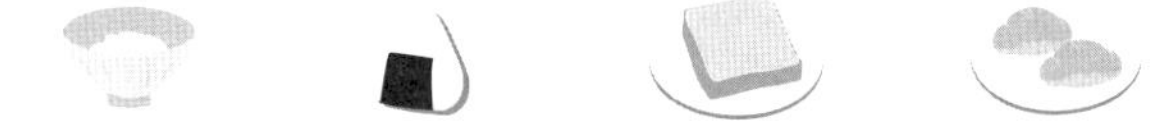 ご飯小盛り1杯　おにぎり1個　食パン1枚　ロールパン2個
	1.5つ分	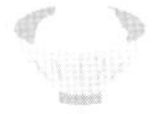 ご飯中盛り1杯
	2つ分	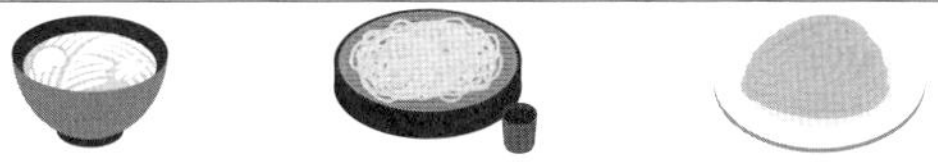 うどん1杯　もりそば1杯　スパゲッティ

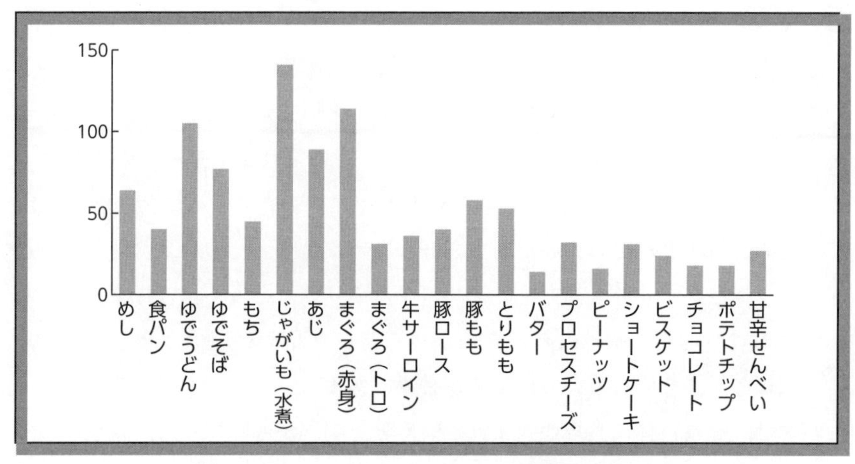

図表1－12　100 kcal 当たりの食品の重量（g）

ご飯3～4杯となる。

適切な量の主食は，エネルギーや各種栄養素を確保する以外にも，脂肪エネルギー比率（en 比率）*21 を適正に調整するなど，食事全体のバランスを調整する上で重要な役割を果たす。

ご飯，うどん，そばなどは水分を含む分，同じ 100 g でも動物性食品や菓子類と比べ，重量の割にエネルギー量は少ないことがわかる（図表1－12）。主食をたくさん食べ過ぎると，エネルギー摂取量が過剰になってしまう。しかし，主食の量を減らし過ぎたり食べなかったりしても，満腹感が満たされない分，デザートを多くとり過ぎたり，すぐに空腹になって間食の量が増えてしまったりと，1日全体でみるとエネルギー摂取量が過剰になってしまう。

エネルギー比率*21 は，タンパク質，脂質，炭水化物から得られるエネルギー量の相対的な比率である。このうち，脂肪エネルギー比率がバランスをみる時のポイントになる。脂肪エネルギー比率が高い食事は，生活習慣病のリスクが高いことが知られている*22。極端に主食の量を減らしてしまうと，結果として相対的に脂肪エネルギー比率が高くなる。また，主食を減らした分主菜の量を増やすと，肉類や卵類に含まれる動物性脂肪の摂取量が増える。

（2）主菜の栄養学

1）主菜とは

主菜は，おかずである副食の中で中心的な位置を占める1品である。肉類，魚介類，卵類といった動物性食品や，大豆・大豆製品が主材料として利用される。これらの食品は良質タンパク質*23 の重要な供給源である。動物性タンパク質の摂取割合*24 が増えると，栄養価も高まる。また，脂質，各種ビタミンや

＊21，エネルギー産生栄養素バランス（エネルギー比率，PFC 比）
タンパク質（Protein），脂肪（Fat），炭水化物（Carbohydrate）から得られるエネルギー量の割合。成人の目標量はタンパク質 en 比率 13～20%，脂肪 en 比率 20～30%，残りが炭水化物 en 比率である（日本人の食事摂取基準（2020 年版），厚生労働省）。近年の成人の平均脂肪 en 比率は，男女とも 25～30% 程度である（国民健康・栄養調査，厚生労働省）。

＊22
☞ 4-2 生活習慣病予防と健康・栄養管理

＊23，良質タンパク質
必須アミノ酸をバランスよく含むタンパク質は栄養価が高い。

＊24，動たん比の増加
戦後，動たん比は増加した。1960 年 35%，1970 年 44%，1980 年 50%，この 10 年間は 52%程度である。

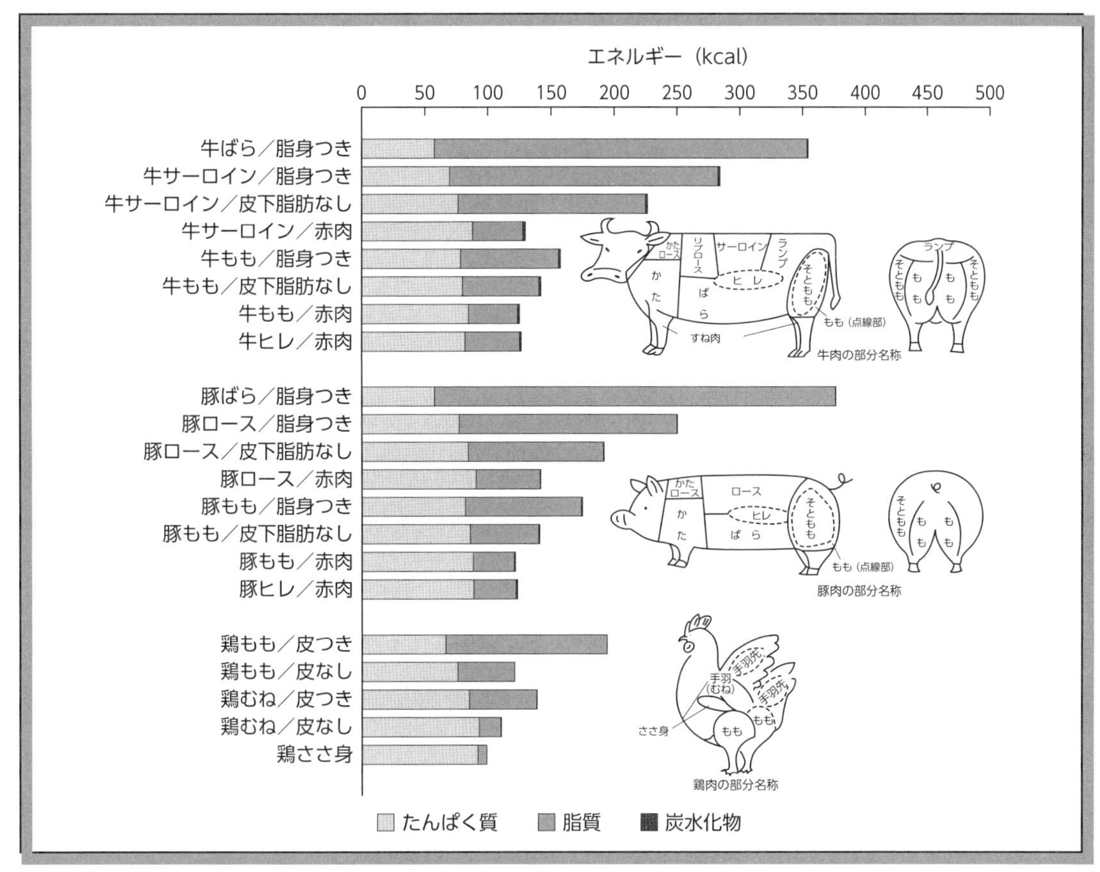

図表1－13　肉の部位と部位別エネルギー量（可食部 100 g 当たり）

ミネラルも豊富に含むという特徴ももつ*25。したがって，主菜の有無やその量によって，1食で確保できるエネルギーや栄養素量は大きく変わる。

*25
☞付録2表2

2）肉類の特徴

日本では主に牛・豚・鶏・羊などが食べられる。14～25％程度のタンパク質を含んでおり，必須アミノ酸の組成はいずれの動物種でもバランスがよい。また，穀類などの植物性タンパク質に不足するリシンを多く含むことから，主食と一緒に食べることにより食事全体のタンパク質の質と量の確保に貢献する。一方，脂質の量は同種の動物でも部位による差が大きい（図表1－13）*26。脂質の質は飽和脂肪酸が多く不飽和脂肪酸が少ない。鉄，亜鉛などのミネラルや，ビタミンA，ビタミンB_1，ビタミンB_2，ナイアシン，ビタミンB_{12}などのビタミンも多く含む（図表1－14）。特に豚肉はビタミンB_1を豊富に含む。

*26，部位によって異なる脂質
☞付録2表2

肉類の内臓物を“モツ”とよぶ。モツはタンパク質だけでなくビタミンA，ビタミンB_2や，鉄などのミネラルの供給源にもなる*27。独特の臭みをもつものも多いので，新鮮なものを選び，血抜きなどの下処理をしたり，しょうがやにんにくなどの香味野菜と一緒に利用するとよい。

*27
☞付録2表2

図表1－14　カルシウム，鉄，ビタミンC，食物繊維を多く含む食品の例

	カルシウム mg	鉄 mg	ビタミンC mg	食物繊維 g
牛乳200g	220	0	2	0
チーズ20g	130	0.1	0	0
ししゃも90g	320	1.5	1	0
まぐろ80g	4	1.4	0	0
あさり殻付き120g（可食部50g）	33	1.9	1	0
牛もも肉80g	2	1.9	1	0
レバー豚30g	2	3.9	6	0
レバー鶏30g	2	2.7	6	0
そば（ゆで）220g	20	1.8	0	6.4
納豆50g	45	1.7	0	3.4
ひじき（乾）8g	80	4.7	0	4.1
木綿豆腐100g	93	1.5	0	1.1
絹ごし豆腐100g	75	1.2	0	0.9
かぼちゃ（ゆで）70g	10	0.4	22	2.9
ブロッコリー（ゆで）70g	29	0.6	39	3.0
こまつな（ゆで）70g	105	1.5	15	1.7
ほうれんそう（ゆで）70g	48	0.6	21	2.5
いちご100g	17	0.3	62	1.4
みかん100g	21	0.2	32	1.0
かき100g	9	0.2	70	1.6
キウイフルーツ100g	26	0.3	71	2.6

3）魚介類の特徴

魚介類には多くの種類があり，季節によって初夏のかつおや秋のさんまなど，旬の魚がある。味も，種類や季節によってさまざまである。調理法は刺身，焼き魚，煮魚，揚げ物，蒸し物，酢の物などきわめて多彩で，献立に変化をつけ，豊かな日本らしい食卓をもたらす。

魚は，赤身魚と白身魚に分けられる。代表的な赤身魚は，かつお，さば，まぐろなどで，身に色素タンパク質を多く含み，血合い部分[*28]も多く，文字通

＊28，血合い肉
魚の身（筋の部分）は大きく普通肉と血合い肉に分けられる（図表1－15）。血合い肉にはビタミンや鉄が多く含まれる。

り身が赤い（図表1－15）。脂質含有量は魚の種類によって異なるが*29，おおむね4～24％である。各種ビタミンや鉄も多く，濃厚な味である。加熱すると身がしまり，硬くなる。

白身魚は，身が淡色でほぐれやすく，軟らかく，味も淡白なものが多い。代表的な白身魚は，たら，かれい，ひらめなどである。白身魚の多くは，脂質含有量が少ない（0.2～8％）。うなぎやあなご，さけ，あゆなどのように，比較的濃厚な味ではあるが，白身魚に分類されるものもある*30。

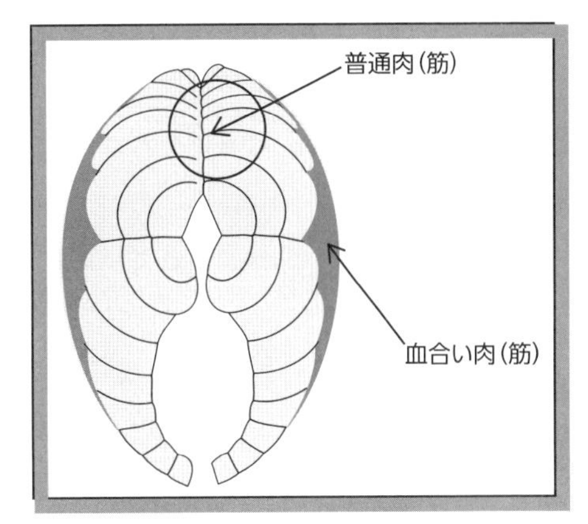

図表1－15　魚の筋肉組織

魚は，良質タンパク質の供給源であるだけでなく，その脂質（魚油）にも特徴がある。脂質の量は，肉が部位によって異なるのに対し，魚は種類によって異なる。ただし，同じ魚でも部位や季節，天然と養殖といった生育環境によって脂質含有量が異なるものもある*31。脂質の質は，エイコサペンタエン酸（EPA）やドコサヘキサエン酸（DHA）などの多価不飽和脂肪酸が多く含まれる。これら多価不飽和脂肪酸には，それぞれ特有の生理機能（脂質異常症の改善，血栓の予防，血小板の凝集抑制など）がある*32。また，骨の健康に重要な役割を果たすビタミンDを多く含むことも特徴である。

小魚類や貝類についても述べておきたい。かつての日本の食生活の中では，丸ごと食べられる小魚や煮干しは貴重なカルシウム源であると同時に，内臓に含まれる微量栄養素の供給源でもあった。しじみ，かきといった貝類にはビタミンB_{12}や鉄，亜鉛，マグネシウムが多いという特徴もある。栄養素欠乏だけでなく，ミネラルと健康との関係が明らかになってくるに伴い，小魚や貝類の栄養的価値が見直されてきている。

4）卵類の特徴

卵（鶏卵）は，タンパク質，各種ビタミンやミネラルなどの各種栄養素を豊富に含む。完全食品とよばれることもあったが，実際には人にとって必ずしも完全なものではなく，炭水化物，ビタミンC，カルシウムはほとんど含まない。

卵は，他の動物性食品と比較して安価であり，調理性に富むという利点がある。しかし，卵の脂質は動物性脂肪であるため，生活習慣病予防の観点から食べ過ぎは控えるべきである。一方，コレステロールが含まれることから敬遠されることもあるが，コレステロールは体内でも合成されるし，コレステロール摂取量が直接血中総コレステロールに反映されるわけではない。医師から制限されていなければ，卵から得られる栄養の恩恵を考え，1日1個程度は確保したい。

＊29，赤身魚の脂質
まぐろの赤身（0.4％）や春獲りのかつお（0.5％）から，まぐろのトロ（28.3％）まで，種類によって脂質含有量に違いがある。

＊30，味の濃い白身魚
うなぎ（脂質19.3％），あなご（脂質9.3％），さけ（脂質4.1％），あゆ（脂質2.4％：天然，7.9％：養殖）など。

＊31
☞付録2表2

＊32，多価不飽和脂肪酸の生理機能
☞4-2-4 脂質異常症予防のための健康・栄養管理

５）大豆・大豆製品の特徴

大豆は「畑の肉」といわれることもある。植物性食品ではあるものの，タンパク質含有量が高く，構成アミノ酸のバランスが良い。動物性食品の摂取量が少なかったかつての日本や，食料事情の厳しいアジアなどの地域において高く評価されている。また，カルシウムや鉄，食物繊維が多く，ビタミンＥも含む。大豆に含まれる脂質には，多価不飽和脂肪酸が多い。その他，生活習慣病のリスクを軽減すると考えられているリン脂質の一種であるレシチンや，フラボノイド類も含む。大豆イソフラボンは骨粗鬆症のリスクを下げる可能性があり，注目されている。

大豆には多くの加工食品がある。大豆は固い被膜におおわれていて，そのままでは消化されにくい。トリプシンインヒビターやレクチンなど有害成分を含むが，これらは加熱により毒性を失う。そのため，食べるためには加熱加工が必要である。大豆加工製品である豆腐，生揚げ，がんもどきなどは，生大豆の欠点を除いた利用価値の高い食品である。また，江戸時代に僧房用の食品として登場したといわれる納豆は，大正以降，純粋培養した納豆菌によって大量生産されるようになり，栄養摂取水準を高めることに貢献している。

なお，同じ豆類でも大豆以外の豆はタンパク質含有量が少ないか，あるいはそのタンパク質の質が劣ることから，主菜の特徴を示す食材としては位置づけられていない。

６）主菜の特性ととり方

ａ．主菜の特性　主菜はエネルギーや良質タンパク質をはじめ，脂質，各種ビタミンやミネラルなども豊富に含む１品となる。主菜のない食事は栄養バランスを欠いた，場合によっては低栄養の食事になりやすい。一方，主菜が多過ぎる食事もバランスが悪いものになる。肉類や魚介類は，部位や種類によってエネルギーや脂質含有量が多い。魚油を除く動物性脂肪は飽和脂肪酸を多く含み，動脈硬化のリスクを高める。主菜の品数が増えるにしたがい，調理に使

図表１－16　主菜のとり方

食事バランスガイド １日分推奨量 ３～５つ 肉・魚・卵・大豆料理 から３皿程度	１つ分	冷奴　納豆　目玉焼き一皿
	２つ分	焼き魚　魚の天ぷら　まぐろといかの刺身
	３つ分	ハンバーグステーキ　豚肉のしょうが焼き　鶏肉のから揚げ

図表１－17　タンパク質６gを含む食品の概量

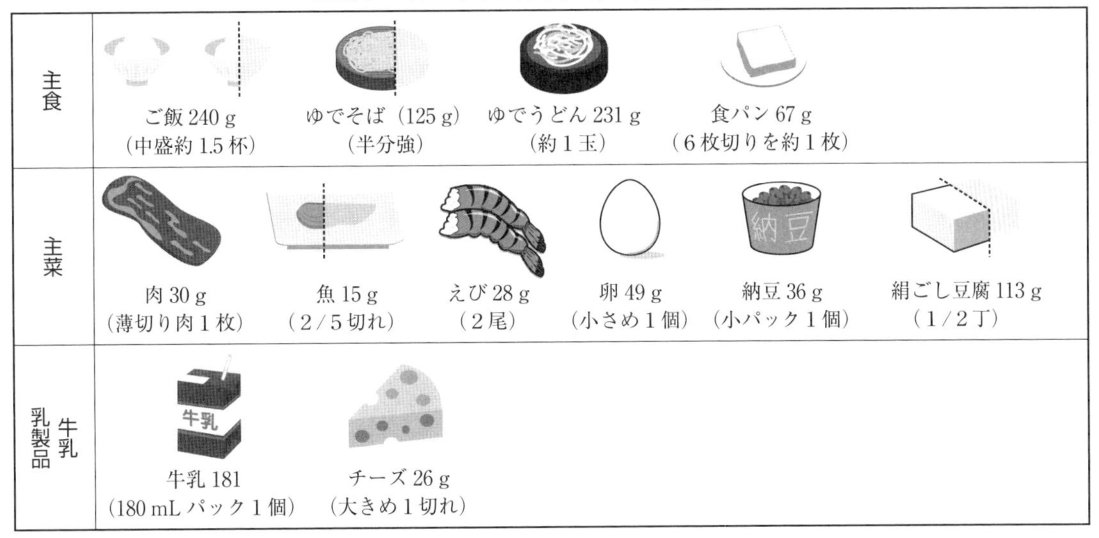

用する油の量も増す。毎食，主菜を２品以上食べる，あるいは主食の量を減らしてその分主菜を多く食べるといったケースでは，エネルギーや動物性脂肪の過剰摂取を招き，ひいては肥満や生活習慣病のリスクを高めることになる。

b．主菜のとり方　主菜は，１日２～３皿とりたい（図表１－16）。１皿の目安量は，得られるタンパク質量を参考にするとよい。図表１－17 は，タンパク質６gを含む食品の概量を示したものである。何グラムのタンパク質を主菜で確保すべきかは年齢，体格，活動レベルなどによって異なるが，特に体が大きい，身体活動レベルが高いといった場合でなければ，１皿６～15g程度のタンパク質を含む食品を使った主菜を考えるとよい。毎食の主食，１日２～３皿の主菜，そして牛乳・乳製品から得られるタンパク質量を合わせると，推奨量に見合ったタンパク質が確保できる。

（３）副菜の栄養学

１）副菜とは

副菜は，緑黄色野菜，淡色野菜，藻類，きのこ類，山菜類，いも類，豆類など，植物性食品を主材料とする。１品の野菜料理だけでなく，主菜の“付け合わせ”として供されたり，主菜の主材料と一緒に調理された複合料理としても登場する。例えば，１品料理では野菜の煮物，サラダ，和え物，酢の物など，付け合わせでは刺身のツマ，カツに添えられたキャベツの千切り，ハンバーグにあわせたにんじんのグラッセなど，複合料理では肉野菜炒めなどである。多種多様な主菜とそれに調和する副菜を組み合わせることで，食卓がより豊かな

図表1－18　野菜類の分類

分類	野菜名
葉菜類 葉を利用する	キャベツ，こまつな，しゅんぎく，レタス，チンゲンツァイ，はくさい，パセリ，ほうれんそう，めキャベツ
茎菜類 茎を利用する	アスパラガス，うど，コールラビ，しょうが，セロリー，たけのこ，にんにく，ねぎ，わさび
根菜類 根を利用する	かぶ，ごぼう，だいこん，にんじん，はつかだいこん，ビート，ホースラディッシュ
果菜類 果実を利用する	オクラ，かぼちゃ，きゅうり，ししとうがらし，しろうり，トマト，なす，にがうり，ピーマン，ゆうがお
花菜類 花を利用する	アーティチョーク，カリフラワー，きく，なばな，ふきのとう，ブロッコリー，みょうが

※下線は緑黄色野菜

ものになる。

副菜は，ビタミンCやカリウム，食物繊維のよい供給源となる。また，主食や主菜だけでは確保しきれない各種ビタミンやミネラルの充足にもつながる。

2）野菜の特徴

a．緑黄色野菜の特徴　野菜には多様な種類がある。緑黄色野菜（図表1－18内下線）は可食部100 g当たりのカロテン含有量が600 μg以上，または600 μg未満だが摂取量や摂取頻度が多いものであり，それ以外が淡色野菜である。緑黄色野菜の多くは加熱調理して食され，β-カロテン*33やその他のビタミン，カルシウムや鉄などのミネラル含有量が多いという特徴がある*34。

b．淡色野菜の特徴　淡色野菜は種類によって特徴が異なる。はくさい，キャベツ，レタスなどは淡白な味で，生食や加熱調理など幅広く利用される。ねぎ，たまねぎ，セロリーなどは特有の香りや味があり，動物性食品との相性もよい。だいこん，かぶなどは生食や煮物で使われる。きゅうり，なすなどは，みずみずしさや淡白な味が好まれる。いずれもビタミンC，カリウム，食物繊維のよい供給源である。また，発酵させた漬物もその地方独自の味わいがある*35。

c．野菜の利用上の留意点　野菜は，水分含有量が多くエネルギー量が少ないという共通の特徴をもつ。しかし，中には炭水化物が多く含まれているかぼちゃ，ごぼう，れんこんなどの野菜もある。また，きゅうりのピクルス（スイートタイプ），だいこんのべったら漬，らっきょうの甘酢漬などは，加工の過程で砂糖などが使用される。

野菜に含まれるビタミンの量は，加熱や保存によって減少する。損失量はビタミンの種類だけでなく，含まれている食品の種類，加熱や保存条件によって異なる（図表1－19）。例えばカロテンは調理損失がそれほど多くないが，ビタミンCや葉酸*36は大きい。じゃがいもは他の野菜に比べビタミンCが壊れにくい。加熱時間や保存期間が長くなるにつれビタミンは壊れる。貯蔵条件で

＊33，β-カロテン
β-カロテンは，体内に入ってビタミンAとして効力を発揮することから，プロビタミンAともよばれる。ビタミンAとは異なり過剰症が認められていない。

＊34
☞付録2表3

＊35
☞ 5-2-1 日本の食文化

＊36，ビタミンCや葉酸の調理損失
加熱によって約50%程度が失われるといわれている。

図表１－19　調理によるビタミンの損失

	じゃがいもを丸ごと40分蒸した時のビタミン残存率%	ほうれんそうを3分間ゆでた時のビタミン残存率%
カロテン	―	90
ビタミンB_1	96	70
ビタミンB_2	96	80
ビタミンC	74	48

	ほうれんそうのゆで時間によるビタミンC残存率%
生0	100
1分	74
2分	61
3分	48
5分	40

（吉田企世子：七訂食品成分表2016，女子栄養大学出版部，2016）

も，貯蔵温度が低い，泥つきのままの方がビタミンCの残存率がよい。

ハウス栽培などの普及によって，さまざまな野菜が季節を問わず1年中出回っている。含まれる栄養素量は，品種や産地の違いのほか，収穫時期によっても異なる[*37]。食品成分表や商品の成分表示の値は，あくまでも“標準”と理解しておきたい。

＊37，収穫時期の違いによる成分の違い
ほうれんそうの場合，可食部100 g当たりのビタミンCは夏採り20 mg，冬採り60 mgである。☞付録2表3

食料品店には，さまざまな冷凍野菜が並んでいる。スイートコーン，かぼちゃ，ほうれんそう，えだまめ，いんげんまめなど，食べやすくカットされたり，すぐに1品の料理ができるようにセットされている。これらの冷凍野菜は，新鮮な素材を効率よくサッと加熱し，家庭では不可能な急速凍結が施されている。この加工によって野菜を変質させる酵素が失活化され（ブランチング処理），ビタミンの損失が抑えられる。フレッシュな野菜と比べるとみずみずしさや食感は多少劣るかもしれないが，利便性を考え上手に利用したい。

野菜ジュースの利用も増えている。保存性に優れ，複数の野菜を原材料とするものが多く，飲みやすい味に調整されている。りんごなど果物を加えたミックスジュースの商品も多いため，原材料表示を確認するとよい。野菜ジュースからは，β-カロテンやカリウムの摂取が期待できるが，熱に弱い成分や食物繊維が損失していることも知っておきたい。

3）いも類の特徴

いも類は，日本では副菜として位置づけられるが，世界ではいもを主食としている地域もある。いも類には炭水化物を含みエネルギー源になるという特徴だけでなく，ビタミンCや食物繊維を多く含むという利点もある。特に，いも類に含まれるビタミンは，野菜や果物に含まれるものと比べ調理による損失が少ない。

いも類は，種類によってタンパク質が多い，ビタミンが多いといった特徴がある。付録2表4では，160 kcal当たりのいもに含まれる一般成分を示した。同じエネルギー量分を食べたとしても，いもの種類によって栄養素の確保の仕方が異なる。いも類は炭水化物（デンプン）に加え，他の栄養素の供給源として，副菜だけでなく間食などにも積極的に活用したい。

こんにゃくは，主成分である炭水化物の多くが消化されないグルコマンナンであり，食物繊維の確保に役立つ。

いも類は，長期保存が可能であるという特徴をもつが，貯蔵に適した条件は種類によって異なる。じゃがいも*38は0.5～３℃で保存すると，デンプンが糖化し還元糖が増えおいしさが増す。さつまいもは12～13℃，やまいもは５～８℃が貯蔵に適した条件である。

＊38，じゃがいもの芽
じゃがいもの芽や緑化した部分には有毒成分が含まれるため，取り除く必要がある。

４）豆類の特徴

豆類は，外皮が厚く，硬く，水を通しにくい。この特徴は，貯蔵しやすいという利点になるが，食べるまでに吸水，粉砕，加熱などのプロセスが必要という手間にもなる*39。

豆類は，一般に①タンパク質・脂質が多く炭水化物の少ないもの（大豆），②脂質が少なく炭水化物の多いもの（あずき，えんどう，いんげんまめ，ささげ，そらまめなど）の２つのグループに分けられる*40。①の大豆は，タンパク質の栄養価および含有量の高さから主菜の主材料と位置づけられる。一方②の大豆以外の豆類は，タンパク質を構成する必須アミノ酸のバランスが劣る，またはタンパク質含有量が高くないことから，主菜の主材料には位置づけられない。①②いずれの豆類もビタミンＢ群，カルシウム，鉄などを多く含む。

＊39，あずきの特徴
特に，豆類の中でもあずきは外皮が硬く吸水しにくいため，吸水させずに茹でることが多い。

＊40，豆類の成分
大豆（乾燥粒）は，タンパク質約34％，脂質約20％，炭水化物約30％である。大豆以外の豆類（乾燥粒）は，タンパク質20～25％，脂質２～５％，炭水化物50～59％である。

５）きのこ類・藻類の特徴

きのこ類や藻類，山菜類は，それぞれ特有の風味をもち，季節の彩りを食卓に添えている。いずれも食物繊維の供給源となる。

きのこ類には，しいたけ，ほんしめじ，えのきたけ，きくらげ，なめこ，マッシュルーム，まつたけなどがある。生のものは水分約90％，タンパク質２～３％，脂質0.4％，炭水化物５％を含み，炭水化物の大部分は食物繊維である。なお，毎年９月～10月のきのこ狩りの季節では，毒きのこによる中毒患者が発生する。毒きのこの有効な見分け方はないので，種類が判別できないものは採らない。

藻類には，こんぶ，わかめ，ひじき，もずく，あまのり（あさくさのりなど），あおのりなどがある。藻類はそのまま食用にされるほか，こんぶ*41のように料理のだしとして利用されるものもある。生の藻類は水分約92％，炭水化物約４％，ミネラル約５％を含む。炭水化物の大部分は食物繊維である。カルシウム，ナトリウム，カリウム，ヨウ素などのミネラルも多く含む。ヨウ素欠乏による甲状腺腫は，世界的には深刻な健康問題であるが，藻類を食用とする日本ではヨウ素欠乏症はほとんどみられない。

＊41，こんぶのうま味
こんぶのうま味成分はグルタミン酸である。

６）種実類の特徴

種実類は，木の実である堅果類（アーモンドやらっかせい*42など），種である種子類（ごまなど）に分類される。一般に水分が少なく，タンパク質や脂質が

＊42，らっかせい
らっかせい（ピーナッツ）は，植物学上は豆であるが，脂質が多い（47.5％）ため，食品成分表では種実類に分類される。

図表1－20　副菜のとり方

<table>
<tr><td rowspan="2">食事バランスガイド
1日分推奨量
5～6つ
野菜料理を
5皿程度</td><td>1つ分</td><td>野菜サラダ　きゅうりとわかめの酢の物　具だくさん味噌汁　ほうれんそうのお浸し　ひじきの煮物　煮豆　きのこソテー</td></tr>
<tr><td>2つ分</td><td>野菜の煮物　野菜炒め　いもの煮っころがし</td></tr>
</table>

多く含まれる。栄養成分でみると，ぎんなん，くりなどの炭水化物の多い種実類と，アーモンド，カシューナッツ，ごま，ひまわりの種，マカデミアナッツ，らっかせい（ピーナッツ）などのタンパク質と脂質の多い種実類に分けられる。特に後者は脂質含有量が50～70％もあり，食用油の原料ともなる。料理の食材として使われるほか，炒ったりゆでたり，その後塩味をつけたりして単独でも食べられる。

7）副菜の特性ととり方

副菜は，毎日5皿程度はとりたい（図表1－20）。日本の健康づくり政策である「健康日本21」（厚生労働省）の栄養・食生活分野では，1日に350 g（そのうち緑黄色野菜を120 g以上）の野菜の摂取を目標にあげている。しかし，多くの国民がこの目標に達していない*43。1日350 gの野菜をとるには，単純に計算すれば1食当たり約120 gとればよいことになるが，野菜のお浸しや和え物，サラダなどの野菜の量は1品当たり100 gに満たないことが多いため，毎食1品の副菜では目標に達しない。漬物や付け合わせといった形でもう1品，主菜料理に野菜をプラスする，具だくさんの汁物をとるといった配慮で，1日5皿程度の副菜をとることが望ましい。

副菜として植物性食品を食べることによって，主食や主菜，牛乳・乳製品からはとりにくいビタミンCと食物繊維が確保できる*44。それだけでなく，他のビタミンやミネラルの補充にも貢献する。さらに，植物性食品は季節によって利用できる食品の顔ぶれが変わる。味，におい，歯ざわりや形態以外にも，赤，黄，だいだい色，黄緑，緑，紫など豊かな色彩で食事に彩りや変化を与え，外観的にも食欲を増す作用があることも特筆すべき点である*45。

日本人の食生活が豊かになり，十分に動物性食品を食べるようになると，副菜は単なる添え物的な扱いを受けるようになった。しかし，健康と栄養との関係について理解が深まるにつれ，健康の維持・増進だけでなく，生活習慣病の予防の観点からも，植物性食品の重要性が強く認識されるようになっている*46。

＊43，日本人の野菜摂取量
成人の平均値は280 g前後である。全ての年齢階級において野菜の摂取量は少ない。男女とも20～40歳代で少なく，60歳以上で多い。（国民健康・栄養調査，厚生労働省）

＊44
☞付録2表3

＊45
☞2-1 おいしさを科学する

＊46，植物性食品に含まれる健康効果を示す成分
抗酸化作用を示すフラボノイド類，だいこんの辛味成分，たまねぎのポリフェノールや臭気成分，にんにくの臭気成分，きのこに含まれるβ-グルカンやアミノ酸のGABAなど。ヒトでのエビデンスが確かではないものもあり，適切な情報の収集と理解が望まれる。

（４）牛乳・乳製品と果物の栄養学

１）牛乳・乳製品の特徴

乳は，幼動物の唯一の栄養源として哺乳動物の乳腺から分泌される。各種栄養素をバランスよく豊富に含んでおり，幼動物にとっては“完全食品”である。人が主に食用としている乳はウシやヤギのものであるが，これらは人にとってもきわめて有用な食品である。

日本では，日常の食事で摂取される乳類は牛乳とその加工品（ヨーグルトやチーズなど）が多い。これらは最も重要なカルシウムの供給源となる。その他，タンパク質，ビタミンA，ビタミンB_2のよい供給源にもなっている[*47]。

*47
☞付録２表５

牛乳・乳製品やカルシウムの摂取と骨の健康との関係は，よく知られている。健康な骨づくりや骨粗鬆症（こつそしょうしょう）のリスクを減らすためにも，骨が成長し骨密度が高まる10歳代，20歳代のカルシウム摂取は重要である。さらに，加齢に伴う骨密度の減少を遅らせるためにも，牛乳・乳製品をとり続け，生涯にわたって十分なカルシウムを確保したい。

２）牛乳・乳製品のとり方

牛乳・乳製品は，毎日１～２回はとる習慣を続けたい（図表１－21）。牛乳・

図表１－21　牛乳・乳製品のとり方

食事バランスガイド １日分推奨量 ２つ 牛乳なら１本程度					
	１つ分	牛乳コップ半分	チーズ１かけ	スライスチーズ１枚	ヨーグルト１パック
	２つ分	牛乳瓶１本分			

コラム　乳糖不耐症：牛乳を飲むと“お腹がごろごろ”しませんか？

乳糖不耐症は，その人のラクターゼ活性が低いため，分解されずに残った乳糖により腸管内の浸透圧が上がり，その結果下痢を引き起こす疾患である。牛乳に含まれる乳糖は二糖類で，そのままでは吸収されず，消化酵素のラクターゼによってグルコースとガラクトースに分解されて吸収される必要がある。ラクターゼ活性は，生後一定期間は非常に高く，授乳期を過ぎると低下する。さらに，年齢とともにラクターゼ分泌量は減少する。そのため，牛乳を飲むと分解されずに残った乳糖の刺激によって下痢の症状がおこる。日本人はラクターゼ分泌量が少ない人が多いことが知られている。

そのような人に向けて，あらかじめ乳糖が分解されている牛乳が市販されている。また，ヨーグルトやチーズはその発酵の過程で乳糖の一部分が乳酸菌により分解されているので，下痢の症状が生じにくい。牛乳を毎日少しずつ飲み続けることで，ラクターゼ生成能力が回復する可能性もある。乳酸菌の摂取により腸内の乳酸菌量を増やすことでも乳糖不耐症の解消が期待できる。

乳製品の摂取量は世代によって異なり，7～14歳が最も多く，その後減少する。カルシウムの摂取量も同様である。学校給食終了後，牛乳・乳製品をとる習慣を維持できないことによる。他の主要先進国と比較しても，日本人の1人当たりの牛乳・乳製品の摂取量は少ない。一方，健康志向が高まる高齢期になると，牛乳・乳製品，ひいてはカルシウムの摂取量が多くなる傾向にある。

牛乳・乳製品は飽和脂肪酸の多い動物性脂肪を含む[*48]。動脈硬化性疾患のリスクを避ける必要がある場合は，低脂肪牛乳，無脂肪牛乳，スキムミルク（脱脂粉乳），低脂肪ヨーグルトなどを利用するとよい。

＊48，1杯の牛乳に含まれる動物性脂肪
“乳脂肪分”と記載されている数値が，その商品に含まれる脂質（動物性脂肪）の量である。牛乳では乳脂肪分3.0％以上，低脂肪牛乳は0.5％以上1.5％以下，無脂肪牛乳は0.5％未満である（「乳等省令」により規定）。

3）果物の特徴

果物は，食後のデザートや間食として利用される。“デザート”という形態は，食文化のかなり進んだ食事の中に位置づけられている。地理的条件によって地域ごとにさまざまな種類があり，色彩も美しく，独特の芳香を放ち，好ましい甘酸味や爽快味もある。現在の日本においても，食卓を華やかで豊かなものにする1品といえる。ジュース，ジャム，缶詰，冷凍品，果実酒など，さまざまに加工されるといった特徴ももつ。

果物の多くはビタミンC，カリウム，食物繊維などの供給源となる。約80％の水分，10～15％の炭水化物を含んでおり，相対的にエネルギー量は多くない[*49]。種類によってはデンプン，β-カロテン，ビタミンB群，ミネラルを多く含む特徴的な果物もある[*50]。ただし，プルーン（乾）などのドライフルーツは，1回の摂取量を考えると栄養素確保はあまり期待できない。

＊49
☞付録2表6

＊50，特徴的な果物の例
バナナは炭水化物を多く含む（22.5％）。アボカドはカロテンやビタミンB_2を含み，タンパク質（2.1％），脂質（17.5％）の含有量も多い。

4）果物のとり方

果物は，1日に1～2回はとるようにしたい（図表1－22）。新鮮な果物を積極的にとることで，野菜とあわせて1日にとりたいビタミンCを確保することができる。ビタミンCは，壊血病の予防のほか，免疫増強作用，抗酸化作用，がんや虚血性心疾患の予防効果などが期待されている。成人では，男女とも1日当たり100 mgが推奨されているが，この量は野菜だけでは確保が難し

図表1－22　果物のとり方

食事バランスガイド 1日分推奨量 2つ みかんなら2個程度	1つ分	みかん1個	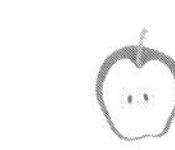 りんご半分	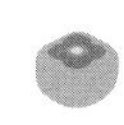 かき1個	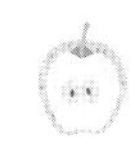 なし半分	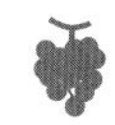 ぶどう半房	 もも1個

図表1－23　果物1つ分（100 g）に含まれるビタミンC量の目安の例

少ない（～10 mg）	中くらい(10以上30 mg未満)	多い（30 mg以上）
ぶどう，りんごジュース 果汁100％，なし，りんご，あんず，すもも，さくらんぼ国産，ブルーベリー，もも，すいか	マンゴー，オレンジジュース 果汁100％，ラズベリー，メロン，バナナ，みかんジュース 果汁100％，アボカド	はっさく，グレープフルーツ，グレープフルーツジュース 果汁100％，なつみかん，かき（甘がき），キウイフルーツ，みかん，いよかん，オレンジ，パインアップル，いちご

図表1－24　みかんとその加工品のエネルギーならびにビタミンC量（可食部100g当たり）

食品名（100g）	エネルギー kcal	ビタミンC mg	食物繊維 g
みかん　内果皮(薄皮)あり	49	35	1.0
みかん　内果皮(薄皮)なし	49	33	0.4
みかん　ストレートジュース	45	29	0
みかん　濃縮還元ジュース	38	30	0.0
みかん　果粒入りジュース	53	12	Tr
みかん　50%果汁入り飲料	59	18	0.1
みかん　20%果汁入り飲料	50	7	0
みかん　缶詰	63	15	0.5

Tr：微量

い。ただし，果物をとり過ぎれば当然エネルギーの摂取過剰になる。また，水分が多いので食事の前に食べてしまうと満腹になり，その後の食事が食べられなくなってしまう。

含まれるビタミンC量は果物の種類によって異なる（図表1－23）。また，同じ果物でも生果とジュース，加工品ではそれぞれ特徴や成分が異なる。みかんの例を図表1－24に示した。果汁100%のジュースは生のみかんとほぼ同じ量のビタミンCを含むが，食物繊維はほとんど含まない。果汁割合（%）が少なくなるにつれビタミンも少なくなる。したがって，果汁割合の少ない飲料は，嗜好飲料として位置づけるとよい。それぞれの特徴を理解した上で，状況や必要に合わせて適切な選択ができるようになることが望ましい。

（5）1日を通してバランスを考える

1）食塩のとり方

a．食塩の摂取と健康　先進諸国では食塩摂取量が必要量を大幅に上回っており，摂取を控えることが推奨されている。食塩の過剰摂取は高血圧と関連することがよく知られているが，それだけでなく胃がんのリスクも増加させる。伝統的な日本型食生活（和食）は脂肪の過剰摂取を防ぎ，虚血性心疾患のリスクを抑えるという利点がある一方で，食塩の過剰摂取になりやすい。

戦後日本各地で減塩運動が続けられ，国民の食塩摂取量は大幅に減少した[*51]。健康日本21や食生活指針で当面の目標量とした10g/日未満に近づいてきたことから，日本人の食事摂取基準（2020年版）では成人男性7.5g/日未満，成人女性6.5g/日未満を目標量とした[*52]。国民健康・栄養調査によると，食塩を多くとっている世代は，男女とも60歳代である。この世代は，健康志向が高まり和食を選ぶようになった結果，食塩の摂取量も増えてしまった。循環器疾患や胃がんなどのリスクを下げるためにも，食塩を控える必要がある。

b．汁物などのとり方　主食がご飯の場合，ご飯そのものに味がないぶん，食塩が含まれた副食が選ばれやすい。ことに，味噌汁やすまし汁，梅干しや漬物などの食塩を多く含む1品は，ご飯との相性がよい。また，味噌，醤油などの調味料は香りがよく，和食に特徴を与える役割ももつ。加齢とともに味も感じにくくなる。ついつい食塩の摂取量が増えてしまう。漬物や加工食品などを控える，汁物の量を少なくする，味付けを薄味にするといった，減塩のた

＊51，日本人の食塩摂取量
1人1日当たりの平均食塩摂取量は，1976年に13.7gであったものが，1987年には11.7gにまで減少した。その後一時増加したものの1995年の13.2gをピークに再び減少を続けている。現在，成人男性では11g，女性では10gを下まわっている。（国民健康・栄養調査，厚生労働省）

＊52，食塩の目標量
高血圧の予防と治療のための目標量は，6.0g/日未満である。

めの工夫が必要である（食塩の調味パーセント：コラムを参照）。

一方，食事全体のバランスを考えると，食塩を控えるために汁物を全くとらないというのも，適切なやり方ではない。汁物の塩味や水分は食事を食べやすくするし，だしのアミノ酸は胃液の分泌を促し食欲を増進させる。季節感を感じさせる汁物の実は豊かな食卓を演出する。ことに高齢者では，加齢とともに唾液の分泌が低下し，食事が喉を通りにくくなる。また体調が悪かったり疲労がたまったりして食欲がないこともある。このような場合，1杯の汁物がその効果を発揮する。野菜などの具だくさんの汁物は，副菜の役割を兼ねることもできる。厳しい食塩制限が課せられているのでなければ，食事全体の中での汁物の意義を尊重したい。汁物のおかわりは控える，具を多くして汁の量を少なくする，だしを利かせたり薬味を利用して薄味を心がけるといった配慮で，1品の汁物を上手に活かすことができる。

コラム　料理の味付け〈食塩と砂糖に関する調味パーセント（調味の割合）〉

調味パーセントとは，食材料の重量に対する食塩や砂糖などの調味料の割合を示したものである。汁物として好まれる食塩濃度は0.6～0.8％で，生理的食塩水の濃度とほぼ一致している。おかずは，多くは1～2％程度，中には5％と幅広い。煮物の場合，野菜を主としたものであれば，食塩は1.2％前後，砂糖は5～6％といった具合である。あくまでも標準的な味なので各自の好みや材料の種類，鮮度によって加減が必要となるが，調味するときの目安となる。なお，おおむね醤油6g，味噌9gが食塩1gに，本みりん3gが砂糖1gに相当する。

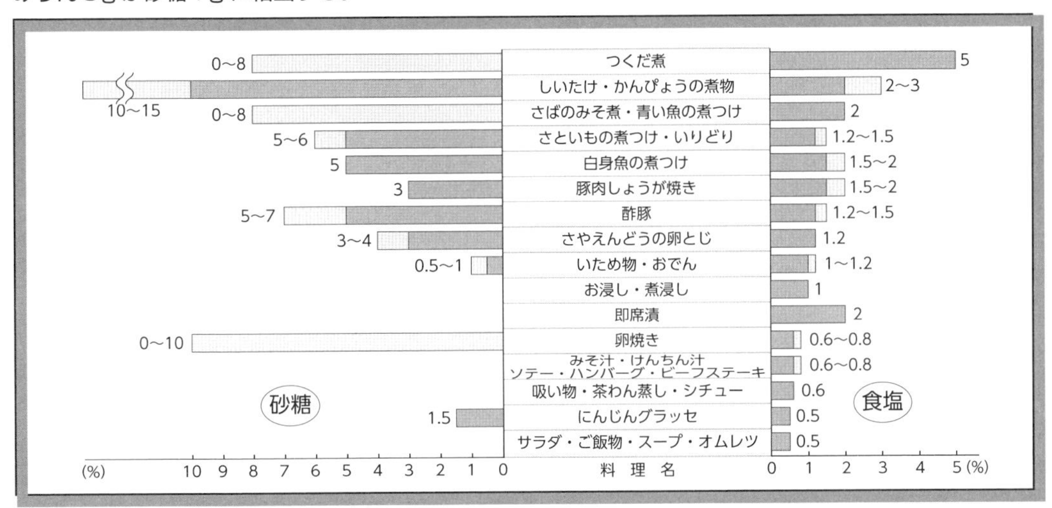

図表1－25　砂糖・食塩の調味パーセント（調味パーセント％＝調味料の重量／材料の重量×100）

（五訂増補食品成分表，女子栄養大学出版部，2008）

図表1－26　炒め物の油の量ならびに揚げ物の吸油率

	種類	吸油率（%）※
炒め物	和風炒め煮	3～5
	ムニエル	4～5
	チャーハン	5～6
	野菜ソテー	3～5
	中国風炒め物	5～10
	カニ玉	13～15
	中国風いり卵	13～25
揚げ物	素揚げ	2～15
	から揚げ	6～13
	てんぷら	12～15
	フリッター，フライ	6～20
	はるさめ揚げ	33～35

※材料の重量に対する割合で示している。
（松田康子：七訂食品成分表 2016，女子栄養大学出版部，2016）

2）油脂類のとり方

a．脂質の摂取と健康　エネルギー産生栄養素バランスは，食事のバランスを評価する重要な指標の1つである。中でも，脂肪エネルギー比率が重要な鍵となる。脂肪エネルギー比率が低い食事は，動物性食品の摂取量が少ない，調理に使う油脂が少ない（副食が少ない）といった低栄養の問題がおこりやすい。一方，脂肪エネルギー比率が高い食事は，動物性脂肪や油脂の過剰摂取による動脈硬化性疾患のリスクが高い。現在の日本人の平均的な食事では，おおむね脂肪エネルギー比率の平均値は適正であると評価されている[*53]。

b．油脂などのとり方　脂質の摂取量をコントロールするためには，脂質を多く含む食品の摂取を控える，調理に使用する油脂の量を控える，油を使った料理（特に揚げ物）が1食あるいは1日の中で重ならないようにするといった配慮が必要である。

調理に使われる油脂の量は，調理方法だけでなく食品の素材や切り方などによっても異なる。炒め物と揚げ物で食材に吸収される油の吸油率の違いを図表1－26に示した。同じ食材でも細かく切るほど，また揚げ物では衣が多くなるほど吸油率は高くなる。

脂肪酸の摂取と健康との関係はよく知られている[*54]。飽和脂肪酸は魚を除く動物性食品に多く含まれ，動脈硬化のリスクを高める。一方，不飽和脂肪酸，特に多価不飽和脂肪酸は，動脈硬化のリスクを下げる。多価不飽和脂肪酸のうち，n-6系脂肪酸は植物油に，n-3系脂肪酸は魚油に多く含まれる。調理の際，バターや生クリーム，ラードなどの動物性脂肪を控え植物油を使う，1～2日に1回は魚介類を食べるといったことで，適正な脂肪酸摂取[*55]が可能になる。

＊53
国民健康・栄養調査，厚生労働省

＊54
☞4-2-4 脂質異常症予防のための健康・栄養管理

＊55，脂肪酸の摂取の目安
1日当たりの飽和脂肪酸の目標量は，成人男女ともにエネルギー比で7％以下，n-6系脂肪酸の目安量は，成人男性は9～11 g，女性は8～9 g，n-3系脂肪酸の目安量は，成人男性は2.0～2.2 g，女性は1.6～2.0 gである（日本人の食事摂取基準（2020年版），厚生労働省）☞付録4

一口メモ

厚生労働省は，国民の健康の増進の総合的な推進を図るための基礎資料として，国民の身体の状況，栄養摂取量及び生活習慣の状況を明らかにするため，毎年，国民健康・栄養調査を実施している。調査結果は，「結果の概要」「報告書」「xls形式の統計表」にまとめられ，HPからダウンロードできる。
http：//www.mhlw.go.jp/bunya/kenkou/kenkou_eiyou_chousa.html

3. エネルギーのバランス

■どのくらい食べたらよいのか■

（1）エネルギーとは

1）エネルギーとは

エネルギーは「仕事をなし得る能力」と定義される。自然界では熱（cal）*56，電気（W），音（dB），光化学的（lx），運動力学的（J），機械的（erg）エネルギーなどの形をとる。食物が有するのは，化学エネルギーである。これは太陽の輻射エネルギーが形を変えたものであり，まさしく「太陽の恵み」である。

2）食物にあるエネルギー*57

食物に含まれる炭水化物，脂質，タンパク質は，体内で代謝とよばれる化学変化を受けてエネルギーを産生する。この3つの栄養素を熱量素ともよぶ。体内での日常食の消化吸収率を考慮し加重平均すると，熱量素1g当たりのエネルギー量は，炭水化物4kcal，脂質9kcal，タンパク質4kcalになる。

食物から得たエネルギーは，身体活動に必要な運動エネルギー，細胞内分子の生合成に関与する化学エネルギー，神経伝達に関連した電気エネルギー，体温保持を行う熱エネルギーなどとして利用される。

＊56，1calと1kcal
物理学で使う1calは，1gの水を14.5℃から15.5℃まで1℃上げるエネルギー量である。栄養学の分野では，この1,000倍の1kcalを単位として扱う。

＊57，食物のエネルギー量の測定
食品をボンベ熱量計とよばれる装置を使って燃やし，発生する熱エネルギーでどのくらい水の温度が上がったかを測定する。

（2）エネルギー摂取とエネルギー消費

1）摂取するエネルギー

通常，その人が何をどれだけ食べたか，食事調査を行い，日本食品標準成分表をもとに，摂取した食品の種類と量からエネルギー量を算出し加算することで，摂取エネルギー量を知ることができる*58。

＊58，栄養価計算
日本食品標準成分表を用いて，「摂取した食品の重量×摂取した食品の中に含まれている栄養素量」で，計算される。

コラム　日本食品標準成分表

文部科学省科学技術・学術審議会資源調査分科会より発表される，日常摂取する食品について可食部100g当たりの栄養素などの含有量を示したものである。2021年4月現在発表されているものは，「2020年版（八訂）」であり，穀類，いも及びでん粉類，砂糖及び甘味類，豆類，種実類，野菜類，果実類，きのこ類，藻類，魚介類，肉類，卵類，乳類，油脂類，菓子類，し好飲料類，調味料及び香辛料類，調理済み流通食品類の18食品群，計2,478食品が収載されている。文部科学省HPからエクセルファイルがダウンロードできる。

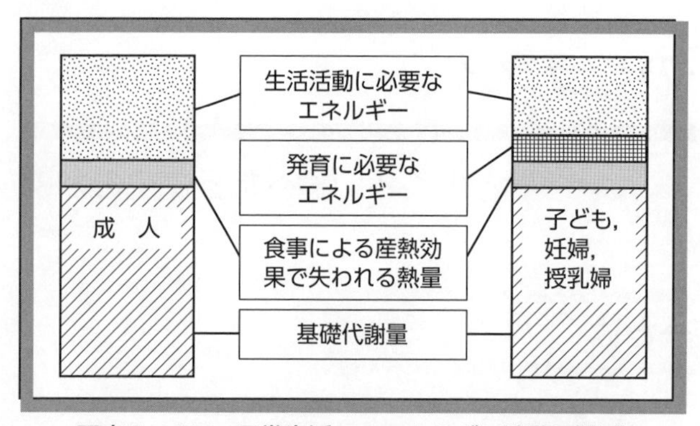

図表１－27　日常生活でのエネルギー消費量構成

食事調査は，食材料や料理の重さを量って記録する食事記録法（秤量法）や目安量を記録する食事記録法（目安法），前の日に食べたものを思い出して調べる24時間思い出し法，どのくらいの量のものを何回くらい食べたかを聞く食物摂取頻度調査法などがあるが，どの方法も利点と限界がある。高い精度で知ろうとすると調査に手間暇がかかり（秤量法など），簡単に調べることができる方法（頻度法）では目安の量しかわからない。また，食事記録は調査漏れなど誤差*59も多く，日本食品標準成分表は標準値なので，必ずしも今食べている食物の値とは限らない。さらに，日間変動や季節間変動*60もある。栄養の専門家でも日常の食事の摂取状況を評価することはとても難しい。あくまでも，食事調査からの摂取エネルギー量は目安と考える。

食品や料理のエネルギー量の目安を知りたい時，食品表示*61が利用できる。多くの市販食品・加工食品では包装紙などに表示がある。学生食堂や外食店などでも，メニューやレシートにエネルギー量が記載されるようになってきた。

2）消費するエネルギー

エネルギー消費量は，基礎代謝量，食事によって誘発される熱産生量，活動に伴うエネルギー量から構成される（図表１－27）。

日常のエネルギー消費量を正確に測定するには，二重標識水法*62を用いる。しかし，莫大な費用や労力が必要であり，一般に利用できる方法ではない。そのため，通常，予測式を用いて算出したり，加速度計を用いてエネルギー消費量を推測することになる。しかし，これらの方法は変動幅が大きく，かつ誤差が生じる可能性が高いことから，解釈には留意が必要である。

予測式は，成人で標準的な体格であれば，「基礎代謝量（kcal/日）×身体活動レベル」の式が用いられることが多い（図表１－28）。成長期や妊娠・授乳期の場合には，エネルギー蓄積量や泌乳に必要なエネルギー量が加算される。

基礎代謝量*63は，体温の維持，心臓の拍動や呼吸運動，各組織における最低限の代謝など，生命の維持に必要な最低限のエネルギー量と定義され，１日のエネルギー必要量の50～70％を占める。身体活動レベル*64は，１日のエネルギー消費量が基礎代謝の何倍に相当するかを表した指数で，食事誘発性熱産生量も含まれる。食事摂取基準では目安として，身体活動レベルⅠ（低い：1.50），Ⅱ（ふつう：1.75），Ⅲ（高い：2.00）が提示されている。

加速度計を用いる方法は，腰部や手首などに機器を装着し，内蔵されている

＊59，食事調査の誤差の要因
食べたことを忘れている・思い出せないなどの申告漏れや間違い，他人が調べるのでつい見栄を張ってしまう，過小や過大評価するなどがある。健康に悪いというイメージがあるものは，申告漏れや，食べた量を少なく見積もる過小申告が多い。

＊60，変動
個人内変動は，同じ個人の中で生じる変動。同じ１日の中での変動は日内変動，異なる日による変動は日間変動，季節による変動は季節間変動という。個人間変動は，個人と個人との違いによって生じる変動。

＊61，食品のエネルギー表示
☞ 2-3-2 食品の表示

基本情報		基本情報に基づき決定されるもの		
身　長	cm	BMI：体重 kg/身長 m^2		kg/m^2
体　重	kg	やせと肥満の判定	BMI 18.5 未満 18.5 以上 25 未満 25 以上 30 未満 30 以上 35 未満 35 以上 40 未満 40 以上	低体重 普　通 肥満（1度） 肥満（2度） 肥満（3度） 肥満（4度）
性　別	男・女			
年　齢	歳			
日常の生活活動状況	低い・普通・高い	標準体重（BMI 22 のとき） 身長 m×身長 m×22		kg

※普通の体格（BMI 18.5 以上 25 未満）の場合，下記の式でエネルギー必要量を推定することができる

推定エネルギー必要量（kcal/日）＝基礎代謝量（kcal/日）×身体活動レベル

（基礎代謝基準値※ [　　] × 体重 kg [　　]）× 身体活動レベル※ [　　] ＝ [　　] kcal/日

※☞付録4

図表1－28　エネルギー必要量の計算式：成人の場合

加速度センサーのカウントからエネルギー消費量を推定するものである。近年，さまざまな種類の加速度センサー内蔵の活動量計が市販されている。簡易で利便性が高いが，必ずしも加速度からエネルギー量に換算する手法の妥当性が証明されているとは限らない。どの方法にしても，個人のエネルギー消費量を正確に推定するには限界があり，あくまでも目安として捉えるべきである。

（3）エネルギーバランスのアセスメント

1）適切な体重管理

エネルギーのバランスをみるというのは，エネルギーの摂取量，消費量，貯蔵量のバランスを評価（アセスメント）することである（図表1－29）。しかし，すでに述べたように，これらの量を正確に把握することは極めて困難である。したがって，体重や体構成成分の測定，体重変動の観察からエネルギーの収支のバランスを評価する（図表1－30）。

体重は，日内変動・日間変動がある（図表1－31）。そのため，毎日，同じ時

＊62，二重標識水法（DLW 法）
酸素と水素を安定同位体で標識した二重標識水（$^{2}H_2{}^{18}O$）を飲み，2種の同位体の減少の差からエネルギー消費量を測定する方法。日常の活動量を正確に測定することができる。

＊63，基礎代謝量に影響を及ぼす要因
身体の大きさ・形，体組成，性，年齢，ホルモン，環境温度・季節，妊娠や疾病などの身体状況，栄養状態などの影響を受ける。

＊64，身体活動レベル
☞付録4表7～9

図表1－29　エネルギーバランスの評価

エネルギー出納	体重の変化	状　態
平衡の状態	変化なし	体重が一定である健康な成人は，摂取量と消費量のバランスがとれた状態である
正の状態 （摂取量＞消費量）	増　加	発育期，妊娠期，筋肥大，疾病からの回復期，過食など
負の状態 （摂取量＜消費量）	減　少	絶食，飢餓，食料不足，疾病，低栄養，ダイエットなど

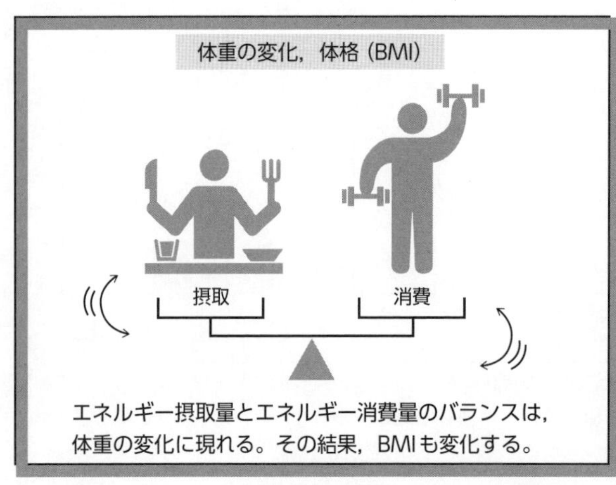

図表１−30　エネルギー収支バランスの基本概念

刻に測定することが望ましい。理想的には，起床して排尿・排便後，飲食前に測定し記録する。体重管理のためのアプリがたくさんある。体重を入力すればすぐにグラフ化してくれるので，わかりやすい。自分にあったものを選ぶとよい。

エネルギーバランスをアセスメントするときの留意点をライフステージごとに図表１−32に整理した。体重だけでなく，疲れや体調の訴えなども考慮する。例えば，体重は変わらなくても，体を動かすのが億劫だ，すぐ疲れてしまう，いつも眠いなどは，食べている量が少ないことが原因かもしれない。

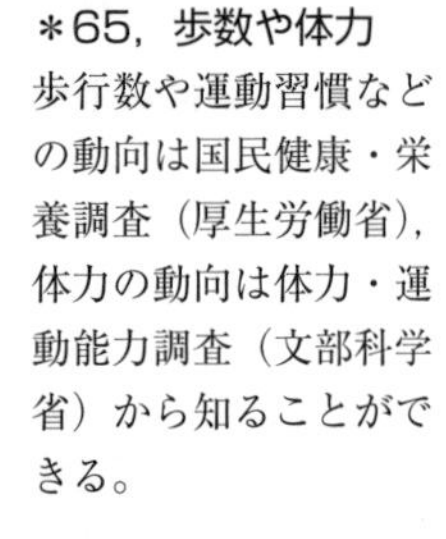
＊65，歩数や体力
歩行数や運動習慣などの動向は国民健康・栄養調査（厚生労働省），体力の動向は体力・運動能力調査（文部科学省）から知ることができる。

2）身体活動・生活活動・運動

国民の日常の身体活動・運動量や体力は低下している[＊65]。科学技術の進歩とそれに伴う自動化・機械化による省力化，交通手段やコミュニケーション手段の発達，家事の軽減などが大きな要因である。身体活動の低下や運動不足は，生活習慣病などの危険因子として，深刻な社会問題となっている。

日常の身体活動量の増加は，虚血性心疾患，高血圧，糖尿病，肥満，骨粗鬆

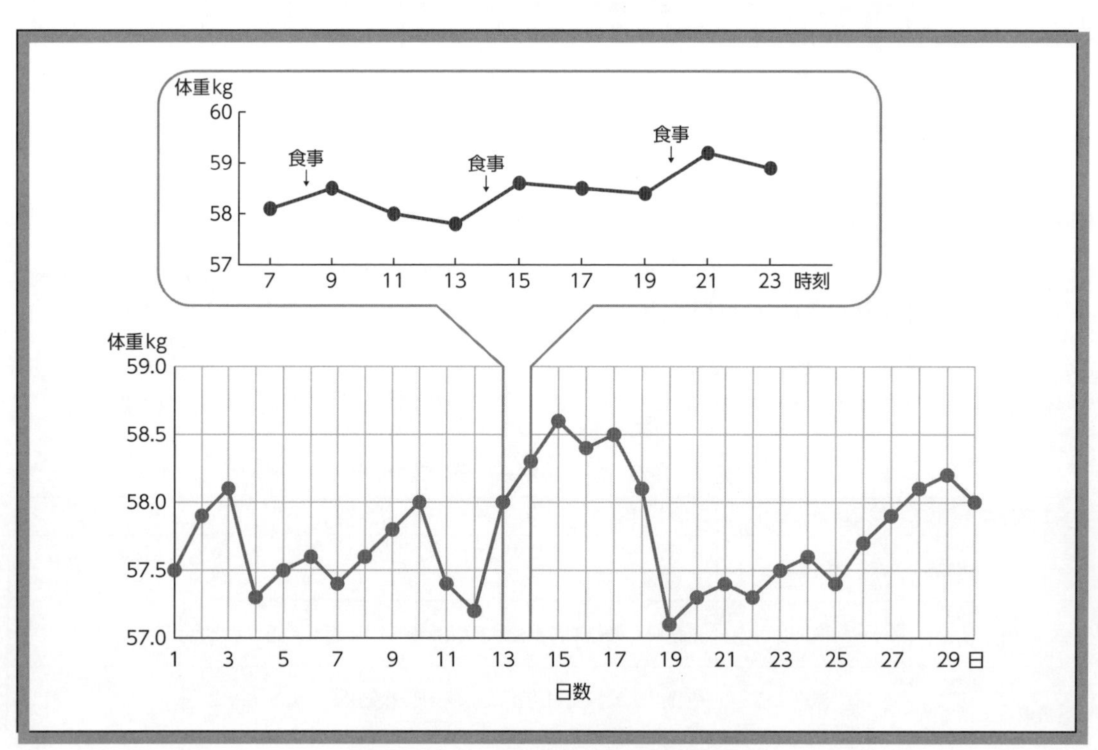

図表１−31　体重の日内変動と日間変動

図表１－32　ライフステージごとにみたエネルギーバランスアセスメントの留意点

ライフステージ	留　意　点
発育期	体重は順調に増えているか（健全な発育か） 肥満の問題はないか（体組成は適切か）
思春期	過剰なやせになっていないか（特に女性） 肥満の問題はないか（体組成は適切か）
成人期	適正な体重が維持されているか 適正な体組成割合が維持されているか
高齢期	体重は維持されているか 体重減少はみられないか ※低栄養予防のためにも，早期に体重減少の問題を把握することが重要

症，結腸がんなどの罹患率や死亡率を低下させる効果がある[*66]。さらに，運動習慣はこれらの疾病等の予防効果をより高める。メンタルヘルスや生活の質（QOL）の改善にも効果をもたらす。ただし，運動習慣があっても日常生活が座りがちでは，生活習慣病のリスクが高くなることも指摘されている。したがって，運動に限ることなく，日常の生活活動も含めた身体活動全体に注目することが重要である（図表１－33）。日本では，健康づくりのための身体活動基準および身体活動指針[*67]が発表されている（厚生労働省）。国民向けのパンフレット「アクティブガイド―健康づくりのための身体活動指針―」では，「＋10（プラス・テン）」を合い言葉に，現在の身体活動量を少しでも増やす，例えば今より毎日10分ずつ長く歩くようにするなど，わかりやすくガイドしている。

＊66，全世界の死亡の危険因子
世界保健機関（WHO）は，全世界の全死亡に対する危険因子に高血圧，喫煙，高血糖，次いで４番目に身体活動不足をあげている。

＊67，身体活動のための基準とガイド
厚生労働省のHPからは国民向けのパンフレットのpdfファイルもダウンロードできるようになっている。

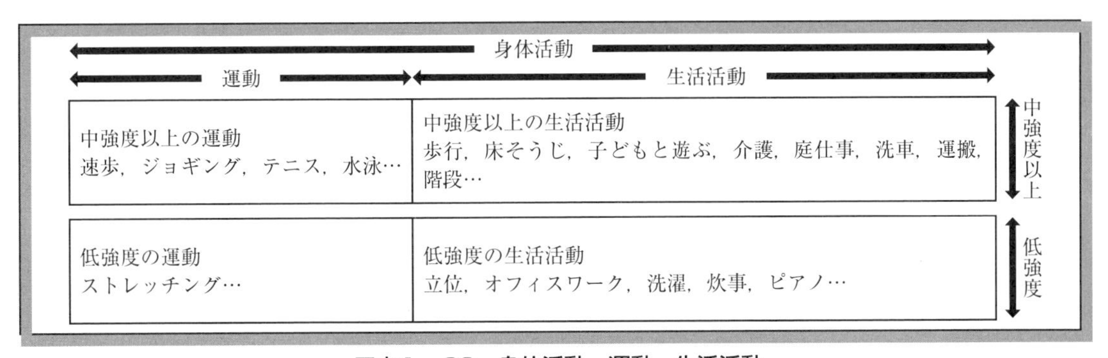

図表１－33　身体活動・運動・生活活動
（健康づくりのための身体活動指針2013，厚生労働省）

一口メモ　身体活動

身体活動は，骨格筋の収縮を伴い安静時よりも多くのエネルギー消費を伴う身体の状態で，余暇における運動・スポーツ活動等や日常生活活動における労働・家事等も含む。運動は，とくに体力（競技に関連する体力と健康に関連する体力を含む）を維持・増進させるために行う計画的・組織的で継続性のあるものをいう。身体活動のうち運動以外を生活活動といい，職業活動上のものも含む。

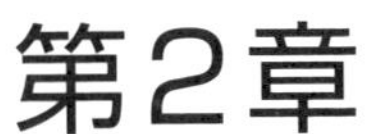

人の行動の視点から健康を科学する

コンビニで新発売！期間限定！って目にすると，ついつい買ってしまう。SNS で話題にあがってたあのお菓子，私はおいしいって感じなかったな。おいしさって人によって感じ方が違うみたい。

ダイエット中なんだけど，我慢ばかりできないから，カロリーが低めのお菓子を選んでる。そう言えばバンザイマークのついている食品も増えてるよね。たくさんのいろんな情報があるけど，どれが正しいか間違っているかなんてわからない。全部正しいんじゃないの？

1. おいしさを科学する

（1）おいしさとは

＊1，“おいしい”
“おいしい”は，「美しい（いしい）」に接頭語「お」が付いてできた言葉で，よい，好ましいを意味する。

私たちが食べ物を“おいしい”[＊1]と感じるのは，食べ物側にある要因，食べる人側にある要因，食べる人がおかれている環境要因の三者が相互に影響し合いながら，総合的に判断をした結果である（図表2－1）。食べ物側にある要因の化学的要因（味やにおい）と物理的要因（温度やテクスチャー（食感），外観，音）を食品の嗜好特性といい，その感覚に関わる食品成分を嗜好成分という。食べる人からみた要因では，その人自身の要因と環境の要因にわけることができる。例えば元気である，お腹が空いている，楽しい気分であるといった生理的・心理的要因は，“おいしさ”を増す。また，食べる場や時間などによっても“おいしさ”は変化する。そのため，“おいしさ”は私たちがもつ主観的感情といわれる。

1）食べ物の味

基本味は甘味（かんみ），塩味（えんみ），酸味（さんみ），苦味（くみ），うま味の五味である。基本味の定義は，明らかに他の味とは異なる，他の基本味を組み合わせても作り出せない，その

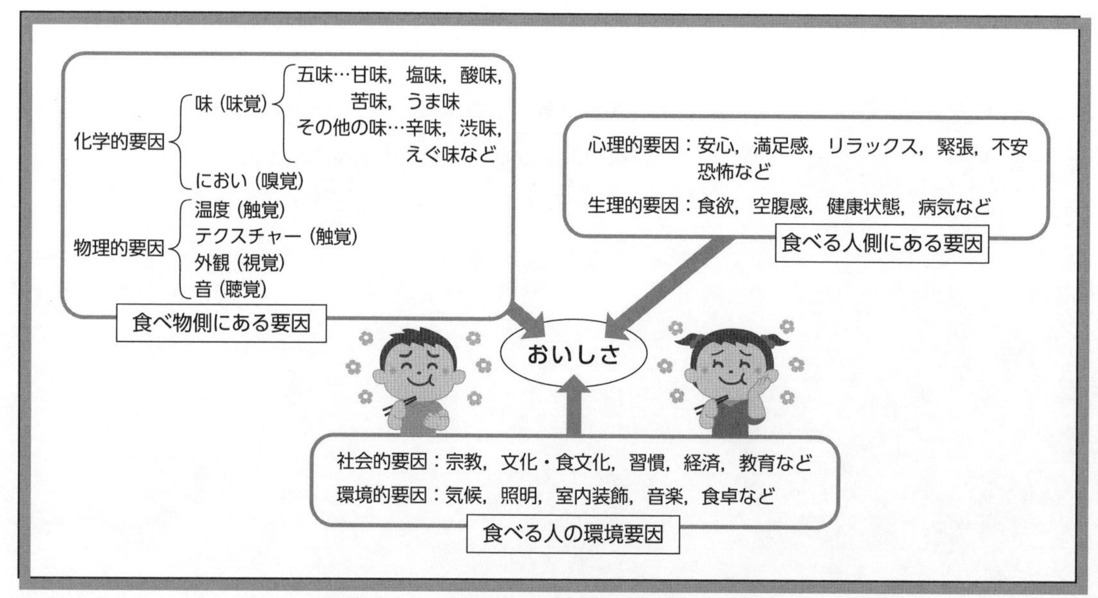

図表2－1　食べ物のおいしさに影響する要因

味の受容体が口腔内にある，という３つの条件を満たすものである。その他の味は，五基本味以外のもので，辛味（からみ），渋味（しぶみ），えぐ味[*2]などがある。辛味は舌への物理的刺激によるもの，渋味やえぐ味は舌への収れん作用であることから，基本味とは区別される。

a．甘　味　甘味をもつ物質は，単糖類[*3]（ブドウ糖（グルコース），果糖（フルクトース）など）やオリゴ糖[*4]である。糖の種類により，甘味特性や甘味度は異なる。最も代表的な甘味物質は，砂糖の主成分である二糖類[*3]のショ糖（スクロースともいう）である。近年，低カロリーの飲料に用いられることの多い人工甘味料のアセスルファムカリウムおよびスクラロースは，それぞれショ糖の約200倍および約600倍の甘味を呈する。

b．塩　味　塩味をもつ代表的な物質は，食塩（塩化ナトリウム；NaCl）である。Na^{+}によって，塩味を感じる。この他，自然界には，K^{+}，Ca^{2+}，Mg^{2+}，NH^{4+}などの陽イオンをもつ塩[*5]が多く存在する。

c．酸　味　酸味は，解離した水素イオンの味である。代表的な物質として，酢酸，クエン酸，リンゴ酸などの有機酸があげられる。唾液の分泌を促進し，食欲を刺激する一方で，食べ物が腐敗したときにも生成されるため，（私たちが）警戒をもつ味の１つにもなっている。

d．苦　味　苦味は一般的には好まれないが，ごく微量の苦味がおいしさに関係するものがある。緑茶，コーヒー，紅茶に含まれるカフェイン，チョコレートやココアに含まれるテオブロミン，ビールに含まれるフムロンなどである。有毒物質のほとんどは苦味をもっており，酸味同様，警戒をもつ味でもある。

e．うま味　うま味物質[*6]には，アミノ酸系と核酸系がある。アミノ酸系はこんぶや野菜類などに含まれるグルタミン酸，核酸系は煮干やかつお節などの魚類や肉類に含まれるイノシン酸，しいたけのグアニル酸がある。アミノ酸系と核酸系のうま味物質が合わさると，うま味が強く感じられる。これを味の相乗効果という。また，有機酸の中にもうま味をもつ物質がある。貝類や日本酒に含まれるコハク酸が代表的である。

f．味の相互作用　異なる呈味物質[*7]を同時に摂取したり，継時的に摂取したりすると，味の感じ方に変化が起こる（図表２－２）。例えば，あずきで餡（あん）を作るときに食塩を加えて甘みを強めたり，コーヒーに砂糖を入れてコーヒーの苦さを弱めたりするときで，前者は対比効果，後者は抑制効果という。また，日本では，かつお節とこんぶから取っただし汁を利用するが，欧米では，肉や魚の料理とトマトソースを合わせることが多い。いずれもイノシン酸とグルタミン酸の相乗効果によりうま味が増強される上，味を調えるための食塩を加えることで，対比効果によりうま味が一層強められる。このような味の相互

＊2，渋味とえぐ味
渋味には，かきの渋味（タンニン）や茶葉の渋味（カテキン）などがある。えぐ味には，たけのこ，ふきのとう等の山菜に含まれるホモゲンチジン酸などがある。日本では，お茶の適度な渋味やたけのこのほのかなえぐ味は，好ましい味として受け入れられている。

＊3，単糖類・二糖類
☞付録１－１

＊4，オリゴ糖
オリゴ糖は，少糖類ともいい，２～10個程度の単糖がグリコシド結合したもの。

＊5，にがり
海水から塩化ナトリウムを抽出した後の溶液をにがりとよぶ。主成分は塩化マグネシウムであり，豆腐などの凝固剤として使われる。味は，文字通り苦い。

＊6，うま味の成分の発見
うま味成分の発見には日本人が大きく貢献している。池田菊苗はこんぶからグルタミン酸（1908年），小玉新太郎はかつお節からイノシン酸（1913年），国中明はしいたけからグアニル酸（1957年）をそれぞれ発見している。

＊7，呈味物質（呈味料）
食品に含まれる成分のうち，味を感じさせる原因となる物質。

図表2－2　味の相互作用

分　類	味（多）＋（少）	例
対比効果	甘味＋塩味（甘味を強める） うま味＋塩味（うま味を強める）	しるこ，あん，煮豆に食塩 だし汁に食塩
抑制効果	苦味＋甘味（苦味を弱める） 塩味＋酸味（塩味を弱める） 酸味＋塩味・甘味（酸味を弱める） 塩味＋うま味（塩味を弱める）	コーヒーに砂糖，チョコレート 漬物 すし飯，酢の物 塩辛
相乗効果	うま味の増強：MSG※1＋IMP※2 甘味の増強：ショ糖＋人工甘味料	こんぶとかつお節のだし ジュース
変調効果	塩味＋無味 苦味＋酸味	塩辛い味の後の水は甘い するめを食べた後のみかんは苦い

※1　MSG：L-グルタミン酸ナトリウム　※2　IMP：5'-イノシン酸ナトリウム

作用が，食べ物のおいしさをさらに引き出す。

2）食べ物のにおい

食品のにおい成分は揮発性物質であり，酵素的，非酵素的反応により生成される。ねぎ，にんにくなどを切ると独特のにおいが生じるが，これは，切ったことによって細胞破壊が起こり，アリインにアリイナーゼが作用し，香気成分のアリシンが形成されることによる。焼肉やパンなどの加熱による独特の焙焼香と褐変は，食品に含まれる糖とアミノ酸が反応（アミノ・カルボニル反応）し，生成したものである。

3）食べ物の温度や音

おいしいと感じる温度は，体温を中心に±25～30℃の温度帯にあるといわれ，温かいものは60～65℃，冷たいものは10℃前後にある。果物などに含まれる果糖は，温度が低いほど甘味度が強くなる。果物を冷やして食べるのは，常温で食べるよりも甘味を強く感じるからである。

おいしさに関わる音には，口腔内で出る音と調理のときに出る音などがある。せんべいを食べるときのパリパリやめん類をすするときなどの音，肉などを焼いているときのジュージューや煮込んでいるときのグツグツなどである。

4）食べ物のテクスチャー

テクスチャー（食感）は，食品の物理的な構造によって生み出される。例えば，ゆでたてのうどんとのびてしまったうどん，膨化（ぼうか）*8の程度の異なる小麦粉製品などでは，同じ材料であっても組織構造の違いにより，テクスチャーが異なってくる。野菜や果物の熟し加減や加熱によってもテクスチャーは変化する。

テクスチャーの違いはおいしさにも影響する。ステーキは焼き加減によってテクスチャーが変わり，同じ肉でもおいしさの感じ方が異なる。さらに，テクスチャーは味覚感度も変化させる。砂糖が同じ濃度で含まれていても，ゼリー

*8，膨化
気体を取り込んで膨らむこと。生物学的膨化を利用した食品には，イーストによるパンやピザ生地など，化学的膨化を利用した食品にはベーキングパウダーによるケーキやクッキーなどがある。

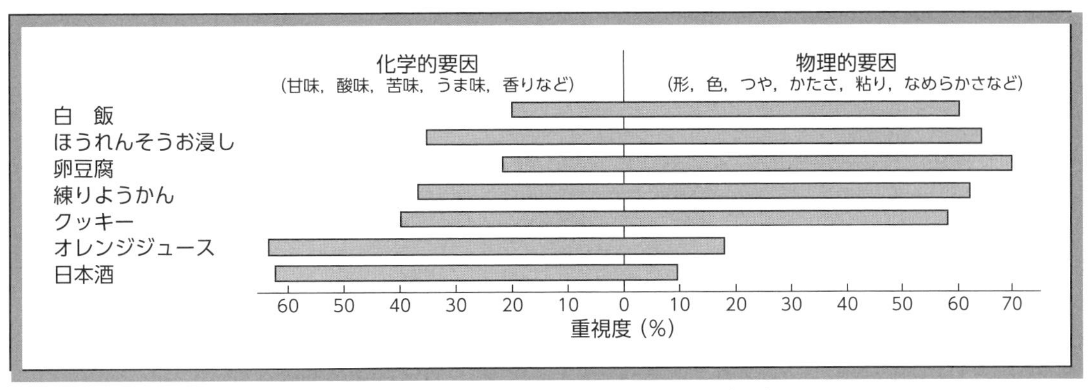

図表2－3　おいしさに影響する要因の重要度

（島田淳子：食べ物の味，新・調理学，光生館，1991より一部改変）

状のもののほうが水溶液に比べ味を感じにくい。ようかんなどの場合，軟らかいものよりも硬いものほど，味を感じにくくなる。

5）食べ物の色や外観

食品の色には，色素成分によるものと食品の物理的状態に依存するものがある。色素成分には，天然色素，糖類とアミノ酸を含む食品を加熱した際に生じる褐変色素，着色料などがある。物理的状態の例では，牛乳中の脂肪球やタンパク質粒子が光を乱反射するため牛乳が白く見えることがあげられる。

調理や保存によって食品の色調が変化することも多い。じゃがいもやりんごなどを切って放置しておくと茶色に変色するが，これは食品に含まれるポリフェノールが酵素の作用で構造変化することによる。また，お浸しのほうれんそうや味噌汁のわかめなど，時間が経つと緑色から黄褐色に変わるのは，醤油や味噌などの弱酸性を示す調味料が食品に含まれるクロロフィルの構造を変化させることによる*9。

*9，クロロフィルの構造変化
天然に存在するクロロフィルの構造の中心にはマグネシウムが配位するが，外れると黄褐色を呈するフェオフィチンとなる。化学反応によって中心元素を銅に配位させたものは光や酸に対して安定するため，食品や化粧品の添加物として用いられている。

6）食べ物の化学的要因・物理的要因

おいしさに影響する化学的要因と物理的要因の割合を食品ごとにみると，オレンジジュースや日本酒などの液体の場合は化学的要因が，固体・半固体の場合は物理的要因が占める割合が大きい（図表2－3）。このように，おいしさに関与する要因の割合は，食品の物性によっても異なる。

（2）おいしさを感じる仕組み

1）味を感じる仕組み

食塩や砂糖などの呈味物質は，水や唾液に溶けた状態で口腔内に存在する味覚器で受容される（図表2－4左図）。味覚器は，味細胞が数十個つぼみ（蕾）状に集まった構造をしていることから味蕾（みらい）とよばれる。味蕾の総数は，成人で

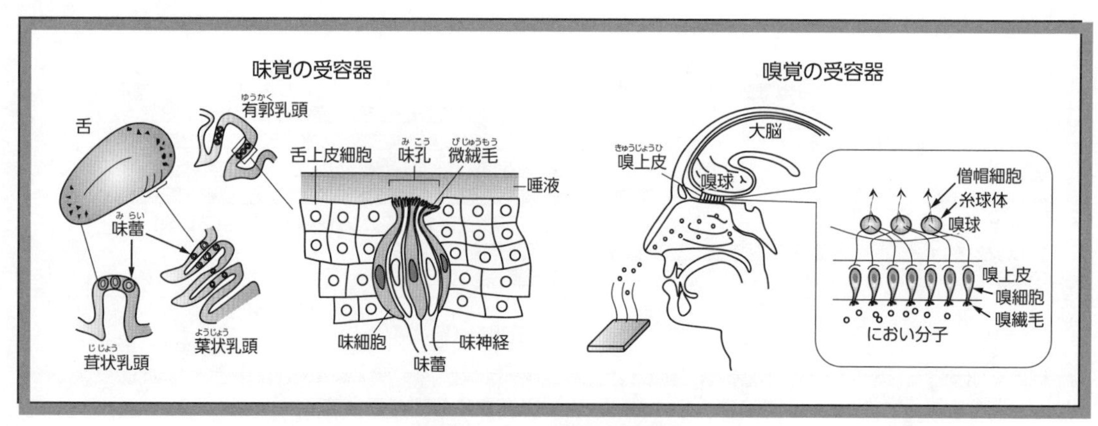

図表2－4　感覚の受容器

は舌に約5,000個，軟口蓋などの舌以外に約2,500個ある。咀嚼により唾液中に溶け出した呈味物質は，味蕾上方の味孔内の先端にある微絨毛に結合することにより，シナプスを介して味神経に伝えられ，さらに弧束核から視床にある味覚野へ伝えられる。

2）においを感じる仕組み

においは，吸い込んだ気体に混在するにおい成分が鼻腔天井部の嗅上皮にある嗅細胞を刺激することにより感じる（図2－4右図）。嗅上皮には1,000万から5,000万個の嗅細胞が存在している。膨大な種類のにおい成分をキャッチするために，嗅細胞には約1,000種もの受容体が存在している。

りんごジュースとオレンジジュースを鼻をつまんで飲むと，ほとんど区別がつかない。食品の味だと思っているものの中には，においが影響しているものがとても多い。食品のにおいには，鼻から直接かぐにおいと食べ物を口に入れて噛んだときに口中から鼻へ抜けるにおいがある。前者は香り（アロマ），後者は風味（フレーバー）とよばれる。フレーバーは味覚と一緒になって味わいを決定する。

3）テクスチャー（食感）を感じる仕組み

食品のテクスチャーは，口内で知覚できる食品の物理的特性，または触覚，視覚および聴覚によって判断できる食品の構造もしくは組成に関する特性と定義される。食品を手や指および口腔内の皮膚（舌も含む）で触ったときに感じる手触り，舌触り，口当たり，歯ごたえ，感触・触感である。

味を感じるとき，食品が咀嚼され，唾液と交じり合い，嚥下される過程で，味やにおいなどの化学的情報とともに，口腔内の歯，舌，喉などの感覚器によって知覚された食品の物理的情報が三叉神経により脳に伝達される。刺激も情報も複雑であるため，複合の反応系ということができる。

（3）おいしさに影響をもたらす要因

おいしさに影響する要因には，食べる人に関する要因のほか，その人がおかれている環境要因もある。環境要因には，宗教や文化，風土，習慣，経済，教育，情報などの社会的要因や，気温や湿度，照明，環境音，清潔さなど，食べる場に関する環境的要因がある。

1）おいしさと年齢

味覚は加齢*10の影響を受ける。新生児は，特に甘味に笑みを浮かべることが実験から明らかにされており，先天的に味覚を獲得して生まれてくることが知られている。塩味は生後3～4か月で認識されるようになる。幼児期は，好きな食べ物の味，種類が限られるが，青年期では多様な食経験により，好きな食べ物，種類が大幅に増える。一方，老化*10により，味覚刺激で分泌される唾液量の減少，消化機能の低下，味覚系における情報伝達機構の衰え，あるいは味細胞の形態学的変化などがみられる。特に塩味を識別する能力が低下するため，高齢者は濃い味を好むようになる。

＊10，加齢と老化
☞3-1-1 人のライフコース

2）おいしさと生理的要因・心理的要因

「空腹は最高の調味料である」という言葉がある。お腹が空いているときには，何を食べてもおいしいという意味である。夜遅くまで食べていて，朝起きた時に空腹感がない，病気で食欲がでないといった時は，食事をおいしく味わうことができない。風邪や花粉症などで鼻がつまっているときは，フレーバーを感じにくいため，おいしいと判断しにくい。

心理的な要因も，おいしさを大きく左右する。仲間と楽しく語り合いながらの食事は，いつもよりおいしく感じる。一方，怒りや悲しみ，心配や極度な緊張状態では，食事をおいしく味わうことができない。

3）おいしさと食文化

食べ物のおいしさの判断は，生まれ育ったコミュニティがもつ文化や習慣などにも大きく影響される。例えば，同じ米でも，日本人は軟らかく粘りのある米を好むが，フランス人は硬く付着性のない米を好む。宗教もそのコミュニティの食文化や食のおいしさに大きな影響を与える。例えば，同じ食肉でも，コミュニティによって肯定的，否定的とわかれている（図表2－5）。タブー（食物禁忌）*11となっている食べ物は，そのコミュニティでは味わい，楽しまれることはない。

＊11，タブー（食物禁忌）の例
イスラム教では，豚肉がタブーであるだけでなく，その他の食材に対しても調理や加工の際，一定のルールが課される。この一定のルールを順守した食品をハラルと呼ぶ。

4）おいしさと情報

私たちは，五感で食べ物を判断するほか，情報でも食べ物を判断する。食べ物の栄養成分，原材料，製造者名や生産者名，価格，製造方法や安全性等，さ

図表２－５　食肉禁忌の分布

動　物	食べることに肯定的	食べることに否定的	否定する理由
ブ　タ	イスラム社会以外	イスラム社会	宗教上の禁忌
ウ　シ	ヒンズー社会以外	ヒンズー社会	宗教上の禁忌
ウ　マ	フランス，日本など	ヨーロッパ全般 アメリカ	宗教が関連した食習慣上の忌避
ラクダ	イスラム社会	イスラム社会以外	宗教上の禁忌と習慣
イ　ヌ	東・南アジア，オセアニア，中央アフリカ	東・南アジア，オセアニア以外	食習慣上の忌避
クジラ	日本，北極先住民	日本以外	食習慣上の忌避

（和仁皓明：象徴としての食・禁忌（タブー），食文化入門，講談社サイエンティフィク，1997より一部改変）

まざまな情報がおいしさに変化をもたらす。「貴重な食べ物」「高級な食べ物」などのグルメ情報，「○○さん（製造者等）手作りの△△（料理名，商品名）」などの安心情報，過去の楽しい思い出に重なる食べ物の記憶などは，食べ物をおいしく感じさせる。嗜好調査でも，メーカー名，値段などの情報が調査結果をゆがめることが知られている。

一方，情報はネガティブな働きかけもする。東日本大震災に伴う原発事故により食品が放射性物質により汚染され，食品の安全・安心が揺らいだ状況は記憶に新しい。しかし，そのときに安全な農産物であるにもかかわらず根拠のない情報に振り回され，生産地に甚大な風評被害を与えたことを私たちは反省すべきである。さらに，「食べてはいけない」といったフードファディズム[*12]による情報の影響を受け，食欲を失ってしまうこともある。「身体によい」「健康につながる」だけではなく，「おいしく食べる」情報というものにも注意を向ける必要がある。

＊12，フードファディズム
メディア等の情報を受け，科学的根拠の不十分な食物の健康効果を極端に信じ込むこと。
☞ 2-3-1 食の安全

2. 食行動を科学する

（1）食べることに関わること

1）食行動とは

健康的な生活習慣において，健康的な食行動[*13]が重要であることは誰もが知るところである。では，その食行動とは何をさすのか。朝食を食べる，昼食にコンビニエンスストアで“買ってきた”弁当を食べる，夕食を“家族と一緒”に“話をしながら”食べる，食品の“成分表示をみて”買ってきたスナックを間食で食べる，お母さんが子どもに“箸の持ち方を教えながら”食べるなど，どれも食べることに関わる行動である。このように食行動は，食べるという摂食行動だけをさすわけではない。

＊13，食行動
☞ 1-1-1 食べるということ，2-1-1 おいしさとは

私たちは空腹感や食欲を満たすためだけでなく，健康の維持・増進，病気の予防・治療のためにも食事をする。それだけではない。情報を得たり，食文化を知ったり，人と楽しみながら食べたりと，食べることには文化的・社会的側面もある。足立己幸による人の食事づくり行動（図表2－6）では，「食べる行動」，「食物や食事を作る・準備する行動」，「食関連の情報を受発信し，食を営む力を形成し，伝承する行動」の主として3種の行動から成り立つとしている。

2）食行動に影響をもたらす個人の要因

人は，“健康であること”を目的として生きているわけではない。幸せや喜

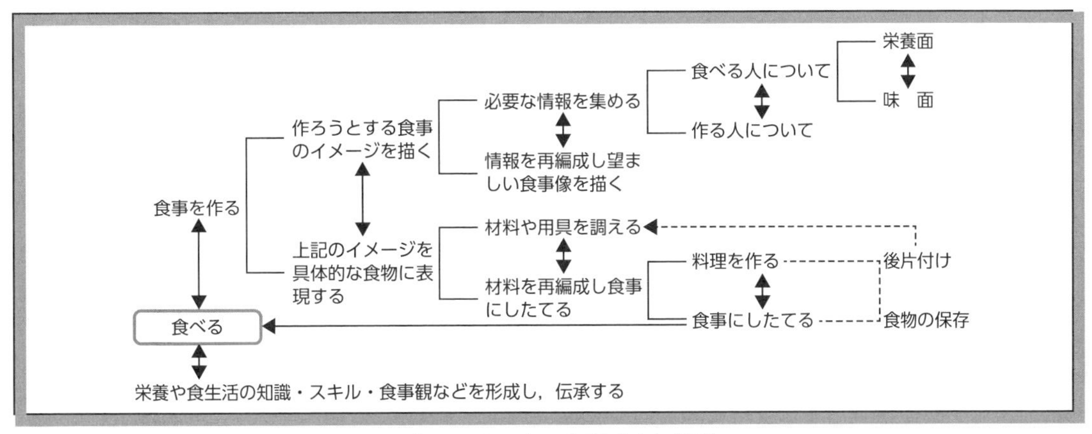

図表2－6　人の食事づくり行動

（足立己幸：食生活論，医歯薬出版，1987）

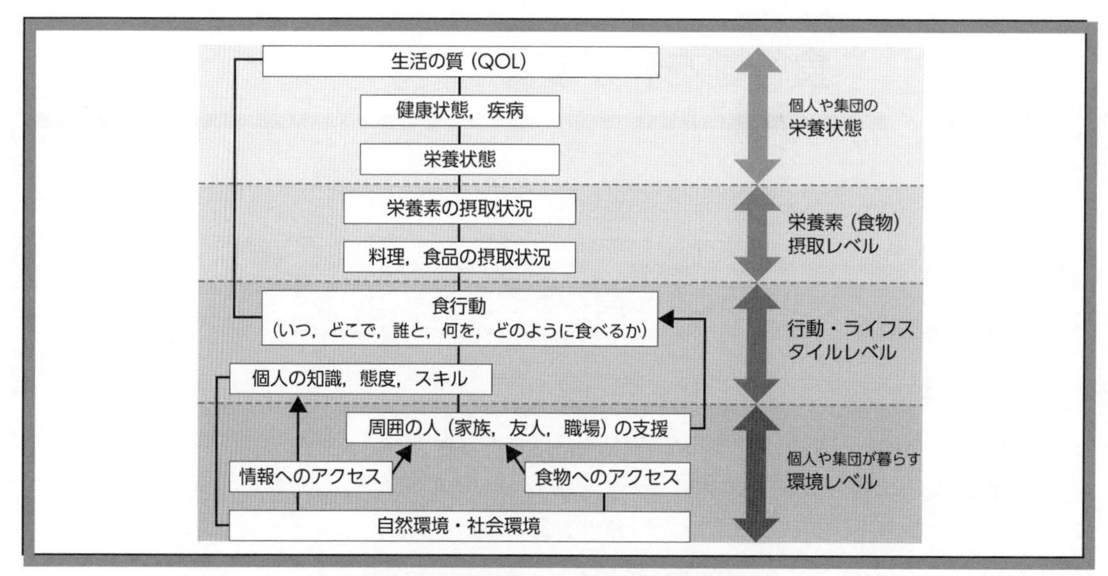

図表２－７　栄養・食生活の理論の枠組み

（健康日本 21，厚生労働省）

＊14，幸せや喜びなど
生活の質（QOL；quality of life）ともよばれる。
☞ 5-1-2 少子高齢社会における豊かさと健康

び，満足感や充実感，生きがいや達成感を求め＊14，そのために健康でありたいと願う。そのためには，望ましい食物・栄養素の摂取状況になるよう適切に食べることが必要である。この行動には，さまざまな要素が影響する。それらの栄養・食生活の要素を理論的に整理した枠組みを図表２－７に示す。

この枠組みの中で押さえておきたい重要な点は，行動するのは「本人である」ということである。当たり前のことではあるが，勘違いが多いところでもある。

ある人の不健康な食行動を改め，健康的な食行動をとってもらいたいと考えたとき，その行動変容を図るために，健康教育や栄養教育，ヘルスプロモーション活動が行われる。そのとき教育者や支援者は，しばしば対象者の行動に直接働きかけようとする。しかし，行動はその人自身が起こすものである。健康的な行動に変容してもらうためには，その行動に至るプロセスに働きかけなければならない。そのために，行動を科学する必要がある。

例えば，野菜を十分に食べないという食習慣は，肥満や生活習慣病のリスクを高める。野菜を「食べない」という行動から「食べる」という行動に変容させようとしたとき，ただ「野菜を食べましょう」と呼びかけるだけではなく，野菜を食べる・食べないという行動に関わる要因を考え，そこに働きかけ，結果として本人に「野菜を食べる」という行動変容をおこさせる必要がある。また，その行動が維持・習慣化されるように支援をすることも必要となる。具体的な要因例を図表２－８に示す。

３）食行動に影響をもたらす環境要因

食行動には，食環境も大きく関与する。食環境は，食情報システム（家庭内，親戚・近所，学校，行政の諸機関など，食情報がどこでどのように提供されているか

図表２－８　野菜摂取行動に関わる要因例

項　目	例	
食関連QOL	おいしく食べている，楽しく食べている	行動が変われば，その結果としてここが変わる
健康・栄養状態	自分は健康であると思う（主観的健康観） 適切な体重が維持できている	
食物摂取状況	ビタミン，ミネラル，食物繊維の十分な摂取 １日350 g の野菜の摂取 １日５皿の野菜料理の摂取	
食行動	１日に２食，主食・主菜・副菜をそろえて食べる 野菜を買う，保存する，余りそうな場合は上手に冷凍保存する 野菜を使った料理を作る，お惣菜を購入する，飲食店で野菜たっぷりメニューを選ぶ 食卓で，野菜は健康に良いことを話題にする，地元の野菜を使ったレシピを調べる	変わってほしいのは，本人がとる行動
行動変容段階	自分が健康であるために，３ヶ月前から１日５皿の野菜料理を食べている（実行期）	
準備要因	１日５皿の野菜料理をとるために，お昼の食堂で定食メニューを選択できる（スキル） 自分の健康のために１日５皿の野菜料理をとることは大切だと思う（態度） 自分の健康のために１日５皿の野菜料理をとることができる自信がある（態度） １日５皿の野菜料理は，おおよそ350 g分の野菜になることを知っている（知識） 健康のためには，１日野菜を350 g食べるとよいことを知っている（知識）	行動を変えるために働きかけるのはここ
食環境	毎日昼食で利用している食堂には，たっぷり野菜を使ったヘルシーメニューがある 自宅では，家族が野菜を買ってきてくれる／野菜料理を作ってくれる 家族や友人は，自分が野菜を食べて健康になることを応援してくれる	
個人属性	男性より女性，若者より高齢者の方が健康的な食行動をとる人が多い 社会経済的地位の高い人の方が健康的な食行動をとる人が多い	

の仕組み）とフードシステム（食物の生産，加工・保存，流通・販売等の仕組み）とにわけられ，その人のライフステージやライフスタイルによって異なる[*15]。

＊15
☞ 5-3-3 食環境と健康

（2）行動科学に基づく考え方

1）行動科学とは

健康教育・ヘルスプロモーション分野では，行動科学[*16]に基づいて，適応的な習慣を身につけたり，不適応な習慣を良い方向に変容させるよう働きかける。不適切な生活習慣の中で，その不適切な“行動”が良い方向に変容することは，健康の維持・増進，生活習慣病の予防・治療を可能にするからである。食行動，飲酒・喫煙行動，性行動，睡眠行動，身体活動・運動，ストレス対処行動など，さまざまな場で行動科学に基づく健康教育が行われている。

＊16，行動科学
行動科学（behavioral science）とは，人間の行動を総合的に“理解”し，“予測”したり，“コントロール”しようとする実証的経験に基づく科学である。心理学，社会学，生物学など，人の行動に関わるさまざまな学問分野から発展してきた。

2）行動分析

私たちは何らかのきっかけを受け（先行刺激），それに“反応”した結果として行動を起こす。さらにその行動の結果は次の行動の刺激となる。行動分析では，この刺激と反応のつながりを分析する。つながりの例を図表２－９に示す。

例えば，肥満という健康上の課題を抱えている人が，「自宅にいると，ついついお菓子を食べてばかりいる」という習慣を改善したい場合を考えよう。このとき重要なポイントは，「どうして食べてしまうのか？」と，“行動”につい

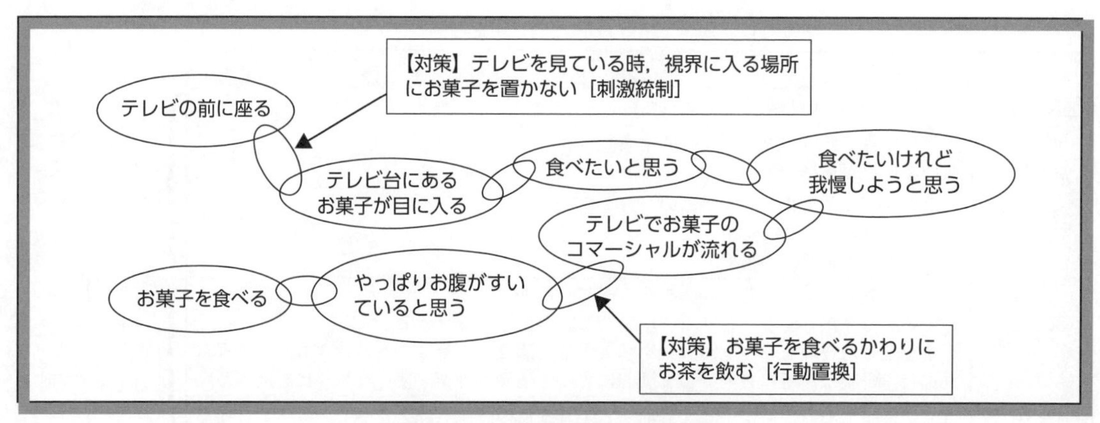

図表２－９　行動分析と対策の例

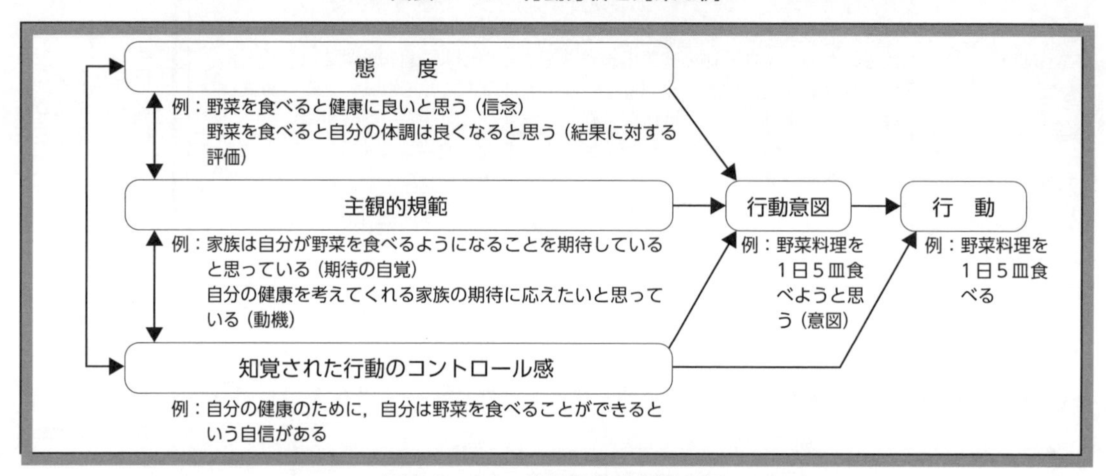

図表２－10　計画的行動理論と例

て問うことである。「どんなお菓子を食べているのか？」と，食べている物を聞くだけでは，エネルギー量の多いケーキが，低カロリーのスナック菓子になるだけで，「ついつい食べる」という行動は変わらない。

3）行動科学理論とモデル

行動科学では，さまざまな理論やモデルが提唱されている[*17]。行動科学理論は基礎的な研究に基づいてより普遍的なものとして論理立てられたものであり，モデルは実践現場に適応させるために開発されたものである。理論やモデルは机上のものではなく，それらを用いることで，人の複雑な行動を整理し理解できる，勘に頼らない系統立てた健康教育を計画し実践できるようになる。しかし，人の行動は，性，年齢，家庭，居住地域などの影響も受けることから，人の行動をすべて説明することはできない。それぞれの特徴をよく理解した上で，行動変容を図ることが大切である。以下に代表的なものについて概説するが，詳細は健康教育等の専門書にあたってほしい。

ａ．計画的行動理論　人が何か行動をしようとするとき，その目的とする

＊17，行動科学理論とモデル
健康教育でよく用いられる行動科学理論やモデルとして，刺激-反応理論，計画的行動理論，社会的認知理論，ヘルスビリーフモデル，トランスセオレティカルモデルなどがある。

＊18，相互決定主義
行動は，個人や集団の認知や環境と相互に関連し影響し合っているということ。

行動を行う前には，行動しようと考えるという意図がある，という概念である（図表２－10）。この行動意図は，態度，主観的規範，知覚された行動のコントロール感から成り立つ。態度は，行動に対する信念と行動の結果に対する評価，主観的規範は周囲からの期待の自覚とその期待に応えたいという動機，知覚された行動のコントロール感は，自分自身がその行動をどの程度コントロールできると考えているかである。この態度と主観的な規範と知覚された行動のコントロール感がポジティブに働くと，行動しようという“意図”が高まり，行動が起こりやすくなる。

b．社会的認知理論　人は社会的な環境や状況において，経験や観察，コミュニケーションを通して行動を学習するという考えである（図表２－11）。相互決定主義*18，自己効力感*19，結果期待*20，観察学習*21，自己制御*22 の構成要素からなり，中でも自己効力感と結果期待はセットで説明される。その行動をとることができると思うだけでなく，その行動が自分の健康にとって大切であるという気持ちも必要である。

c．行動変容段階モデル　人の行動は，段階を追って変わることを示したものである（図表２－12）。無関心期，関心期，準備期，実行期，維持期の５つの段階にわけて説明されることが多い。この行動変容に向けての準備性に応じて，意識を高める，感情に訴える，環境を再評価するなどの変容の過程が示されており，実践活動でも多く取り入れられている。

＊19，自己効力感
自分はその行動を実行できると思うこと，その行動ができるという確信。

＊20，結果期待
行動を実行する前に，その行動をとると，こういう結果があると予想すること。

＊21，観察学習
新たな行動を起こすとき，手本となる人の行動を観察して学習すること。

＊22，自己制御
セルフモニタリングを通じて，目標に対して自分がどの程度できているか判断し，自分で自分の行動を管理すること。

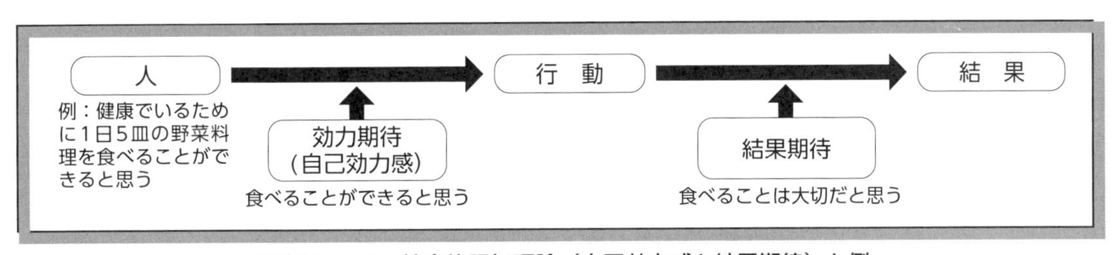

図表２－11　社会的認知理論（自己効力感と結果期待）と例

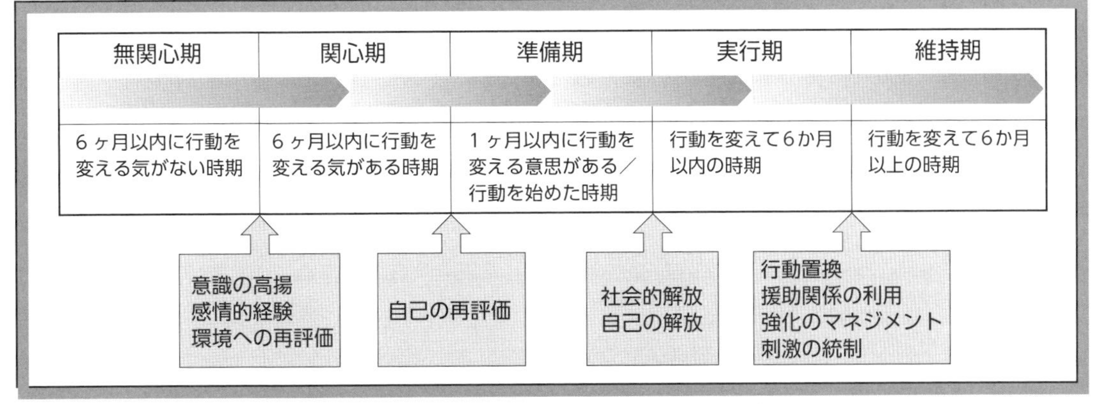

図表２－12　行動変容段階とアプローチ

（3）食行動の変容を促す技法

行動変容とは，健康の維持・増進のために行動やライフスタイルを望ましいものに改善することだが，知識を習得しただけでは行動変容は起こらない。

行動が単に知識だけでは変わらないことの端的な例として，喫煙があげられる。喫煙が健康を害することは誰もが知っている。小学生から保健学習の時間にタバコの害を学び，専門家だけでなく多くのマスメディアも，喫煙が生活習慣病やがんの最も深刻なリスクになることを伝えている。また，たばこのパッケージには，わざわざ「あなたの健康を損なうおそれがある」とまで書いてある。「わかってはいるけど，やめられない」というのは，行動変容を図るには知識だけでなく，行動を起こし，その行動を維持するためのスキルが必要であることを意味している。行動技法は，この行動変容を促すときに役に立つ技法である。主なものを図表２－13にまとめた。自分が「この行動を変えたい」，あるいは「良い行動を続けたい」と思った時，上手に活用してほしい。

図表２－13　主な行動技法と具体例（例．ダイエットしたい時）

行動技法	概　要	具体例（○良い例，×悪い例）
目標行動の設定	実践可能な具体的な行動目標を設定する。長期的な目標より短期的な目標がよい。	○昼食は，食堂で野菜を使った小鉢を毎日選択する。 ×野菜を１日350 g食べる。 ○お昼にいつも食べているアイスクリームをやめる。 ×１ヶ月で絶対にやせてみせる。
セルフモニタリング	自己評価。対象者自身が自分の行動を観察，記録，評価する。	○毎朝，体重を測ったらアプリで記録して，グラフにしておく。 ○体重のグラフをみて，うまく減量しているときの行動パターンを書き出してみる。 ×なんだか，体重が増えたみたい／減ったみたい。そんな感じがする。怖いから体重計には乗らない。
オペラント強化法＝随伴性の管理	望ましい行動に対して報酬となるような刺激（強化子）を意識的に伴わせる。	○体重が１キロ減ったら，欲しかったバッグを買おう。 ○甘い菓子を１週間食べずに済んだら，映画をみにいく。 ×とにかく頑張る。根性が大事。
刺激統制	行動のきっかけとなる先行刺激を変え，目標行動を実行しやすくするようにする。	○お腹が空いているときは，デパ地下には行かない。ケーキ屋さんの前は通らない。お菓子は机の上に置いておかない（自分は誘惑に弱いと知っているから）。 ×誘惑に負けるなんて，気合いが足りない。負けるんじゃない！と自分に言い聞かせる。
反応妨害・拮抗	先行刺激の結果を制限する。あるいは，同時に成立しない行動をとり，問題となる行動を直接的に妨害する。	○机の前に，あこがれのモデルの写真を貼っておく。眺めると，よーし頑張るぞ！という気持ちがわいて，我慢できるから。 ○口寂しくなってきたら歯磨きしてみる。
行動置換	不健康な行動を，別の健康的な行動に置き換える。	○清涼飲料水を飲むかわりに，お茶を飲む。 ○口寂しくなって食べたいと思ったら，散歩に出かける。
社会技術訓練	気持ちや考えを上手に表す技術，相手と穏やかに交流するための技術，会話を円滑に行う技術，状況や相手の反応を的確に読み取る技術などを訓練する。	○ケーキバイキングに誘われたら，「今日は予定があるから」と，上手に言い訳をして断る。 ○おいしいけれど油を使った料理の多い洋食屋に誘われたら，洋食屋の代わりに近くにある和食店はどうか？と提案する。
認知再構成	望ましい考え方や行動ができるように，それまでの偏った考え方（認知）を改める。	○お菓子を食べたいのは，単に退屈しているだけだ。 ○三日坊主も，毎週やれば，月の半分はよい行動。 ×私は，どうせ，何やっても所詮ダメだ。
再発予防訓練	望ましくない行動の再発の条件を予測させ，再発を予防する。	○体重が変わらないように，ジャストフィットのパンツをはいている。 ×減量できたのだから，もう大丈夫（気のゆるみ）。
社会的サポート	行動変容を維持するために，本人を取り巻く環境を形成する人々の協力を得る。 家族や友人など周囲の人，専門職のサポートの活用する。	○飲み会では，最初に，野菜をたっぷり使ったヘルシーメニュー選びをみんなに呼びかけてみる。 ○友達と成功体験を語り合って，うまくいくコツを共有する。
ストレス管理	ストレスを軽減させる訓練。 ストレスの原因を洗い出し，対策を考え，ストレス緩和を図る。	仕事の量が多くなると，仕事をこなせるか不安になり，つまみ食いが増えて太るケース。→ ○上司に，自分の仕事の状況を理解してもらうよう説明する。 ○週末は，仕事のことを考えないように，遊びの予定を入れる。

3．情報を科学する

（1）食の安全

1）安全と安心

「食の安全・安心」に対する関心が高まっている。安全は定量的で科学的，客観的に評価できるのに対し，安心は心や感情と関連し，主観的なものである。例えば，「おにぎりが黄色ブドウ球菌に汚染されて，食べた人が食中毒[*23]にならないように，手に傷がないかどうか気をつけましょう」は“安全”の問題であり，「○○さんが作った低農薬野菜だから体によさそうだよね」は“安心”である。前者は，検査をすれば原因となる黄色ブドウ球菌を特定できる。後者は，作っている人の顔がみえて安心できるという主観的なものである。

2）食の安全

食品の加工や保存の技術が進歩し，食品の流通は大きく発展した。私たちの食生活はかつてないほど豊かになった。しかし，生産・加工者と消費者との距離が離れるにしたがい，食の安全はより複雑なものになっていく。

例えば，食中毒は，代表的な食の安全問題である。主な原因物質は細菌やウイルス[*24]であり，嘔吐や下痢，発熱などの症状を主とする。原因物質を「付けない，持ち込まない，増やさない，ひろげない，やっつける」といった対応で，家庭内でも予防できることが多い。しかし，近年の食の安全問題[*25]をみると，食品を生産・加工する事業者と消費者，さらには行政も含めて取り組まなければならないことがわかる。

事業者が安全に食品を生産・加工し，消費者に届けることは当然である。それと同時に，事業者からの正確な食に関わる情報提供も必要である。しかし，期限表示や産地・銘柄の改ざんなどの食品偽装や，健康効果の誇大表示の問題が増えている。このような事業者の不当表示は許されるものではない。

一方，消費者にも，正しい知識の習得や冷静で的確な判断が求められている。消費者が期限や産地表示に敏感になりすぎたり，情報に踊らされて食品にクスリ並みの効果を期待したりするようなことも反省したい。例えば，賞味期限内にもかかわらず，その時期が近づいただけで食品を捨ててしまう行動があげられる。このような食品ロス[*26]は，消費者の正しい判断の問題に留まらず，食料問題の深刻化に拍車をかけることになる。

＊23，食中毒とは
食品，添加物，器具もしくは容器包装に起因する健康障害（食品衛生法）。原因として，細菌，ウイルス，自然毒，化学物質，寄生虫などさまざまなものがあり，食べてから症状が出るまでの期間やその症状，また予防法も異なる。

＊24，原因となる主な細菌やウイルス
腸管出血性大腸菌（O157など），カンピロバクター，サルモネラ属菌，セレウス菌，ブドウ球菌，ウエルシュ菌，ノロウイルスなど。

＊25，近年の大きな食の安全問題
O157食中毒事件（1996年），BSE（狂牛病）事件（2001年），中国産冷凍ほうれんそうの残留農薬基準超え問題（2001年），牛肉偽装事件（2002年），中国産冷凍餃子事件（2008年），福島第一原子力発電所の事故（2011年），牛肉の生食問題（2011年）など，枚挙に暇がない。

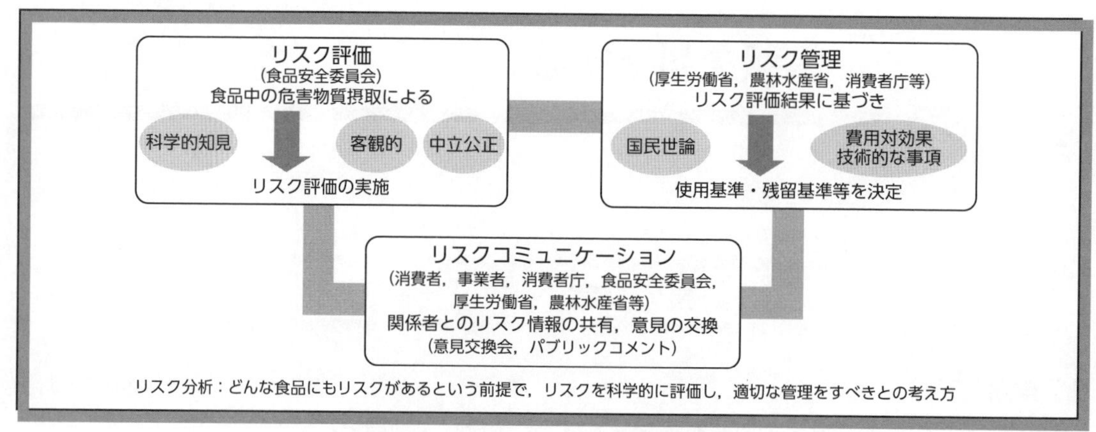

図表２－14　リスク分析の３つの要素

（食品安全委員会，http://www.fsc.go.jp）

3）リスク分析

リスク分析[*27]は，文字通り，危険，危害（リスク）を分析（アナリシス）することであり，あらゆる分野で行われている。我が国の食に関しては，リスクアセスメント（リスク評価），リスクマネジメント（リスク管理），リスクコミュニケーションの３つの要素から行われる（図表２－14）。有害な成分は一切口にしたくないと願う消費者は多いだろうが，あらゆる食品あるいは食品がおかれている状態は，危害要因（ハザード）とよばれる健康に悪影響をもたらす原因となる可能性がある。リスク分析は，食品を食べることによるリスク（健康に悪影響が生じる確率とその深刻さの程度）を科学的に評価し，適切に管理すべきという考え方である。

リスク分析の考え方に基づき，食品の悪影響を健康に支障のないレベルに低く抑えるための体制が構築されている。例えば，東日本大震災の原発事故に伴って作成された食品中の放射性物質に対する基準値は，食品安全委員会のリスク評価に基づき，リスク管理を担う厚生労働省により，生涯に渡る影響が十分に小さく安全になるよう定められた。その設定前後には，消費者や事業者に向けたリスクコミュニケーションとして情報提供と意見交換会が実施されている。

（2）食品の表示

1）食品表示に関わる法律

食品にはさまざまな情報が表示されている。この食品表示に関わる法律には，食品表示法[*28]，食品衛生法，JAS 法（日本農林規格等に関する法律），健康増進法，景品表示法（不当景品類及び不当表示防止法），計量法などがある。現在，消費者庁がこれらの法令に基づく食品表示基準を所管している。

食品表示法は，食品衛生法，JAS 法および健康増進法に規定されていた食

＊26，食品ロス
売れ残りや期限を超えた食品，食べ残しなど，本来食べられたはずなのに捨ててしまうことによって生じる損失（ロス）。

＊27，リスク分析
国際的にはコーデックス委員会（世界保健機関（WHO）と国際連合食糧農業機関（FAO）が合同で設置）がリスク分析を行う。日本では，食品安全基本法（2003 年）に基づき，食品安全委員会が，リスク分析の枠組みの中でリスク評価機関としての役割を果たしている。

＊28，食品表示法
食品表示法等（法令及び一元化情報）に関する情報は，消費者庁のHP から知ることができる。食品表示法，政令，食品表示基準（Q&A），表示ガイドライン等から，消費者，事業者に向けた食品表示についてのパンフレットなど。

図表2－15　食品表示法に基づき表示される部分

	食品衛生法	JAS 法	健康増進法
目　的	・飲食に起因する衛生上の危害発生を防止するため	・農林物資の品質の改善のため ・品質表示に関する適正な表示により消費者の選択に資するため	・栄養の改善その他の国民の健康の増進を図るため
表示関係※1	・販売の用に供する食品などに関する表示についての基準の策定及び当該基準の遵守　等	・製造業者が守るべき表示基準の策定 ・品質に関する表示の基準の遵守　等	・栄養表示基準の策定及び当該基準の遵守　等
表示関係以外※2	・食品，添加物，容器包装等の規格基準の策定及び当該基準の遵守　等 ・都道府県知事による営業の許可	・日本農林規格（JAS 規格）の制定 ・日本農林規格（JAS 規格）による格付け　等	・基本方針の策定 ・国民健康・栄養調査の実施 ・特別用途食品に係る許可　等

※1 食品表示法に一元化された
※2 食品表示法施行後も，一元化されずに，各法律に残る

図表2－16　生鮮食品と加工食品の表示概要

食　品			表示事項
生鮮食品	農産物		「名称」「原産地」等
	畜産物		「名称」「原産地」等
	水産物		「名称」「原産地」等
	玄米及び精米		「名称」「原産玄米」「内容量」「調製年月日，精米年月日又は輸入年月日」 「食品関連事業者の氏名又は名称，住所及び電話番号」
加工食品		TUNA	「名称」「保存の方法」「消費期限又は賞味期限」「原材料名」「添加物」 「内容量又は固形量及び内容総量」「栄養成分の量及び熱量」 「食品関連事業者の氏名又は名称及び住所」 「製造所又は加工所の住所地及び製造者又は加工者の氏名又は名称」等

品表示に係る部分が一元化されたものである（図表2－15）。消費者，事業者の双方にとってわかりやすく，かつ国際基準との整合性が図られている。

食品表示は，消費者が食品を摂取する際の安全性を確保したり，食品を適切に選択したりするため，食品の内容を正しく理解する上で大きな役割をもつ。例えば，アレルギーの原因となる原材料の有無，保存温度，賞味期限などの表示は，食品による健康被害を防止する上で有用である。また，食品の製造地，原材料，原料原産地，栄養成分などを表示することで，消費者は嗜好にあった商品選択が可能になる。

2）生鮮食品と加工食品の表示

消費者に販売されている全ての生鮮食品には，名称と原産地が表示されている（図表2－16）。加工食品のうち，包装されているものには「名称，原材料名，添加物，内容量，賞味期限，保存方法，製造者等」が表示され，さらに，輸入品には「原産国名や輸入者等」，一部の加工食品には「原料原産地名」も義務づけられている*29。

＊29，原料原産地名の表示義務づけ
乾燥，塩蔵，ゆで，蒸し，カット，混ぜ，炒り，干物，揚げ，冷凍，漬けなど，食品は，実にさまざまに加工される。これらには原料原産地名の表示が義務づけられている。詳細は，消費者庁のwebサイトを参照。

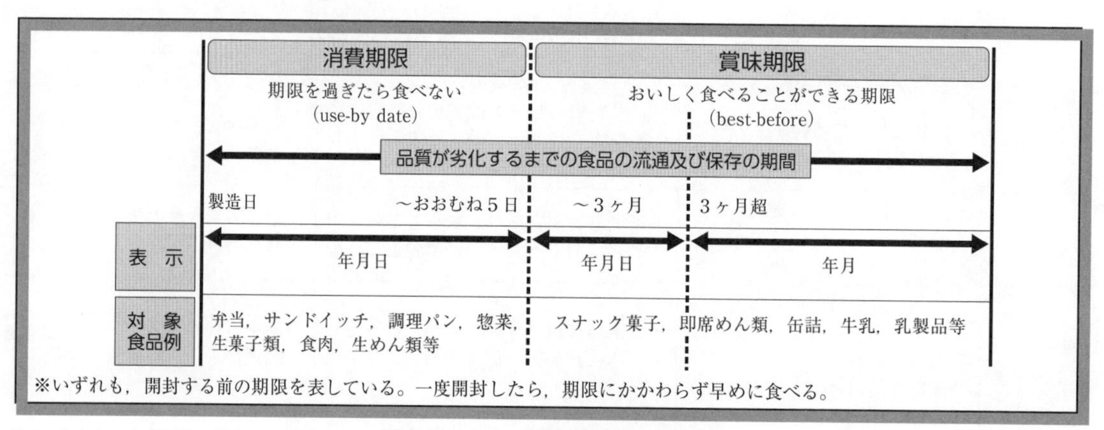

図表2－17　消費期限と賞味期限

3）期限表示

期限表示には，消費期限と賞味期限がある（図表2－17)。消費期限は，弁当やサンドイッチなど品質劣化が速い食品に表示される安全性の保証期限である。賞味期限は，スナック菓子やカップめんなど比較的劣化の遅い食品に表示されるおいしさの保証期限である。賞味期限が表示されている食品は，期限が切れてもすぐに食べられなくなるわけではない。表示を正しく理解し，むやみに食品廃棄をしない賢さが消費者にも求められている。

一口メモ　食品廃棄

食品廃棄は日本で年間約2,550万トンに上る。本来食べられるのに廃棄されている“食品ロス”は年間600万トン含まれると推計されている。1人当たりに換算すると，“お茶碗約1杯分の食べ物”が毎日捨てられている計算となる（農林水産省)。「持続可能な開発のための2030アジェンダ」（国連サミット，2015）では，食料の損失・廃棄の削減を目標に設定している。

4）アレルギー表示

＊30，食物アレルギー
☞4-3-3食物アレルギーのための健康・栄養管理

アレルギー物質（アレルゲン）の表示は，食物アレルギー[*30]患者の健康被害を防ぐことを目的とする。そのため，実態調査や科学的研究により見直され，必要に応じて制度改正される。必ず表示される品目（特定原材料）と表示がすすめられているもの（特定原材料に準ずるもの）にわけられる。症例数の多さ，症状の重さなど，必要に応じて指定食品が追加されている（☞図表4－34)。

5）栄養成分表示・栄養強調表示

栄養成分表示では，販売される状態における可食部の単位当たり（例えば100 g，100 mL，1本，1包装など）の栄養成分の含有量や熱量を示す（図表2－18)。熱量（エネルギー量)，タンパク質，脂質，炭水化物（または糖質および食物繊維)，食塩相当量の順に表示することが義務づけられている。また，飽和

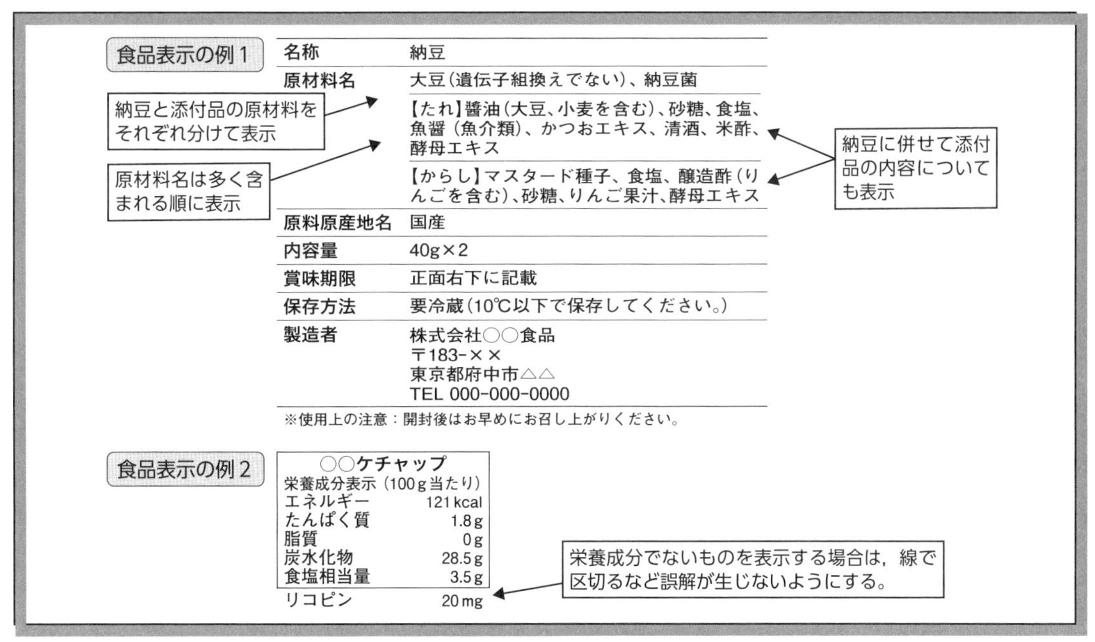

図表2－18　食品の表示例

図表2－19　強調表示の分類

補給ができる旨の表示	高い旨	絶対表示	「高」「多」「豊富」など。遵守すべき基準値以上であること
	含む旨		「源」「供給」「含有」「入り」「使用」「添加」など。遵守すべき基準値以上であること
	強化された旨	相対表示	他の食品に比べて当該栄養成分の量が強化された旨
適切な摂取ができる旨の表示	含まない旨	絶対表示	「無」「ゼロ」「ノン」など。遵守すべき基準値に満たないこと
	低い旨		「低」「少」「ひかえめ」「ライト」「ダイエット」など。遵守すべき基準値以下であること
	低減された旨	相対表示	他の食品に比べて当該成分の量または熱量が低減された旨
無添加強調表示			「○○無添加」「○○不使用」など。糖類，ナトリウム塩無添加に関して，一定の条件が満たされた場合

補給ができる旨の表示は食品表示基準別表第12に定める栄養成分。適切な摂取ができる旨の表示は食品表示基準別表第13に定める栄養成分及び熱量。

脂肪酸，食物繊維の表示が推奨されている。

栄養強調表示は，健康の保持・増進に関わる栄養成分を強調する表示である。欠乏が懸念されるものは補給ができる旨を，過剰な摂取が懸念されるものは適切な摂取ができる旨を表示する（図表2－19）。いずれも定められた基準値を守る必要がある。

6）保健機能食品・特別用途食品等

私たちが経口摂取するもので，医薬品（医薬部外品も含む）以外のものはすべて食品に分類される。いわゆる健康食品とよばれるものは，法律上の定義はなく，広く健康の保持・増進に資する食品として販売・利用される。しかし，多種多様な健康食品が販売されるようになり，その安全性や有効性に対する懸念が生じてきた。そこで，一定の条件を満たした食品を認定する「保健機能食

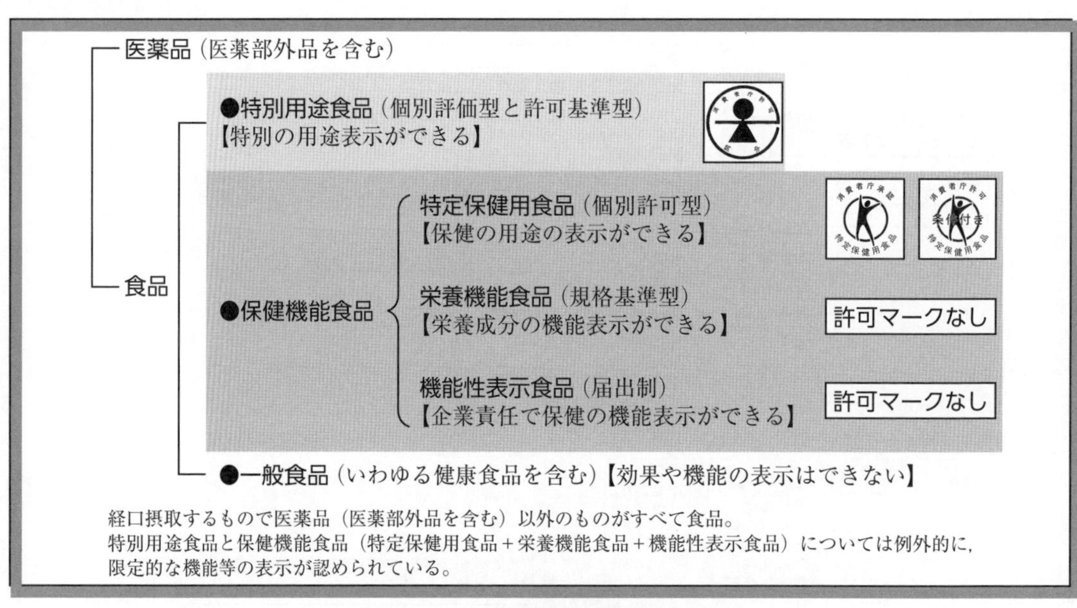

図表2－20　保健機能食品の位置づけ

図表2－21　健康食品の留意点

分　類		特　徴	信頼性	利用上の留意点
保健機能食品	特定保健用食品	国が製品としての有効性・安全性を審査・許可	一定の信頼はある	医薬品的な効果を期待したり，食生活の乱れの不安を解消する目的で利用しない
	栄養機能食品	不足する可能性のあるビタミンとミネラルについて，成分としての有効性・安全性を製造販売者の自己認証によって表示	有効性や安全性が，必ずしも客観的に評価されているとはいえない	栄養素の補給・補完を目的に使用するもので，表示されているビタミンやミネラルを不足している者が，補助的に摂取した場合にメリットが得られる
	機能性表示食品	国に安全性・機能性の根拠資料などを届け，企業責任で表示	一定の信頼性はあるが，企業が判断している	疾病に罹患しているもの・未成年・妊産婦・授乳婦などは対象としない
保健機能食品以外		原材料や製品全体としての品質によって評価が異なる	安全性・有効性は定かではない	

健康食品とは健康の保持増進に資する食品全般をさす

品制度」（2001年）が創設された。

保健機能食品には，2020年現在「特定保健用食品」「栄養機能食品」「機能性表示食品」がある（図表2－20）。病気の予防や治療・治癒を期待して利用するものではなく，それぞれの特徴を理解する必要がある（図表2－21）。これらの保健機能食品には，バランスの取れた食生活の普及啓発を図る文言として，「食生活は，主食，主菜，副菜を基本に，食事のバランスを。」を表示することが義務づけられている。

a．特定保健用食品　特定保健用食品*31は，「食生活において特定の保健の目的で摂取をする者に対し，その摂取により当該保健の目的が期待できる旨の表示をする食品」と定義されている。おなかの調子をととのえたり，血圧や血中のコレステロールなどを正常に保つことを助けたりするのに役立つなどの機能がある。区分として，「個別許可型」「条件付」「規格基準型」「疾病リスク

＊31，特定保健用食品
2020年3月末日現在，特定保健用食品表示許可・承認食品は1,074品目である（消費者庁）。

低減表示」がある。表示されている効果や安全性については国が審査を行い，食品ごとに消費者庁長官が許可する。

b．栄養機能食品　栄養機能食品は，健全な成長，発達，健康の維持に必要な栄養成分の補給・補完を目的に利用するものである[*32]。栄養素の機能，また食品において，その栄養成分の量や熱量が表示される。既に科学的根拠が確認された栄養成分を一定の基準量含む食品であれば，特に届出をしなくても国が定めた表現によって機能性を表示できる。現在，規格基準が定められている栄養素は，ビタミン13種類とミネラル6種類，n-3系脂肪酸である。

c．機能性表示食品　疾病に罹患していない者に対して特定の保健の目的が期待できる旨を，科学的根拠に基づき，事業者の責任において表示する。販売前に安全性及び機能性の根拠に関する情報などが消費者庁長官へ届けられる。国による安全性と機能性の審査は行われていないが，届けられた情報は消費者庁のウェブサイトで公開されている[*33]。

d．特別用途食品　乳児，妊産婦・授乳婦，病者などを対象に，医学・栄養学的な配慮が必要な者の発育や健康の保持・回復に適する「特別の用途の表示が許可された食品」である（図表2－22）。特別用途食品制度に従

＊32，参考サイト
公益財団法人日本健康・栄養食品協会

＊33，機能性表示食品のウェブサイト
消費者庁：健康や栄養に関する表示の制度について

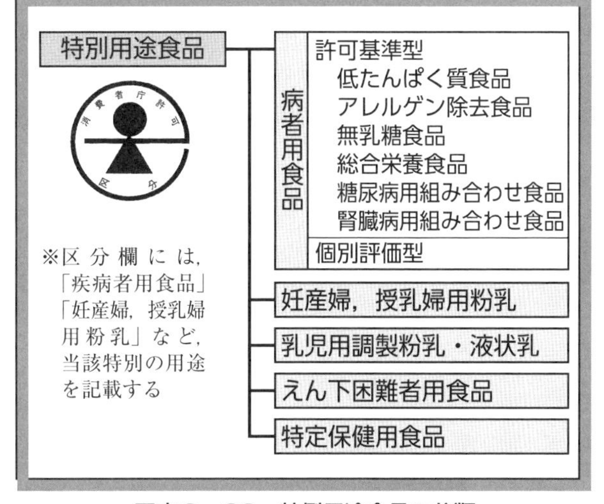

図表2－22　特例用途食品の分類

図表2－23　遺伝子組換え表示の対象となる農産物およびその加工品

【農産物（8種類）】
大豆，とうもろこし，ばれいしょ，菜種，綿実，アルファルファ，てん菜，パパイヤ（大豆は，枝豆及び大豆もやしを含む）

【加工食品（33食品群）】

（1）豆腐類及び油揚げ類	（14）枝豆を主な原材料とするもの	（24）（16）から（20）までに掲げるものを主な原材料とするもの
（2）凍豆腐，おから及びゆば	（15）大豆もやしを主な原材料とするもの	（25）ポテトスナック菓子
（3）納豆	（16）コーンスナック菓子	（26）乾燥ばれいしょ
（4）豆乳類	（17）コーンスターチ	（27）冷凍ばれいしょ
（5）みそ	（18）ポップコーン	（28）ばれいしょでん粉
（6）大豆煮豆	（19）冷凍とうもろこし	（29）（25）から（28）までに掲げるものを主な原材料とするもの
（7）大豆缶詰及び大豆瓶詰	（20）とうもろこし缶詰及びとうもろこし瓶詰	（30）調理用のばれいしょを主な原材料とするもの
（8）きな粉	（21）コーンフラワーを主な原材料とするもの	（31）アルファルファを主な原材料とするもの
（9）大豆いり豆	（22）コーングリッツを主な原材料とするもの（コーンフレークを除くとうもろこし）	（32）調理用のてん菜を主な原材料とするもの
（10）（1）から（9）までに掲げるものを主な原材料とするもの	（23）調理用のとうもろこしを主な原材料とするもの	（33）パパイヤを主な原材料とするもの
（11）調理用の大豆を主な原材料とするもの		
（12）大豆粉を主な原材料とするもの		
（13）大豆たんぱくを主な原材料とするもの		

加工食品については，その主な原材料（原材料に占める重要の割合が上位3位までのもので，かつ原材料及び添加物の重量に占める割合が5％以上のもの）について表示が義務づけられている。（消費者庁）

図表2－24　JAS 規格制度

制　度	マーク	概　要
JAS マーク	〔規格の内容〕 JAS	品位，成分，性能等の品質について，企画を満たす食品や林産物など。
有機 JAS マーク	〔規格の内容〕 JAS	適合した生産が行われていることを登録認定機関が検査し，認定された事業者のみが付ける。有機 JAS マークがなければ，農産物と農産物加工食品に「有機」，「オーガニック」などの表示はできない。
特色 JAS マーク	〔規格の内容〕 JAS	従来の3つの JAS マークを統合して，2018 年 12 月に農林水産省より告示された。以下の 12 種類の品目が対象となる。 熟成ハム類，熟成ソーセージ類，熟成ベーコン類，地鶏肉，手延べ干しめん，りんごストレートピュアジュース，生産情報公表牛肉，生産情報公表豚肉，生産情報公表農産物，生産情報公表養殖魚，定温管理流通加工食品，人工種苗生産技術による水産養殖産品

い，国の許可を受ける必要がある。なお，特定保健用食品は，特別用途食品制度と保健機能食品制度の両制度に位置づけられている。

7）遺伝子組換え食品の表示

遺伝子組換え農産物は，品種ごとに食品としての安全性，および我が国の野生動植物への影響について科学的に評価され，安全性が確認されたものだけが輸入，流通，生産されている。このような安全性が確認された遺伝子組換え農産物，または，これらを主な原材料とする遺伝子組換え加工食品は，その旨を表示することが義務づけられている。対象となるのは，農産物 8 作物と加工食品 33 食品群である[*34]（図表2－23）。例えば，納豆や豆腐などに「遺伝子組換え大豆」が使用されている場合には，必ず表示しなければならない。

＊34，遺伝子組換え食品に関する表示についての参考サイト
消費者庁 HP

8）JAS 規格

JAS 規格制度は，JAS 規格を満たしていることを確認した製品にマークを付けることができる制度である。JAS マーク，有機 JAS マーク，特色 JAS マークがある（図表2－24）。特色 JAS マークは，従来の特定 JAS マーク，生産情報公表 JAS マーク，定温管理流通 JAS マークを 2018 年に統合したものである（2022 年 3 月までに完全移行）。いずれもそれぞれの規格と認定方法が決められている。マークが付いている製品は，一定の品質や特色をもっているので，消費者にとって商品選択の一助となる。

（3）健康と情報

1）健康情報

食品や栄養，健康や医療など，様々な情報が社会に氾濫している。新聞，雑誌・書籍，テレビやラジオなどのメディアから多くの情報が流される。また，健康食品を購入するとき，家族の健康状態が気になったとき，病院で診断され

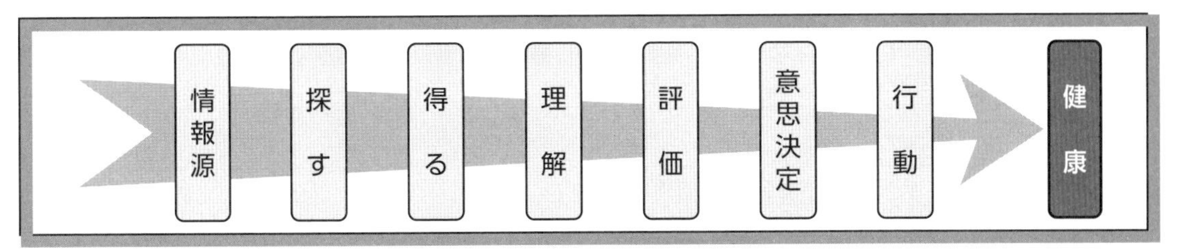

図表２－25　健康を決める力のプロセス

	アクセス／獲得	理　解	処理／評価	適用／利用
健康管理・ヘルスケア	医学的臨床的問題の情報へのアクセス能力	医療情報を理解し意味を引き出す能力	医療情報を解釈し評価する能力	医学的問題に対して情報を得た意思決定をする能力
疾病予防	リスクファクターの情報へのアクセス能力	リスクファクターの情報を理解し意味を引き出す能力	リスクファクターの情報を解釈し評価する能力	リスクファクターの情報の妥当性を評価する能力
健康増進・ヘルスプロモーション	健康問題の最新情報を得る能力	健康関連情報を理解し意味を引き出す能力	健康関連情報を解釈し評価する能力	健康問題に関するじっくり考えられた意見を持つ能力

図表２－26　ヘルスリテラシーの４つの能力と３領域

（中山和弘ら：健康を決める力，http://www.healthliteracy.jp/）

たときなど，インターネットなどのメディアからも，積極的に健康や医療に関わる情報を探す人も多い。大量に知り得た情報の中から必要な情報を正しく理解し，よりよい意思決定につなげ，積極的に健康をつかもうとする。その際に必要とされるのがヘルスリテラシーである。

2）ヘルスリテラシーとは

ヘルスリテラシー[*35]とは，「健康情報を入手し，理解し，評価し，活用するための知識，意欲，能力であり，それによって，日常生活における健康管理，病気予防，健康増進について判断したり意思決定をしたりして，生涯を通じて生活の質を維持・向上させることができるもの（情報に基づく意思決定）」とされる（図表２－25）。ヘルスリテラシーの概念については欧米を中心に多数の報告がなされているが，「健康管理，疾病予防，健康増進」の３領域において，健康情報に対する入手，理解，評価，活用の能力が整理されている（図表２－26）。ここでは単に情報収集，理解だけでなく，それを活用して実行に移すことができなければ意味がないことが強く述べられている。

ヘルスリテラシーを測る尺度も開発され（図表２－27），研究がすすめられている。ヘルスリテラシーが低い場合，「病気，治療，薬などの知識が少ない」「ラベルやメッセージが読み取れない」「長期間または慢性的な病気を管理しにくい」「死亡率が高い」などの特徴がみられることがわかっている。ヘルスリテラシーに関わる教育を学校や地域，家庭において，幼少期から推進していくことが期待される。

＊35，リテラシー
リテラシーは，文字の読み書きができる能力のことで，いわゆる“読み書きそろばん”である。多量の情報が入手できる今日では，情報や知識を活用する能力と解釈されることが多い。

【質問文】あなたは，もし必要になったら，病気や健康に関連した情報を自分自身で探したり利用したりすることができると思いますか

項　目	全くそう思わない	そう思わない	どちらともいえない	そう思う	強くそう思う
1．新聞，本，インターネットなど，いろいろな情報源から情報を集められる	1	2	3	4	5
2．たくさんある情報の中から，自分の求める情報を選びだせる	1	2	3	4	5
3．情報がどの程度信頼できるかを判断できる	1	2	3	4	5
4．情報を理解し，人に伝えることができる	1	2	3	4	5
5．情報をもとに健康改善のための計画や行動を決めることができる	1	2	3	4	5

5項目の平均点を算出する。Ishikawaらの日本の企業に勤める日本人成人男性190名を対象とした調査研究では，4点未満を低ヘルスリテラシー（HL）群，4点以上を高HL群とした

図表2－27　ヘルスリテラシー尺度の例

(Ishikawa H, et al: Health Prom Int 23 : 269, 2008)

3）栄養成分表示の見方と活用

ヘルスリテラシーには，“Understanding information on food packaging（食品パッケージに書かれている情報を理解する）”ことも含まれる*36。食品のパッケージにはその食品について大切な情報が表示されている。自分が必要とする情報を読み取り，適切に食品を選択し，活用するためには，スキルが必要である。

＊36，文献
Nakayama K, et al. BMC Public Health. 15 : 505, 2015

例えば，骨の健康が心配だが日頃の食生活では十分カルシウムがとれない場合，「カルシウム豊富」と制度に基づいた強調表示がされている商品を探しだし，カルシウム量を確認するため，その表示が100 g当たりなのか1食分当たりなのかを理解する。似通った商品があった場合には，栄養成分表示の量から自分に適しているか比較・判断し，実際にその商品を購入し，食べる。あるいは，検索して入手した情報から，コスト（経済面）や有効性のバランスを考え，利用するかどうかを判断する。食品の摂取は，自分自身に判断がゆだねられているため，正しい情報に基づく判断が必要であると同時に，自分で自分の健康を守る，という意志をもつことが重要になる。

一口メモ　正しい情報の入手

国立健康・栄養研究所は，食品・食品成分に関する正しい情報を消費者に提供するために，『「健康食品」の安全性・有効性情報サイト』を運営している。正確な情報やその根拠を知りたいと思った場合は，迷わずクリックしてみよう。https://hfnet.nih.go.jp/

第3章 ライフステージの視点から健康を科学する

同居しているお爺ちゃん。まだまだ元気いっぱい。ボランティア活動とシニアサッカーで忙しい。「年寄り扱いするな」が口癖。頑固だなぁと笑っちゃうけど，威勢のいいお爺ちゃんみていると，こちらも負けてられないなと思っちゃう。

でも，お婆ちゃんは，少しやせてきたみたい。いつまでも，元気でいてもらいたいんだけど，ちょっと心配。本人は「あら，痩せたわ」って，なんか嬉しそうに言ってるんだけど，大丈夫か？

1. 母と子の健康と栄養・食生活

（1）人のライフコース

1）加齢と成長

加齢（aging）は，時の経過とともに生物に起こる現象であり，この間の形態学的・生理機能的変化のことを加齢現象という。老化と同義語として扱われることもあるが，本来，加齢は受精後から既にはじまっているものである。一方，老化（senescence）[*1]は，加齢現象のうち成熟期以後の現象をいう。

成長は，長さや重さなど量的増大を伴う変化をさす。発達と同義的に使われることが多い。一方，発育・発達という言葉も使われる。発育は身体が量的に増大すること，発達は身体の機能が向上することをいう。発達には，運動機能の発達と精神的な発達がある。ただし，発育という言葉は，広義では成長や発達という意味も含む[*2]。

2）ライフステージと健康

加齢に伴い，形態学的にも生理機能的にも変化が生じるが，一様に変わっていくわけではない。スキャモンの発育型の図（図表3－1）をみると，リンパ系，神経，一般（体格），生殖器等，それぞれ成長する時期や加速（スパート）の

＊1，老化
老化の定義は難しい。"時の経過とともに体のホメオスタシスがついには崩壊してしまう一群の過程"，"加齢によって生理機能の減退を伴った状態"などと定義される。

＊2，成長，発育，発達
成長，発育，発達の定義も難しい。成長や発育はgrowth，発達はdevelopmentと考えるとわかりやすくなる。

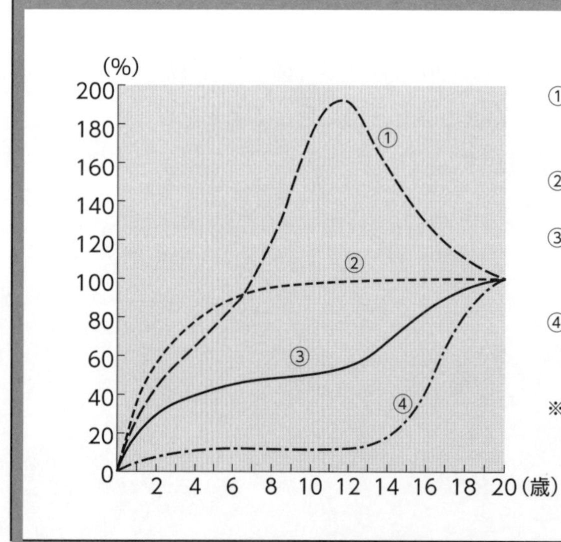

①リンパ系型：胸腺，リンパ組織は，生後急速に成長し，思春期頃に最大となる。その後低下し，青年期には成人値になる。
②神　経　型：脳・神経系および頭囲などは，乳幼児期に著しく成長する。
③一　般　型：身長・体重および骨格，筋肉や臓器は，乳幼児期と思春期に成長が加速する。
④生 殖 器 型：生殖器は，思春期に著しく成長する。この生殖器の成長に伴い，第二次性徴が発現する。
※主な各器官は，思春期を終える頃の時期にほぼ完成する。

図表3－1　スキャモンの発育型

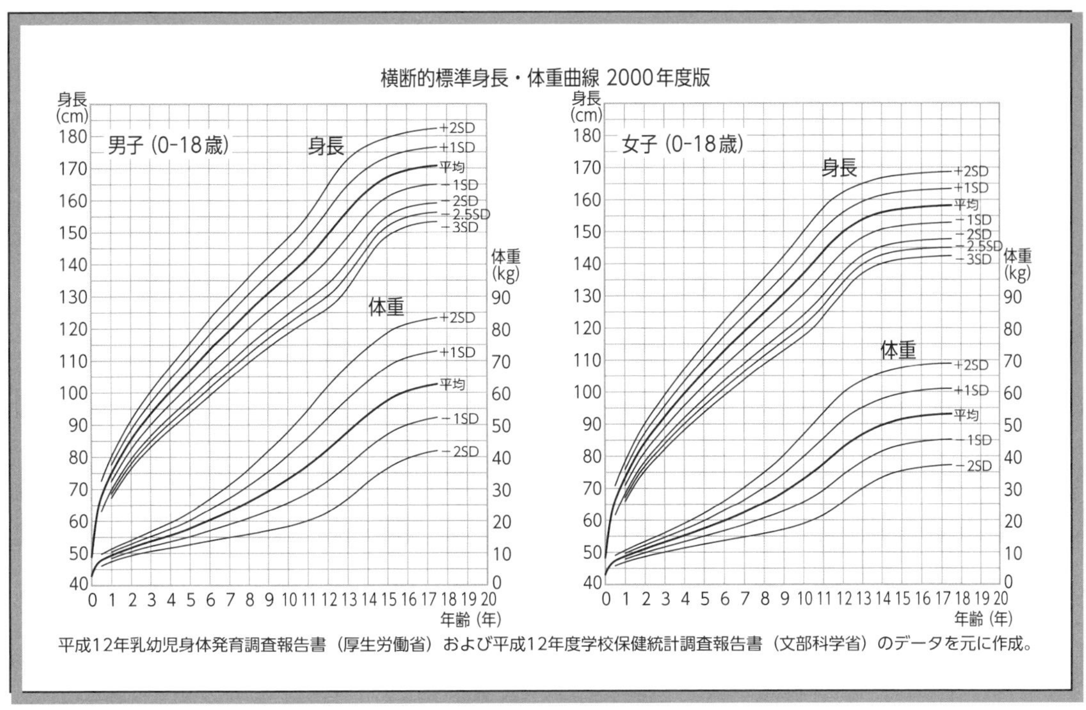

図表３－２　成長曲線

様子が異なる。身長や体重をみても（図表３－２），出生時約 50 cm，約 3,000 g であったものが，思春期が終わる頃には平均して男性 170 cm，63 kg，女性 158 cm，53 kg にまで発育する。この間の成長に応じてエネルギーや栄養素量，食事量は増えていく*3。さらに，運動機能，精神機能，それに伴う社会機能等の発達にともない，食事のとり方や食生活，ライフスタイルも変化していく。

＊３
☞付録４表４

このような加齢の段階に応じて，人のライフコースは胎児期，新生児期・乳児期，（母親はこの間，妊娠期，授乳期），幼児期，学童期，思春期，青年期，成人期，更年期，高齢期に分けることができる。ステージごとに，ライフスタイルや健康課題などの例を図表３－３に示す。本章では，このうち，子育て期の母親，青年期，高齢期をとりあげる。妊娠・授乳期，子育て期の母親の健康は，胎児，乳・幼児期や学童期の子どもの健康を左右する。青年期の健康的な生活習慣は，その後の生活習慣病のリスクを下げ，健康的な中年期，さらに高齢期につながる。

（２）母親の健康・栄養

１）お母さんになるということ

妊娠期とは，受精卵（妊卵）が着床し母体との間に胎盤を介して物質交換が開始され，やがて胎児が発育して分娩に至る期間である。

胎児期
母親は妊娠期
新生児期
乳児期
母親は授乳期
幼児期
学童期
思春期
成人期
青年期
中年期
実年期
高齢期
生産年齢
受胎後約40週
妊娠初期 0～13週
中期14～27週
後期28週以降
母親の妊娠期は，その児の胎児期である
生後4週
生後7日未満は早期新生児期という
生後1年
授乳をしている母親は授乳期である
通常，8割程度が2歳までに授乳を終える
1歳～小学校就学まで
幼児前期 1～2歳
幼児後期 3～5歳
6～12歳
小学校を終えるまで
10～18歳頃
男子では12歳頃，女子では10歳頃から始まる年齢の定義は定まっていない
20～64歳
青年(若年成人)期20～29歳
中年(壮年)期30～49歳
実年期50～64歳
更年期
45～55歳頃
閉経をはさんで前後5年間，日本人の平均閉経は約50歳
男性にもみられる
65歳～
前期高齢期 65～74歳
後期高齢期 75歳～(超高齢者85歳～)
出生
離乳
入園
入学
到達
成熟
老化現象
死

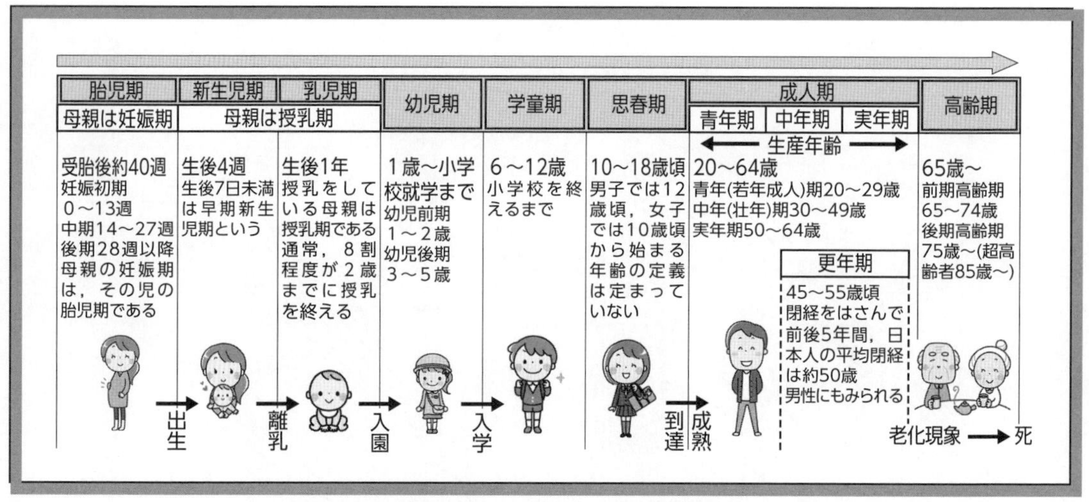

図表３－３　人のライフコース

母親の妊娠期間は，約 40 週である。児は体重 3,000 g 程度で生まれる（この時の体重が出生時体重）。出生時体重が 2,500 g 未満は低出生体重児，1,500 g 未満は極低出生体重児，1,000 g 未満は超低出生体重児，一方，4,000 g 以上は巨大児とよばれる。妊娠 37 週未満で生まれると早産児とよばれる。

2）お母さんの健康管理・体重管理

健康な赤ちゃんを産むには，お母さんが健康である，あるいは適切な健康管理がなされていることが望ましい。通常，母親の体重は妊娠全期間を通して７～12 kg 増加する。低体重の妊婦の場合，胎児の発育不全，低出生体重児，つわり（悪阻），妊娠高血圧症候群，切迫流産・早産などのリスクが高くなる。一方，肥満の妊婦の場合は，本態性高血圧症候群，インスリン抵抗性の増大や高血糖，妊娠糖尿病や妊娠高血圧症候群，巨大児の発症頻度の上昇などのリスクが高くなる。母親の妊娠する前の体格とあわせて，適切な範囲での体重増加（胎児の発育も含む）となるような健康管理が必要である（図表３－４）。

近年，低出生体重児の増加が指摘されている。母体の体重増加が少ないために，体内で十分栄養をとることができずに体重が 2,500 g にまで発育できずに生まれてくる子どものことである。かつては，食料事情が悪い低栄養の問題であったが，現在では，無自覚で不適切な食生活や，妊娠期であるにもかかわら

＊４
お母さんの健康と赤ちゃんの健やかな発育のために「妊娠前からはじめる妊産婦のための食生活指針」（厚生労働省，2021）が発表されている。☞付録３－２

＊５，鉄
胎児の成長や母乳のために鉄の必要量が増えることから，妊娠期や授乳期では鉄欠乏性貧血のリスクが高くなる。☞ 4-3-2 貧血のための健康・栄養管理

図表３－４　妊娠中の体重増加指導の目安※1（厚生労働省，2021）

妊娠前の体格※2（BMI）		体重増加量指導の目安
低体重（やせ）	18.5 未満	12～15 kg
普通体重	18.5 以上 25.0 未満	10～13 kg
肥満（1 度）	25.0 以上 30.0 未満	７～10 kg
肥満（2 度以上）	30.0 以上	個別対応（上限５kg までが目安）

※１「増加量を厳格に指導する根拠は必ずしも十分ではないと認識し，個人差を考慮したゆるやかな指導を心がける.」産婦人科診療ガイドライン産科編 2020 CQ 010 より
※２日本肥満学会の肥満度分類に準じた。

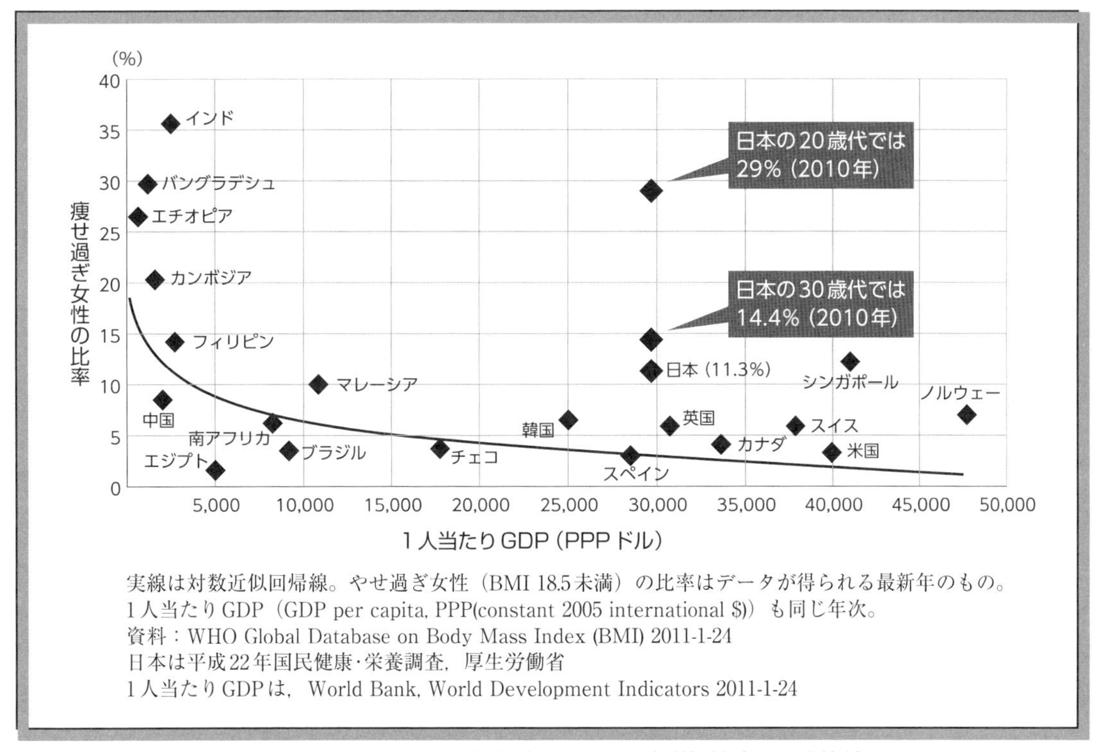

図表3－5　やせ過ぎ女性（BMI 18.5未満）比率の国際比較

（社会実情データ図録，http://www2.ttcn.ne.jp/honkawa/index.html）

ず誤ったやせ志向をもつなどの問題が背景にある。特に，日本では妊娠可能な年代の女性のやせの問題が深刻になっている（図表3－5）。

低出生体重児は，将来の生活習慣病の発症リスクが高いことが指摘されている。母体の体重増加が少ないことは，子宮内が低栄養環境にあることを意味する。そのような環境で発育することによって，胎児は膵臓や腎臓などの解剖学的な構造変化や，低栄養に適応するような遺伝子発現の変化が生じるなど，胎内で生活習慣病の素因が形成される。出生後，過剰栄養や運動不足などのリスクにさらされることで，肥満，高血圧症，糖尿病，虚血性心疾患などを発症しやすくなる（生活習慣病胎児期発症説）。母親の健康管理の善し悪しが，我が子の将来の健康を左右する。

健康な赤ちゃんを生むためには，望ましい体重増加にみあう食事量だけでなく，鉄*5や葉酸，ビタミンA*6など，妊娠期に特有の配慮が必要な栄養素を過不足なくとることも必要である。しかし，妊娠を予定している女性のうち，栄養や生活習慣に関して望ましい健康行動をとっているのはごく一部であるという報告もある*7。次世代に生活習慣病のリスクを背負わせないためにも，妊娠可能年齢の女性全般における栄養・生活習慣を改善する努力が必要である。

＊6，ビタミンA
過剰摂取は，胎児の奇形のリスクを高めることが知られている。安易なサプリメントの摂取は注意が必要である。通常の食事であれば過剰のリスクはほとんどない。

＊7，妊娠前の栄養・生活習慣の推奨に対する女性の遵守度
一般住民を対象とした英国Southamptonで行われているコホート研究。Inskip HM et al：BMJ, 338：b481, 2009

3）お母さんの日常の生活・食生活の課題と留意点

妊娠期や授乳期では，つわりや授乳のために，十分な食事量や食事の回数が

コラム　妊娠する前から気をつけたい栄養：葉酸

葉酸は，水溶性ビタミンの1つで，緑の野菜，柑橘類などに多く含まれる。神経管閉鎖障害リスクの低減に明らかな効果がある。神経管閉鎖障害とは，脳や脊髄などの中枢神経系のもと（神経管）が作られる妊娠の4～5週ごろに起こる先天異常である。口唇・口蓋裂，先天性心疾患などの胎児奇形が生じる。日本では，出生した赤ちゃん1万人に対して約6人の割合で発生すると言われている。割合は少ないが，リスクを避けるために葉酸をしっかりとっておくことに越したことはない。中枢神経系は妊娠7週未満に発生する。つまり妊娠に気がついてからでは，遅い。葉酸は，妊娠1ヶ月以上前から妊娠3ヶ月までにしっかり摂取することで効果がみられる。ちなみに，妊婦以外では，通常の食生活で欠乏症状はみられない。

確保できないことがあったり，逆に食欲が旺盛になりすぎたりする。食事の回数を増やしたり，1回当たりの食事量に配慮するなどの工夫が必要である。妊娠後期，授乳期，幼児期では，外出がままならないこともあり，日常生活が制約されやすい。市販品や買い物支援を上手に活用するなどのスキルを向上させておくとよい。我が子の成長のために，母親の食に対する関心は比較的高い時期でもある。根拠の乏しい情報に振り回されず，必要な情報にアクセスできるような育児支援ガイドの活用も望まれる。マタニティーブルーズ*8や産後うつ*9，特に第一子の場合の子どもの成長の見通しができていないことによる育児不安など，精神的なケアも必要である。身近に「今は大変でも，もう少しで○○ができるようになるよ」と声をかけてくれるママ友や，気軽に相談できる支援センターの存在は大きい。喫煙が母子の健康を損なうことは明らかである。特に妊娠期・授乳期の母体と胎児・乳児へのたばこの害は大きい。母親の喫煙行動だけでなく，身近な人が吸うたばこの副流煙の被害からも遠ざかることができるような家庭内や周囲の環境整備が急務である。

＊8，マタニティブルーズ
出産によるホルモンバランスの変化などにより，涙もろさ，頭痛などの症状を示す。一過性で2週間以内で治る。

＊9，産後うつ
出産後1～2週間から数か月以内に起こる。気分の落ち込み，食欲不振または増加，不眠または睡眠過多，疲労感，無気力などの症状がみられる。多くの場合，数ヶ月から1年程度で治るが，専門的な治療・支援が必要とされる。

（3）母と子の健康と社会

1）母と子のライフスタイル

母親のライフスタイルには，さまざまな要因が関わってくる。基本的な属性として，年齢や既往歴，妊娠・出産歴，子育て経験の有無，婚姻状況や世帯構成，居住形態などがあげられる。また，喫煙や飲酒習慣などの行動や経済状況も左右する。例えば，妊婦健康診査の未受診の理由は，経済的理由が多い。

就労状況，家族や地域の要因を整理すると（図表3－6），地域が重要な役割を果たしていることがわかる。かつての多世代家族は激減した。女性の社会進出も著しい。1980年代までは，男性が主な働き手となる片働き世帯が主流であった。その後，共働き世帯数は増え，1997年には片働き世帯を超え，今も増加を続けている。女性の労働意欲は高まり，特に，20代，30代の女性の就

＊10，女性の労働力率
2019年の就業率は，男性69.7％，女性52.2％である。女性について年齢階級別にみると，25-34歳78.6％，35-44歳77.0％，45-54歳79.2％，55-64歳66.1％である（労働力調査，総務省）。

図表3－6　母親のライフスタイルに影響をもたらす要因

母親の就労状況	就業状況：無職／有職，フルタイム・パートタイム・時短勤務など 勤務：勤務時間や形態，通勤状況（手段や時間），携帯電話の利用状況 職場：妊娠・出産・子育てへの理解の有無，職場でのポジション
家族の状況	きょうだいの有無（第一子か？），きょうだいの人数 父親（夫）：就業状況，就業形態，家事や育児への協力 暮らし向き，子どもの教育への資金投資
居住環境	血縁者：近くに住んでいる，子育て支援が得られる 自治体：妊婦健診が受けやすい，子育て支援制度の有無，子どもの医療費無料化などの経済的支援制度の有無 保育施設（保育所，幼稚園，認定こども園など）：入所のしやすさ，利用のしやすさ 学校：通学手段，クラブ活動，放課後の利用 地域：離乳などの悩みを気軽に相談できる場所やスタッフの有無，子育て支援ボランティア 児童館，スポーツ少年団，スポーツクラブ，塾や稽古事 近隣の施設には授乳スペースがある，子どもと一緒に遊べる公園がある

業率は大きく上昇した*10。女性が結婚し，子どもを持ちながら仕事も一生続ける「両立コース」を可能にするための社会環境を整備する必要がある。

2）子育て支援

母親は，妊娠がわかった時点で自治体に妊娠届を出し，母子健康手帳を受け取る。妊婦健康診査*11を受診し，定期的に母子の健康状態を確認する。母子健康手帳は，妊婦健康診査の記録のほか，乳幼児の予防接種状況等，母子に関するさまざまな医療情報が一冊にまとめられており，どの医療機関においても一貫したケアが継続できる仕組みになっている。

授乳・離乳の支援ガイド*12は，豊富な資料を用いて授乳期・離乳期が解説されているものである（厚生労働省，2019）。母乳栄養は，乳児に最適な成分組成であり，代謝負担が少なく，感染症の発症リスクを低減し，感染症の重症化を予防する働きがある。また，授乳という行為は，出産後の母体の回復を促し，良好な母子関係を構築するうえでも極めて有効である。ガイドには地域での支援の場やスタッフ，制度などの仕組みの紹介もある。

健やか親子21（第2次）（厚生労働省，2015）*13は，「すべての子どもが健やかに育つ社会」を目標に，すべての国民が地域や家庭環境等の違いにかかわらず，同じ水準の母子保健サービスが受けられることを目指して策定された。

健康的な子育ては母親だけが責任を負うものではない。子育ての負担が母親に集中していないか，地域の子育て支援制度や団体などにアクセスできているか，家族や職場は子育てに理解があるか・協力的か，父親の職場の子育て制度は充実しているかなど，社会全体で健康な子どもを育てるという価値観をもつことがあたり前の時代である。ことに，子どもにとって保護者と一緒に食べる“共食”や食卓で健康や食事について話をすることは，多くの研究から好ましい子どもの食生活につながることが示されている。社会全体で，共食を大切にする雰囲気づくりや支援も必要である。

＊11，妊婦健康診査（妊婦健診）
病院・診療所・助産所などで受けられる。基本的な健診項目（健康状態の把握，計測，保健指導）と，必要に応じて行う医学的検査（血液検査，超音波検査，子宮頸がん健診，性器クラミジア，B型溶血性レンサ球菌など）がある。

＊12，授乳・離乳の支援ガイド
厚生労働省（https://www.mhlw.go.jp/content/11908000/000496257.pdf）を参照。

＊13，健やか親子21（第2次）
http://sukoyaka21.jp を参照。

2. 若者世代の健康と栄養・食生活

（1）若者世代の健康・栄養

1）若者世代（思春期・青年期）とは

思春期の明確な定義はなく，女児では10歳頃から，男児では12歳頃から18歳頃までの，第二次性徴が発現する時期をさす。この期間は小児から成人への移行期であり，身体面ならびに精神面での成長が著しい。身体面では第二次性徴により性差が明確になり，精神面では自我が確立し，第二次反抗期が顕在化する。

青年期は思春期に続く時期である。おおよそ16歳から29歳までの思春期から成熟期までをさし，女性であれば妊娠・授乳を経験する時期でもある。この時期は身体機能が充実するだけでなく食習慣の自立期でもある。健康な成人期に向けて，生活習慣病*14予防も意識したい。

2）大人になるということ

若者世代は，身体的に急速な成長がみられ，外見は成人同様になる。進学や就職などによる生活環境の変化から，他者や社会を意識するようになり，人間関係の大切さを学ぶ時期でもある。さらに，健康管理を含めた生活習慣を自分の責任で管理するようになることから，精神的にも社会的にも自立することが求められる。

3）若者世代の健康・栄養課題

若者世代は，病気に対する抵抗力が高く，疾患にかかりにくい時期である。死亡率も低く，医療費負担も最も少ない。客観的な検査データからみると，健康的な世代といえる。しかし，人は中年期になって突然，生活習慣病になるわけではない。その兆しは，すでに若者世代から始まっている*15。今現在が元気だからといって，不健康な生活習慣を続けることは，生活習慣病の発症を早めたり，重症化を促すことにつながったりする。

若年女性において，摂食障害ややせの増加が深刻な問題となっている。この時期は出産可能な年代で，母体が適切に体重増加しないと低出生体重児*16のリスクが高くなることもあり，日頃の健康状態に配慮したい重要な時期である。摂食障害を引き起こす要因として，体重や体型についての歪んだ認識*17を持つことにより，体重増加に対する極端な恐怖を抱いてしまうことがあげら

＊14，生活習慣病
偏った食事や運動不足，喫煙，飲酒などの生活習慣が原因で発症する疾患のことである。悪性新生物（がん），心疾患などの日本の主要死因となる疾患が含まれている。☞4-1-1 生活習慣病とその要因

＊15
☞5-1-1 栄養・食生活と疾病構造の変化

＊16，低出生体重児
☞3-1-2 母親の健康・栄養

＊17，歪んだ体型認識
太っていないのに太っていると誤って認識すること。その結果，低栄養，貧血，骨密度低下などさまざまな健康問題が引き起こされている。

れる。その背景には，社会全体，特にマスメディアなどから受ける影響があると考えられる。一人で克服することは容易ではないため，専門機関に相談しながら，家族や友人のサポートを受け，前向きに対応していくことが望まれる。

4）若者世代の日常の生活・食生活の課題と留意点

若者世代では，生活環境が変化することで生活リズムが乱れ，夜型の生活に移行しやすい。その結果，睡眠不足や朝食の欠食につながる。国民健康・栄養調査（厚生労働省）では，20 歳代の朝食欠食率は男女とも高い（図表３－７）。仕事の忙しさやダイエットなどの思惑が原因になっていることが多いが，成人の朝食欠食は自己責任の部分が大きい。朝食は体温の上昇やエネルギー補給だけでなく，体内時計を同調させて生体リズム[*18]を整える作用も持つ。元気な学生生活，社会生活を送るためにも，朝食は毎日食べたい。

＊18，生体リズム
体内時計が刻むリズムを生体リズムといい，睡眠や体温，ホルモン分泌などをコントロールしている。☞ 1-1-3 生体リズムと食事

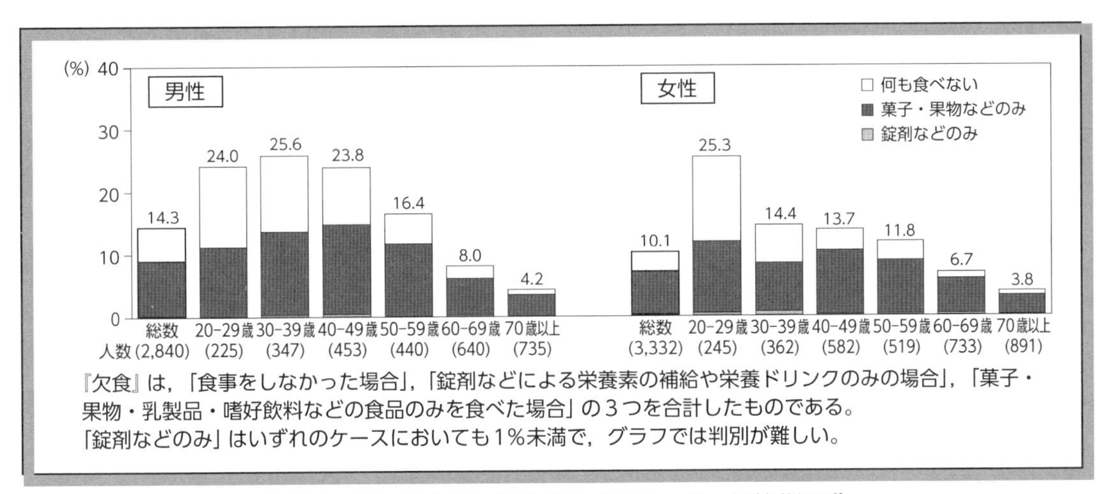

図表３－７　朝食の欠食率（20 歳以上，性・年齢階級別）
（平成 27 年国民健康・栄養調査，厚生労働省）

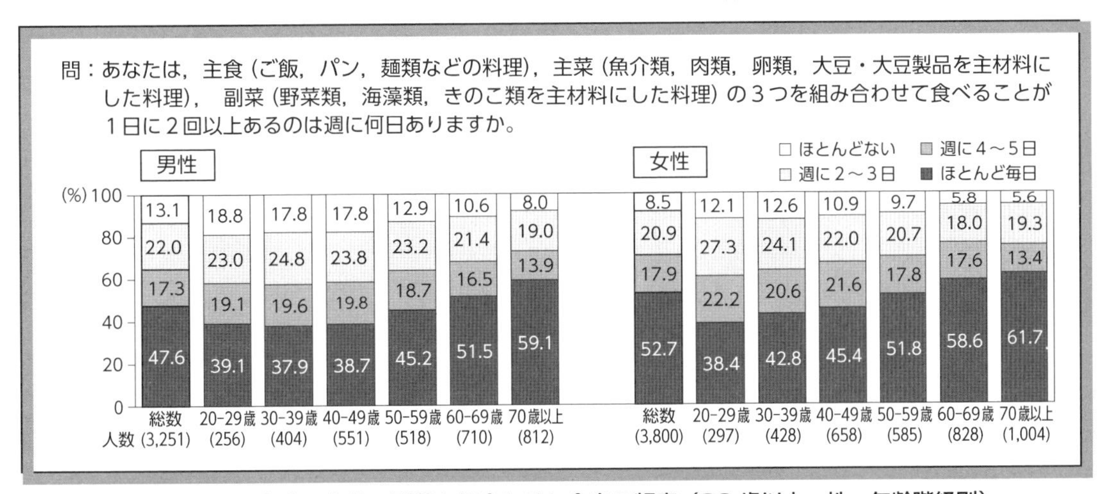

図表３－８　主食・主菜・副菜を組合わせた食事の頻度（20 歳以上，性・年齢階級別）
（平成 27 年国民健康・栄養調査，厚生労働省）

また，若者世代は栄養バランスのとれた食事（主食・主菜・副菜を組み合わせた食事を1日2回以上）をとることができていない者が最も多い（図表3－8）。組み合わせて食べられないのは，圧倒的に副菜である。その結果，野菜の摂取量も，若者世代が最も少ない[*19]。食物の摂取状況や食行動など，食生活全般にわたって他の世代と比較して課題が多い。

＊19，若者の野菜摂取量
平成27年国民健康・栄養調査（厚生労働省）では，野菜の平均摂取量は20歳代の男性233.0 g，女性212.1 gであり，目標量の350 g以上とっている者の割合は20歳代の男性19.7%，女性14.8%である。

（2）若者世代の健康と社会

1）若者世代のライフスタイル

思春期では，クラブ活動だけでなく，塾やアルバイトなど，学校生活以外の活動に使う時間が増える。それとともに，食品の購買など，健康に影響をもたらす行動を自己決定する機会も増える（図表3－9）。

青年期では，進学や就職によって居住形態や生活習慣が大きく変化する。仕事中心のライフスタイルになると，不規則な生活習慣が続くだけでなく，仕事によるストレスも大きくなる。また，一人暮らしを始めると，それまでは家族が用意してくれた食事を自分で用意することになる。学校生活や仕事で忙しい日々の中で，栄養バランスの良い食生活を実践することはたやすいことではない。仕事が忙しくても，例えば，外食でヘルシーメニューを選ぶ，食事バランスが整うように持ち帰りの弁当・総菜を購入する

＊20，食物選択スキル
☞ 2-3 情報を科学する

図表3－9　青年期のライフスタイルをみる上での留意点例

本人や家族の状況	性，年齢 世帯構成，居住形態，婚姻状況 子どもの有無
就業状況	学生か，社会人か，就業の有無 勤務時間や就業形態 通勤状況
平日／休日の過ごし方 学業，就業後の過ごし方	自宅内・外での過ごし方 経済状況 社会との関わり 学校での交友関係，職場での人間関係

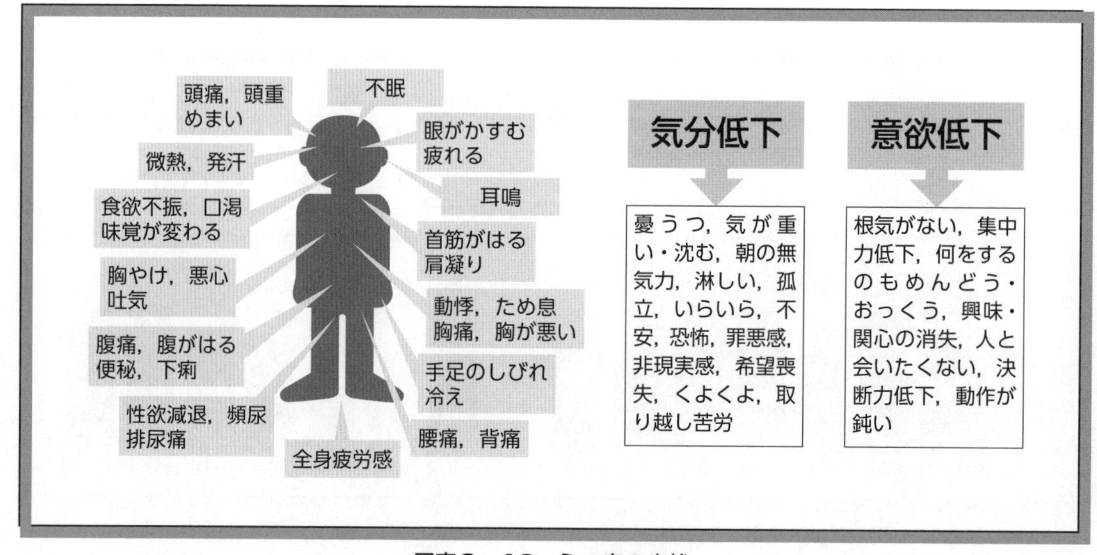

図表3－10　うつ病の症状

など，食物選択スキル[20]を磨く必要がある。

2）こころの健康

20歳代の死因で最も多いのが自殺である。日本における自殺者は近年減少傾向にあるが，若者世代の減少率は他の年齢層に比べて小さい。自殺につながる状態の1つに，うつ病があげられる（図表3－10）。自殺者の大半がうつ病を発症しており，その予防対策が極めて重要である。

うつ病予防では心身の健康を保つことに加え，他者とのつながりや支援者の存在が欠かせない。そのための活動が全国的に実施されている。大学や企業では，人間関係に起因する悩みやストレスを軽減するため，カウンセラーを設置するところが増加している。また，医師を始め，教職員，保健師，看護師，ケアマネジャーなどあらゆる分野の人材を対象にゲートキーパー[21]の養成講座が実施され，自殺者の減少につなげている。

個人的な予防対策には，悩み事を共有し助け合える家族や友人の存在が重要である。普段から周囲の人と交流し，良好な人間関係を構築・維持できるように心がけるとよい。

（3）スポーツと栄養・食事

健康づくりにおける三本柱は，“栄養”“運動”“休養（メンタルヘルス）”である。この3つの要素は単独では成り立たず，例えば運動を実施していても，栄養摂取状況が不十分であれば運動の効果は発揮されず，疲労やけがにつながりやすいなど，お互いに関連しあっている。

1）体づくりと栄養・食事

人の体を構成するタンパク質は，体内で絶えず合成と分解が繰り返され，新しく作りかえられている。そのため，体タンパク質の材料として，タンパク質を毎日食事から摂取する必要がある。

成人のタンパク質の摂取目安は約1 g/kg[22]である。一定強度以上の運動を実施する場合，一般成人と比べタンパク質の必要量が多くなる（図表3－11）。運動選手のタンパク質推奨量は，体重1 kg当たり持久性運動時1.2～1.4 g，筋力トレーニング時1.4～1.8 gを目安とする。だからといって，特別にタンパク

＊21，ゲートキーパー
社会的問題や生活上の問題，健康上の問題を抱えている人など，自殺の危険性のある人に気づき，適切に対応する人材をさす。ゲートキーパーとして必要な特別な資格はない。自治体がゲートキーパーの養成講座を開いている。

＊22，タンパク質摂取目安
☞付録4表13

＊23，タンパク質の摂取量
令和元年国民健康・栄養調査（厚生労働省）では，20歳以上の日本人成人の1日当たりの平均タンパク質摂取量は，男性78.8 g，女性66.4 gである。

図表3－11　身体活動・運動時のタンパク質の留意点

運動の状況	留意点
運動不足	体タンパク質が消耗しやすい
適度な運動	食事のタンパク質の利用が高まる
過度な運動	タンパク質の分解が亢進し，需要が高まる
軽度・中等度の運動	タンパク質の必要量は増加しない

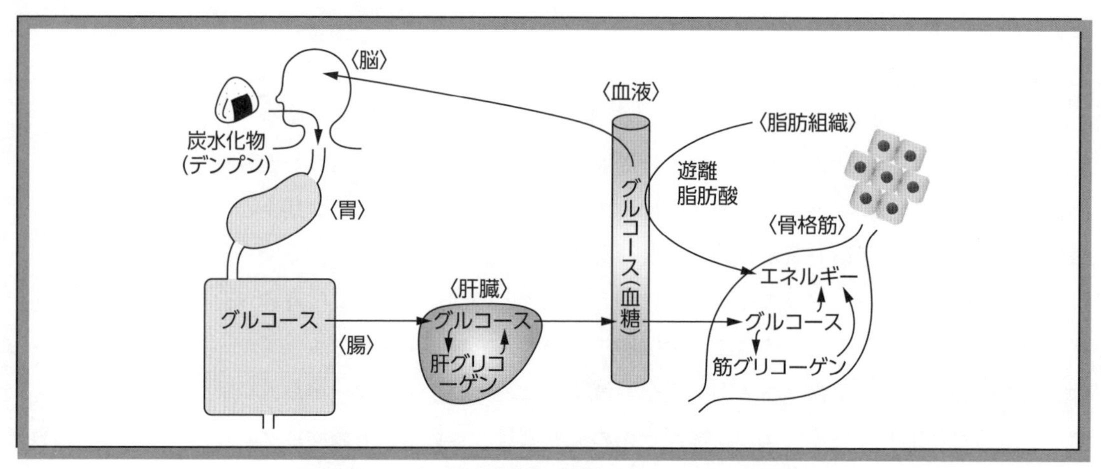

図表3－12　炭水化物・脂質とエネルギーの関係

質の多い食品ばかりをとる必要はない。日本人の平均タンパク質摂取量は適正な範囲にあり[*23]，摂取状況は良好である。必要なエネルギーが確保でき，バランスのよい食事をとることができていれば，ほとんどの場合，栄養補助食品のプロテイン等の摂取は不要である。一方，いくらタンパク質を多くとっても，エネルギー摂取量そのものが不足していれば，体づくりには役立たない。

体づくりとの関係では，食事のタイミングも重要な要素となる。運動刺激によってタンパク質の分解や合成は促進する。筋への過負荷によって生じた筋損傷の修復や筋肥大は，主に運動終了後から始まる。このタイミングに合わせて，運動終了後なるべく早いタイミングで良質なタンパク質[*24]と，インスリン[*25]の分泌を刺激する炭水化物を同時に摂取すると，筋量の増大に効果的であることが知られている。

2）スタミナづくりのための栄養・食事

スタミナとは，長時間にわたって運動を継続できる能力のことである。全身持久力と筋持久力が関係している。持久性運動時には，筋や肝臓に貯蔵されているグリコーゲン[*26]の量が決め手になる。

運動時，筋細胞内ではグルコースが主要なエネルギー源として代謝されながら，脂肪もエネルギー源として使われる（図表3－12）。生体内に存在するグルコースの量は少なく[*27]，筋や肝臓に貯蔵されているグリコーゲンが分解されてそれを補充する。脂肪酸は多くのエネルギーを供給できるものの，グルコースに比べ代謝回転速度は遅い。グリコーゲンの体内貯蔵量は，400 g 程度とそれほど多くない。長時間の運動によって，グリコーゲンが枯渇してグルコースが不足し，脂肪代謝が需要に追いつかず，一歩も動くことができなくなったような状態が疲労困憊（こんぱい）である。したがって，スタミナを発揮させるためには，運動開始前までにいかに多くのグリコーゲンを筋と肝臓に貯蔵し，長い時間グル

＊24，良質なタンパク質
☞ 1-2-2 主菜の栄養学

***25，インスリン**
☞ 4-2-2 糖尿病予防のための健康・栄養管理

＊26，グリコーゲン
吸収されたグルコースは肝臓や筋でグリコーゲンに合成・蓄積される。血糖の調節や運動時のエネルギー源として重要な役割を担っている。☞付録1

＊27，生体内のグルコースの量
生体内では，血液やその他細胞外液に，約0.1％程度で存在する。全身では 10 g 程度になる。

＊28，炭水化物エネルギー比
アスリートのための栄養・食事ガイド（日本体育協会スポーツ医・科学専門委員会）では，タンパク質 en 比率 15–18％，脂質 en 比率 25–30％，炭水化物 en

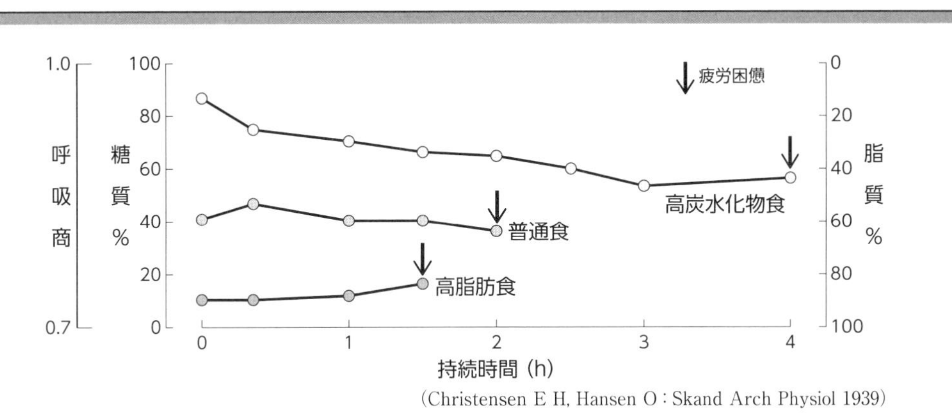

（Christensen E H, Hansen O：Skand Arch Physiol 1939）

解説：同じ男性に，同じエネルギー量だが炭水化物・脂質・タンパク質のエネルギー比を変えた食事を摂取してもらい，そのあと，同じ条件で疲労困憊に至るまで走り続けてもらって，その持続時間を比較した介入研究である。普通の食事に比べて炭水化物の多い食事で，持続時間が延びた。つまりスタミナが発揮できたことがわかる。1939（昭和14）年には，炭水化物とスタミナとの関係が示されていた。その後，多くの研究で明らかに炭水化物の摂取がスタミナを発揮させる効果があることが証明されてきた。

図表３－13　炭水化物食とスタミナとの関係

コースとして利用し続けることができるかが鍵となる。炭水化物含量の多い食事*28は筋と肝臓中のグリコーゲン量を増加させ，スタミナを発揮させることがよく知られる（図表3－13）。そのため，ご飯，パン，うどん，パスタなどデンプンを多く含むもの，つまり主食をしっかりとることが重要である。

長時間の運動を行うと血糖は徐々に減少し，スタミナが低下する。このようなときに果糖やデキストリン*29を運動中に補給すると，スタミナの維持につながる。これらは，持久性運動時の重要なエネルギー源である脂肪酸の代謝を抑制せず，血糖の低下を遅らせる。

3）安全なスポーツ活動と水分補給

体は，正常な機能を保つため，体温を一定の温度に維持している（恒常性*30）。運動を行うと体温が上昇するが，上昇しすぎると体に悪影響をもたらすため，上昇した体温を下げるために汗をかく。このとき，水分補給が間に合わず，体

比率55-60％が推奨されている。この割合は，健康的な食事とほぼ同じである。☞1-2-1 主食の栄養学

＊29，デキストリン
炭水化物で，デンプンを化学的，あるいは酵素的な方法により低分子化したものの総称である。炭酸飲料やキャンディなど，マルトデキストリンとして多く利用される。

図表３－14　水分損失率と現れる脱水諸症状

1％	大量の汗，のどの渇き
2％	強い渇き，めまい，吐き気，ぼんやりとする，重苦しい，食欲減退，血液濃縮，尿量減少，３％を超えると汗が出なくなる
4％	全身脱力感，動きの鈍り，疲労および嗜眠，吐き気，感情の不安定（精神不安定）
6％	手足のふるえ，ふらつき，混迷，頭痛，熱性困憊，体温上昇，脈拍・呼吸の上昇
8％	幻覚，呼吸困難，言語不明瞭，疲労困憊，精神錯乱
10～12％	筋けいれん，失神，せん妄および興奮状態，循環不全，血液濃縮および血液量減少，腎機能不全
20％	生命の危機，死亡

脱水症状は，小児の場合で５％ほど不足すると起こり，成人では２～４％不足すると，顕著な症状が現れはじめる。（一部割愛）
（山本孝史：水・電解質の代謝，基礎栄養学，南江堂，2005）

図表３－15　水分補給のポイント：何を，いつ，どのくらい，どのように

何を	糖質２～６％，0.1～0.2％塩分濃度のドリンク 冷たく飲みやすい水
いつ	暑いと感じたらすぐに のどが渇いたと感じる前に飲み始める 運動をする前から飲んでおく
どのくらい	運動前後の体重差が少なくなるように
どのように	少しずつ，何回かに分けて マイボトルで飲む

重の約２％（例，体重 60 kg であれば約 1.2 kg）の水分が失われると，運動能力は下がりはじめる。さらに脱水状態が進むと，脱水症状や熱中症[*31] となり，時には死に至る（図表３－14）。

スポーツを安全に行い，そして運動能力を十分に発揮するためには，適切な水分補給が欠かせない。水分補給のポイントを図表３－15 にまとめた。のどが渇いたという感じは遅れてでてくることが知られている。また，冬の乾燥している時期では汗をかいたことを感じにくい。練習や試合前後の体重減少量のほとんどは，発汗などによる水分減少量である。発汗量は見た目ではわかりにくく，涼しげな顔をしていても，筋量の多い背中や大腿部ではたくさん汗をかいているということもある。そのため，アスリートは練習場に体重計をおき，トレーニング前後で体重をはかり，発汗量を把握している。このような地道な努力が計画的な水分補給に結びつく。

＊30，恒常性
ホメオスタシスともいう。気温などの外部環境にかかわらず，自律神経系の働きにより，呼吸，循環，消化，代謝，分泌，体温調節，排泄などの機能を一定に保つ働きのことをさす。

＊31，熱中症
体温の異常な上昇，循環不全，水分・塩分の欠乏などが原因で生じる。対処法として，体温を早急に下げること，水分ならびに塩分の補給を行うことが重要である。

４）運動時の栄養補給

運動前は，食物の胃内滞留時間や消化吸収時間，運動中の腹痛の予防等のため遅くとも２時間半から３時間前までに食事をすませておく。運動開始時に空腹感を覚える場合は，炭水化物を主体とした，簡単な補食をとるとよい。

運動中は，水分補給が基本となる。運動時間が長くなる場合は，スタミナ維持のために，スポーツドリンクなどを利用して，水分とともに炭水化物補給をするとよい。

運動終了後は，運動中に失われた水分とグリコーゲンの補充のため，速やかにドリンクと共に炭水化物を含むものを補食する。その際，タンパク質も一緒にとると筋づくりに効果的である。また，運動直後の栄養補給だけでなく，その後，バランスのよい食事をしっかり食べることも重要である。

一口メモ　運動と健康な骨づくり

運動することによって骨に伝わる負荷刺激は，骨の形成を促進する因子の１つである。瞬発的な動作を伴う競技や，強度な負荷トレーニングを行う競技では，顕著な骨量の増加が観察されている。

3. シニア世代の健康と栄養・食生活

（1）シニア世代の身体的変化と健康課題

1）高齢期とは

高齢期*32 とは，我が国では65歳以上の時期をさす。65～75歳未満は前期高齢期，75歳以上は後期高齢期に分類される。高齢期は，定年退職や配偶者の死別などの社会的変化とともに，体力・生活機能*33 が低下することによって，ライフスタイルが大きく変わる。シニア世代の健康づくりにおいては，生活機能を保つだけではなく，生きがいを持って人生を送れるようにすることが重要である。運動・食生活・社会とのつながりは，介護予防や“健やかな老い（サクセスフルエイジング）*34”において重要な役割を担っている。

2）加齢に伴う身体的変化

シニア世代において，加齢に伴い身体機能が低下するが，その変化のパターンは個人差が非常に大きい。多くの高齢者はいきなり“身体の弱いお年寄り”になるわけではない。実年期（50～64歳）の頃には老化が進んでいる。階段を下りる時にひざが痛い，小さな文字が読みにくい，人の名前が思い出しにくいなど，形態学的・生理機能的な変化は徐々に進行し，やがて顕在化してくる。食に関わる機能について図表3－16に示す。

*32，高齢期
明確な定義はなく，定年退職後，65歳以上などさまざまな捉え方がある。本節では，身心機能をはじめ，雇用形態や家族構成などに変化の大きい65歳以上をさす。

*33，生活機能（日常生活動作）
食事，排泄，入浴，移動など，日常生活を送るために最低限必要な動作をさし，高齢者の身体活動能力や障害の程度をはかるための重要な指標である。

*34，サクセスフルエイジング
良い人生を送り，天寿を全うすることをさす。

味覚の低下
濃い味を好むようになる。特に，塩味。

消化吸収機能の低下
胸焼け，胃もたれを起こしやすくなる。下痢を起こしやすくなる。

口渇感の低下
水を飲む量が減り，脱水症状を起こしやすくなる。

唾液分泌量の減少
口が渇きやすくなり，食べにくくなったり，飲み込みにくくなる。

排泄機能の低下
慢性的な便秘になりやすくなる。

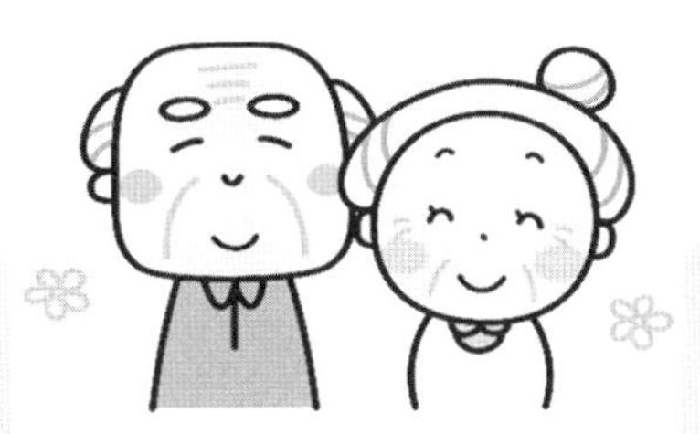

咀嚼能力や嚥下能力の低下
軟らかく飲み込みやすい物を好むようになる。誤嚥性肺炎を起こしやすくなる。

筋力の低下 骨折・寝たきり
食べる姿勢を保てなくなり，食事がとりにくくなる。

図表3－16　高齢者にみられる食に関連する機能の低下

一口メモ　飲み込みにくくなったら（咀嚼嚥下障害の食の工夫）

咀嚼力に応じて，飲み込みやすいようにさまざまな工夫が必要になる。主食であれば「普通ご飯→軟飯→全粥→七分粥→五分粥→三分粥→流動食→おも湯」の順で，副食（主菜・副菜）であれば「家族と同じ普通食→刻み食（あら刻み→普通刻み→ごく刻み→超ごく刻み）→ミキサー食」といった対応が考えられる。片栗粉やコーンスターチを用いてあんかけのようにとろみをつける，ミキサーにかけペースト状にする，ゼラチンで固めるといった状態にすると，むせることも少なく飲み込みやすい。

口腔機能では，歯の喪失や噛む力の低下などが口の機能低下につながる。その結果，口の中の飲食物が気管に入ってしまう誤嚥[*35]の頻度を高めるだけでなく，認知症発症や後述するフレイルのリスクも高める。

味覚では，味蕾（みらい）の減少や萎縮，唾液分泌量の低下などにより味覚が鈍くなる。特に，塩味の感受性の低下が著しく，濃い味付けを好むようになるため，食塩の摂取過多になりがちである。

消化吸収機能では，消化液および消化酵素の分泌が減少するため，食物の消化吸収が悪くなり，油っぽいものを食べると下痢を起こしやすくなる。また，口渇感が鈍くなり水分の摂取量や頻度が少なくなるため，脱水症状や薬の副作用を起こしやすくなる。

健康的な骨を保つために，古い骨は壊され（骨吸収），新しい骨に作りかえられ（骨形成），新陳代謝が繰り返されている。しかし，高齢者では骨の材料となるカルシウムの摂取量および腸での吸収が減少し，運動量が減少することで骨形成が骨吸収のスピードに追いつかなくなる。その結果，骨形成よりも骨吸収が優位になり，骨粗鬆症のリスクが高くなる[*36]。特に女性では，骨吸収を緩やかにする女性ホルモンが，閉経に伴って急激に減少するため，骨粗鬆症につながりやすい。

3）シニア世代の健康課題：フレイルティ（フレイル）[*37]・要介護状態[*38]

加齢とともに心身の活力を含む生活機能の低下が進むと，フレイルや要介護状態（寝たきり）となるリスクが高まる。フレイルは健康な状態と要介護状態の中間に位置する。後期高齢者の多くは，フレイルを経て徐々に要介護状態に陥るとされている。しかし，早期にフレイルに気づき正しく対策することによって，生活機能の維持向上は可能であり，要介護状態を予防することができる（図表3－17）。

加齢などによって生じるサルコペニア[*39]はフレイルの主要な原因となる（図表3－18）。サルコペニアは筋力の低下や身体機能の低下，日常生活における消費エネルギー量の減少や，抑うつならびに閉じこもりにつながる。その結果，食欲が低下して食事量が減少する。必要とされる栄養素等を摂取することができなければ，栄養バランスが崩れ，低栄養[*40]となる。このような悪循環を繰

＊35，誤嚥性肺炎
誤嚥（口の中の唾液や食べ物が気管に入りこむこと）によって，口の中の細菌が肺に到達することにより誤嚥性肺炎が起こる。再発を繰り返すことが多く，高齢者の主な死因の1つとされている。

＊36，骨粗鬆症のリスク
☞4-2-5 骨の健康のための健康・栄養管理

＊37，フレイルティ（フレイル）
加齢変化に伴う種々の機能低下により，介護が必要となるリスクが高い状態。適切な介入により健康な状態に戻る可能性（可逆性）がある。

＊38，要介護状態
身体上または精神上の障害があるために，入浴・排泄・食事などの日常生活における基本的な動作の全部または一部について，介護を要すると見込まれる状態。要介護として1～5の区分が設定されている。

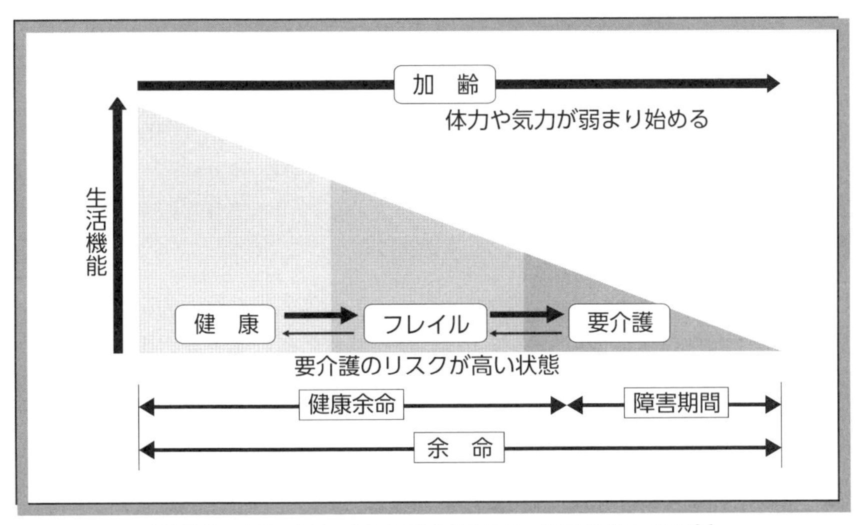

図表3－17　フレイルと要介護状態，健康余命との関係

（葛谷：日本内科学会雑誌（2016）の図をもとに改変）

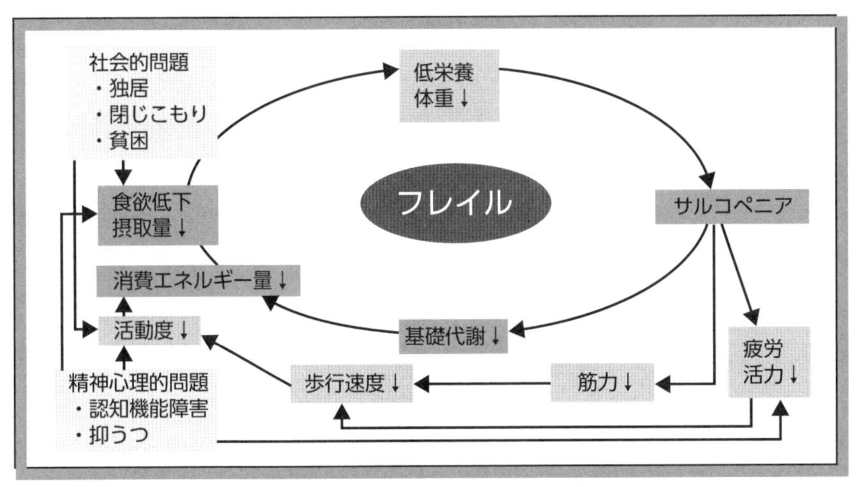

図表3－18　フレイルサイクル

（Xue CL, et al, J Gerontol A Biol Sci Med Sci, 2008）

り返しながら，フレイルは進行していく。

フレイルや要介護状態を予防するための大切なポイントは，栄養・身体活動・社会参加を柱とした健康づくりである。

（2）シニア世代の健康づくり

1）シニア世代の社会生活・ライフスタイル

シニア世代は，健康度や暮らしの状況などによって多様な社会活動を行っている。定年後もフルタイムで働いている，就労時間を減らして仕事と趣味を両立している，ボランティア活動や地域活動に参加している，友人や家族との交流を楽しんでいる，デイケアに通いながらも利用者同士で交流しているなどで

＊39，サルコペニア
加齢により筋肉量が減少し，筋力低下または身体機能の低下を伴う状態をさす。ふらつき，転倒，フレイルと密接に関連し，介護が必要となる危険性が高い。

＊40，タンパク質・エネルギー低栄養状態（PEM: protein energy malnutrition）
慢性的なタンパク質やエネルギーの摂取不足などにより生じる状態のこと。また，ビタミンやミネラルも欠乏している。免疫機能が低下し感染症にかかりやすくなるなど，生命予後も悪くなる。

ある（図表3－19）。

就労は，収入源の確保だけでなく，仕事を通して自己成長，生きがいの獲得などにつながる。高齢者の多くは定年退職するが，近年，我が国の平均寿命の上昇に伴い，65歳以降も仕事を継続する高齢就労者が増加している。働き方改革により高齢者の就労機会が増えていることから，今後さらに定年以降も就労する元気な高齢者が増えると予想される。

地域活動は，趣味やスポーツの会，ボランティア活動，町内会などの多様な活動をさす。これまでは地域社会への貢献のために活動する者が多かった。しかし近年では，地域でさまざまな活動をすることによって認知症予防や寝たきり防止につながることが明らかにされてきたことから，自身の健康づくりのために積極的に地域活動に参加する者も増えた。

日常的に友人や家族と交流を楽しむことは，幸福感を高めるだけでなく，悩み事の相談や助け合いにもつながる。高齢期における配偶者との死別は多大な精神的ストレスとなる。さらに，食事の準備を配偶者が行っていた男性の場合は，食事の準備ができなくなるなどの食生活における影響も深刻である。他者とのつながりがあり，支援を受けられる者では，このような精神的ストレスや生活上の負担を軽減させることができ，健康度を保つことができる。

多くのシニア世代は，これらの活動を通じて健康の維持や生活の質を向上させ，充実した生活を送っている。しかし，いずれの活動も行っていない者の場合は，社会や他者とのつながりが弱く，運動習慣がなく食生活も不良であり，健康状態が悪いことが多い。高齢者に対して“体の弱いお年寄り”という先入観を持つのではなく，シニア世代には多様なライフスタイルがあることを理解し，それぞれの生活状況に応じた健康づくりを支援することが重要である。

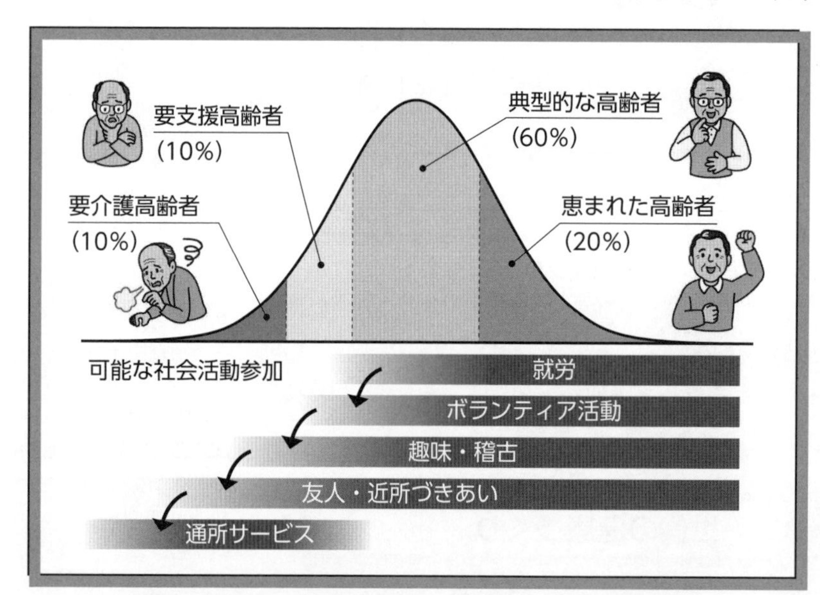

図表3－19　シニア世代における健康度に応じた社会活動
（藤原佳典：高齢者のシームレスな社会参加と世代間交流―ライフコースに応じた重層的な支援とは―．日本世代間交流学会誌，2014，4：17-23）

2）シニア世代の食生活の課題と留意点

国民健康・栄養調査からみた高齢者の食事摂取状況は，豆製品，緑黄色野菜，その他の野菜，魚介類の摂取が多く，肉類，油脂類の摂取が少ない。食塩の摂取が多い，女性のカルシウム摂取量が少ないという課題は残るものの，栄養素等摂取水準はおおむね良好である。健康に対する意識が高まるにつれ，食生活に気をつけていることがわかる。

しかし，高齢夫婦世帯や高齢単身世帯では，油っぽいものを避ける，あっさりしたものや軟らかいものばかりになる，濃い味付けになるといった嗜好の変化に気づきにくい。また，インスタント食品や市販の惣菜などで簡単に食事を済ませることも多くなり，食品数や料理数の少なさが目立つようになる。食欲が出ないことから，欠食も起こりやすい。このような高齢世帯特有の食生活は，必要な栄養素の確保を困難にさせ，低栄養を生じさせやすい。

栄養管理においては，体重が重要な指標となる。高齢者では体重が少ないことのリスクが大きい。したがって，目標 BMI＊41（体重（kg）／身長（m）^{2}）の範囲は，50～64 歳では 20.0～24.9，65 歳以上で 21.5～24.9 とされている。毎日体重を測り，やせていないか，体重が減少していないかチェックすることが重要である。また，血液検査においては貧血や血清アルブミン＊42濃度の減少の問題はないかなど，低栄養のリスクの有無を確認する。元気なうちからの継続した体調管理が，早期にフレイルのリスクに気づき，対策を取ることにつながる。

＊41，目標 BMI
「日本人の食事摂取基準（2020 年版）」による。成人期の目標 BMI の範囲は 18.5-24.9 kg/m^2 である。

＊42，血清アルブミン
血清アルブミンは血清中に最も多く含まれるタンパク質である。高齢者の栄養状態を評価する指標であり，3.5 g/dL 未満の場合は低栄養のリスクがあると判定する。

毎日の食事においては，主食・主菜・副菜のそろった食事に乳製品・果物を加えて，多様な食品を摂取することを心がけたい。高齢期はたんぱく質が不足しがちであるため，肉・魚・卵・大豆製品・乳製品などの食品を欠かさず摂ることが重要である。多様な食品を摂取している高齢者ほど，筋肉量が多く，体力レベルが高いことが明らかとされているため，多様な食品摂取はフレイル予防に有効であると考えられる。

3）シニア世代の運動に関する課題と留意点

若い世代と比較して，シニア世代は座りっぱなしの時間（座位時間）が長く，運動時間が短い。座位時間を減らし，運動習慣を持つことで，フレイルや要介護状態のリスクを低減させることができる。世界保健機関（WHO）が発表した身体活動のガイドラインでは，運動時間や座位時間に関する推奨値が設定されている（図表 3－20）。これらの推奨値を満たすことは重要であるが，達成できなかったとしても諦めること

図表３－20　高齢者に推奨される身体活動量

世界保健機関の身体活動ガイドラインにおいて高齢者に推奨される身体活動[1]	
有酸素性の身体活動	・1 週間あたり 150～300 分の中強度[2]の有酸素性身体活動 ・1 週間 75～150 分の高強度[3]の有酸素性身体活動 ・中強度・高強度の組み合わせによる同等量の身体活動
筋力を強化する身体活動	・週 2 回以上の中強度以上の筋力強化活動
複合的な身体活動	・週 3 回以上のバランスと筋力強化を重視した複合的身体活動
座位時間	・座りっぱなしの時間の減少，身体活動への置き換え

[1] 安静にしている状態より多くのエネルギーを消費するすべての動きをさし，運動と生活活動のエネルギー消費量の合計により身体活動量が算出される。
[2] 身体的にやや負荷がかかり，少し息がはずむような活動をさす。
[3] 身体的にきついと感じるような，かなり呼吸が乱れるような活動をさす。

（Bull FC, et al., Br J Sports Med. 2020 をもとに改変）

はない。何もしないよりも少しでも体を動かすことは健康維持につながる。最初から高強度の運動に取り組むのではなく，まずは低強度の運動から始めて，少しずつ強度を高めていくことが，無理せず長続きさせる秘訣である。

４）シニア世代のフレイル予防の取り組み

個人の意思によって健康づくりに取り組むことは重要であるが，健康に興味がない人でも健康的に暮らせる環境づくりが重要である。例えば，自宅から歩いていける距離で体操や友人との交流，会食を楽しめる地域の通いの場は（図表３−21），高齢者の栄養状態の改善，体力の向上，社会的つながりの構築を促し，フレイル予防に効果的である。友人と交流することを楽しみにできる場に通うことで，運動に興味がなかったとしても，外出頻度が増えて，活動量が増え，体力の向上につながる。また，友人と一緒に食事をとることで食品摂取の多様性が高まり，結果として低栄養の予防につながる。

通いの場の種類や形態は多様であり，全国の自治体において，地域住民が楽しく参加できる場が住民主体で運営されている。このような場が広く普及することによって，高齢者個人の健康増進だけでなく，地域住民同士の助け合いの関係性やソーシャルキャピタル[*43]を強化することもできる。

この他にも，シニア世代が自分らしく生活できる社会づくりが進められている。例えば，就労を継続したいと考える高齢者の増加に対応して，高年齢者雇用安定法が一部改正され，定年以降も継続的に就労できる機会が増えている。また，認知症や介護が必要になっても住み慣れた地域で生活できるよう，地域包括ケアシステム[*44]の構築が進められている。

＊43，ソーシャルキャピタル
地域住民同士の信頼感やつながり，規範といった地域の社会的な特徴をさす。人々の絆によって生み出される資源であり，健康増進や災害復興などにも寄与するとされている（p.123 参照）。

＊44，地域包括ケアシステム
中学校区を１つの圏域として想定し，介護保険の保険者である市町村や自治体が中心となり，予防・医療・介護の専門家と連携しながら，2025 年を目途にシステム構築を推進している。

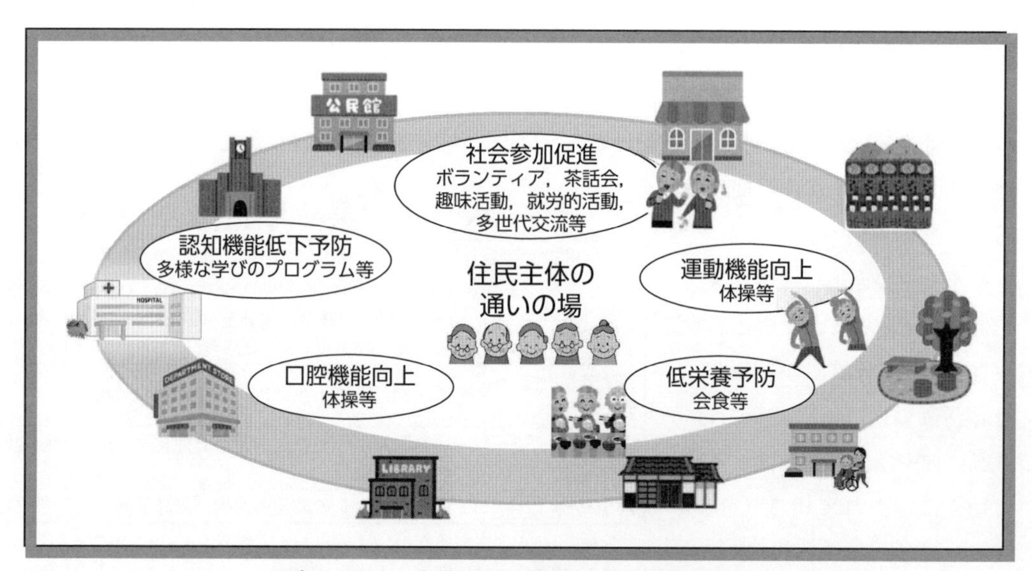

図表３−21　介護予防に資する通いの場の取組み
（引用：厚生労働 HP https://www.mhlw.go.jp/stf/newpage 08408.html「一般介護予防事業等の推進方策に関する検討会」取りまとめ）

第4章 疾病予防の視点から健康を科学する

お腹がぽっこり出始めたお父さん。小学校の運動会で一緒に走った時はかっこよかったのに，このところ，ちょっと残念。もう少し，自分の健康のことを考えて欲しいな。だって，お父さんが具合悪くなったら，家族も辛いよね。

「お友達が乳がんで…」と，ちょっと暗い顔をしてるお母さん。そういうお母さんは大丈夫？　このところ，顔色が悪いみたいなんだけど。そう言えば，今まで気にしたことなかったけど，お母さん，健康診断ちゃんと受けてるのかな。

1. 生活習慣と健康

（1）生活習慣病とその要因

健康であることに，運動・栄養・休養が大きく関わっていることは言うまでもない。健康的な習慣として最もよく知られているのが，“ブレスローの7つの健康習慣”[*1]である。①喫煙をしない，②定期的に運動する，③適度な飲酒，④適正な睡眠時間，⑤適正体重を維持する，⑥朝食を食べる，⑦間食をしない，という健康習慣を実施した者ほど死亡率が低く，寿命が長い。言い換えれば，生活習慣が悪い者は健康を損ない，死期を早めることになる。

生活習慣病[*2]とは，食習慣，運動習慣，休養，喫煙，飲酒などの生活習慣がその発症，進行に関与する疾患群をさす（図表4－1）。代表的なものに肥満，2型糖尿病，高血圧症，脂質異常症などがある。生活習慣に関わる要因以外にも，遺伝的な要因や外部環境要因（病原体・有害物質・ストレッサーなど）が発

＊1，ブレスローの7つの健康習慣
Belloc NB, Breslow L : Relationship of physical health status and health practices. Prev Med, 1 : 409, 1972.

＊2，生活習慣病のよび名
かつては“成人病”とよばれていたが，1996年，行政的用語として“生活習慣病”が登場した（公衆衛生審議会）。

＊3，国の健康づくり対策
☞付録3－6

図表4－1　生活習慣病（Life-style related diseases）

生活習慣	疾　患
食習慣※	2型糖尿病，肥満，脂質異常症（家族性のものを除く），高尿酸血症，循環器病（先天性のものを除く），大腸がん（家族性のものを除く），歯周病など
運動習慣 身体活動	2型糖尿病，肥満，脂質異常症（家族性のものを除く），高血圧症など
喫　煙	肺扁平上皮がん，循環器病（先天性のものを除く），慢性気管支炎，肺気腫，歯周病など
飲　酒	アルコール性肝疾患など

※食習慣の主なリスク因子として，［食品レベル］では，野菜・果物の摂取不足，赤身の肉の過剰摂取，魚の摂取不足，食塩・塩蔵品の過剰摂取など，［栄養素レベル］では，飽和脂肪酸の過剰摂取，n-3系多価不飽和脂肪酸の摂取不足，ナトリウムの過剰摂取，カリウム・カルシウムの摂取不足，タンパク質の不足，炭水化物の過剰摂取，食物繊維の摂取不足などがあげられる。

一口メモ　栄養状態をみる：栄養アセスメント

栄養状態は，栄養素の不適切な摂取，消化吸収の障害，利用効率の低下，疾病による代謝障害，必要量の増加，損失量の増加などによって左右される。このような栄養状態を評価することを栄養アセスメントという。一般に身体計測，臨床診査，臨床検査，食事調査などから得られた主観的，客観的情報をもとに，個人やある特定集団の栄養状態を総合的に評価する。

身体計測では体構成成分，各組織における栄養素の貯蔵状態，臨床診査では栄養障害による自他覚症状の調査，観察，既往歴，現病歴，体重歴，臨床検査では各組織・臓器の栄養状態および機能状態，栄養素が臓器間を移動している状態，食事調査ではエネルギーおよび栄養素の摂取状態が評価できる。

図表4－2　日本のメタボリックシンドローム診断基準

	危険因子	基準値
必須項目	腹腔内脂肪蓄積 ウエスト周囲径 （内臓脂肪面積　男女とも≧100 cm² に相当）	男性 ≧ 85 cm 女性 ≧ 90 cm
上記に加え以下の２項目以上		
選択項目	高トリグリセリド血症 かつ／または 低 HDL コレステロール血症	≧ 150 mg/dL ＜ 40 mg/dL
	収縮期血圧 かつ／または 拡張期血圧	≧ 130 mmHg ≧ 85 mmHg
	空腹時高血糖	≧ 110 mg/dL

・コンピューター断層撮影（CT スキャン）などで内臓脂肪量測定を行うことが望ましい。
・ウエスト径は立位，軽呼気時，臍レベルで測定する。脂肪蓄積が著明で臍が下方に偏位している場合は肋骨下縁と上前腸骨棘（じょうぜんちょうこつきょく）の中点の高さで測定する。
・メタボリックシンドロームと診断された場合，糖負荷試験が薦められるが診断には必須ではない。
・高トリグリセリド血症，低 HDL-コレステロール血症，高血圧，糖尿病に対する薬剤治療を受けている場合は，それぞれの項目に含める。

（メタボリックシンドローム診断基準検討委員会，2005（日本動脈硬化学会，日本肥満学会，日本糖尿病学会，日本高血圧学会，日本循環器学会，日本腎臓学会，日本血栓止血学会，日本内科学会））

症に関わっている。国民の３人に２人は，生活習慣病が原因で死亡しており，その予防や重症化予防対策は，国の健康づくり対策[*3]の重点課題である。

（2）メタボリックシンドロームと内臓脂肪

メタボリックシンドローム（代謝異常症候群，metabolic syndrome）[*4]とは，不適切な生活習慣により腹部内臓脂肪の蓄積が生じ，それがインスリン抵抗性を引き起こし，糖尿病，高血圧症，脂質異常症などの心血管疾患の危険因子[*5]が重積した病態である。個々の危険因子は軽度であっても，これら複数の危険因子が重なると，動脈硬化性疾患の発症率が高くなる。心血管イベントのリスクは約３倍，糖尿病発症は５～10倍増加することがわかっており，対策が急務である。メタボリックシンドロームの診断基準[*6]を図表４－２に示す。

メタボリックシンドロームでは，腹部内臓脂肪（図表４－３）の蓄積の有無が重視される。脂肪組織[*7]は，エネルギーの備蓄臓器としての役割以外に，アディポサイトカインと総称される生理活性物質を活発に分泌する内分泌臓器としての役割ももつ。特に，内臓脂肪組織は分泌機能が高い。

＊4，メタボリックシンドローム
1980 年代後半，１つひとつの危険因子の程度ではなく，一個人に複数の危険因子が集積した状態が問題視され，注目を集めた。当初は，内臓脂肪症候群，シンドローム X，死の四重奏とよばれていた。

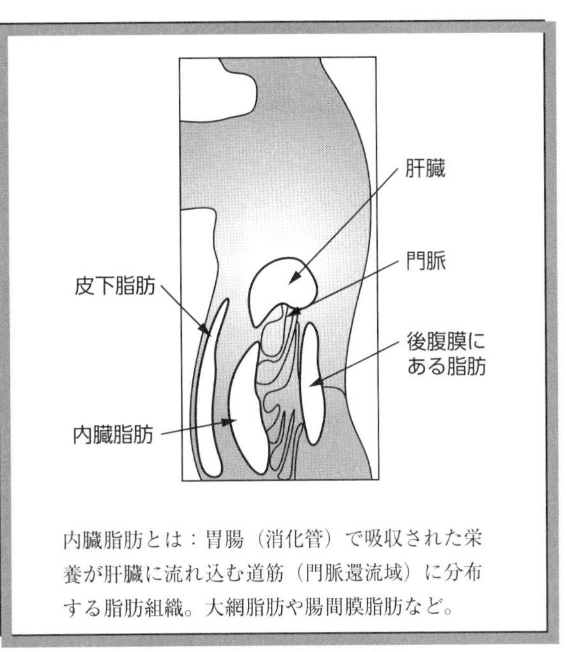

内臓脂肪とは：胃腸（消化管）で吸収された栄養が肝臓に流れ込む道筋（門脈還流域）に分布する脂肪組織。大網脂肪や腸間膜脂肪など。

図表４－３　腹部内臓脂肪

＊5，危険因子（リスク因子，risk factor）
ある病気を引き起こす，あるいは付加的に働く因子のこと。性，年齢，遺伝的特性など，本人がコントロールできない因子と，喫煙，飲酒，食事，運動などの行動や環境要因など，コントロール可能な因子がある。

＊6，基準値および基準範囲
対象者の状態を適切に把握するための尺度として，比較検討する基準となるもの。疾患異常がない多数人の測定値の「平均値±2標準偏差」で表す。健常人集団の95％の範囲の人をカバーするものであり，絶対的なものではない。

＊7，脂肪組織
脂肪組織は，消費されずに余ったエネルギーを中性脂肪の形でため込み，必要に応じて分解し，脂肪酸とグリセロールの形で全身に再供給するために特化したものである。

内臓脂肪は，腸（消化管）で吸収された栄養素が肝臓に流れ込む道筋（門脈還流域）に分布している。他の脂肪組織とは生化学的にも解剖学的にも大きく異なり，脂肪合成や脂肪分解が活発で，男性ホルモンやストレスと関連する副腎皮質ホルモンに対する反応性が高いなどの特徴がある。この内臓脂肪の過度な蓄積は，アディポサイトカインの分泌異常を引き起こし，結果としてメタボリックシンドロームの発症，進展と深く関わる。

（3）生活習慣病予防の考え方

生活習慣病予防対策の一環として実施される特定健康診査・特定保健指導は，肥満，糖尿病，高血圧症，脂質異常症などの疾患またはその危険因子を早期に発見し，栄養や運動等の生活指導や適切な治療と結びつけることによって，予防，あるいは重症化や合併症を予防することを目的として行われる。これらの危険因子は個々に独立しているのではなく，相互に関連し合いながら，さまざまな健康障害を引き起こす。したがってその対策も，個々のリスク対策ではなく，生活習慣の偏りを是正することが重要になる。

健康の維持・増進，生活習慣病予防のための食生活の基本は，主食・主菜・副菜のそろった献立管理や体重管理に見合ったエネルギー量の確保といったように共通したものがある。例えば，ちょうどよい量のバランスのとれた食事は，どの生活習慣病の予防にもあてはまる。つまり，それぞれの病態ごとに異なる食事管理や献立管理が必要なわけではない。

生活習慣病の発症には，個人の遺伝的な要因や環境要因も関与しており，生活習慣だけに全責任を負わせるものではない。しかし，生活習慣の改善によって，その進展の防止がかなりの確かさで期待できる。栄養・運動・休養の3本の柱に喫煙・飲酒対策や，歯周病対策などの口腔保健を含めた総合的生活習慣への対策とすることに意義がある。

一口メモ　特定健康診査・特定保健指導

2008年より，内臓脂肪型肥満に着目した特定健康診査・特定保健指導の実施が医療保険者（国民健康保険・被用者保険）に義務づけられた（厚生労働省）。健診・指導の対象となるのは，40歳以上75歳未満の被保険者・被扶養者である。いわゆる「メタボ健診」といわれる。

2．生活習慣病予防と健康・栄養管理

（1）肥満予防のための健康・栄養管理

1）肥満とは

肥満とは，ただ単に体重が多いのではなく，脂肪が過剰に蓄積した状態をいう。成人では体脂肪率が男性25%，女性30%以上を肥満とするが，体脂肪量を正確に測定するのは困難である。脂肪蓄積量は身長に対する体重の比率と関連する。そこで，通常，身長と体重から算出される体格指数によって，肥満の判定を行う[*8]。BMI（body mass index）は，現在，世界各国共通で採用されている体格指数である。日本ではBMI 25 kg/m^{2}以上を肥満のカットポイントとし，図表4－4に示す判定基準を用いている[*9]。

BMI（kg/m^2）＝体重（kg）／〔身長（m）〕^{2}

肥満の判定では，体脂肪の分布状態も重要である。脂肪が皮下に多く分布した皮下脂肪型肥満は女性に多くみられるタイプであり，見た目から下半身型あるいは洋なし型とよばれる。脂肪が腹腔内に分布する内臓脂肪型肥満は男性に多くみられ，上半身型あるいはリンゴ型とよばれる[*10]。

＊8，体格の評価
成人の場合はBMIが用いられる。成長期の場合は，成長曲線，カウプ指数，ローレル指数，身長別標準体重（文部科学省）との比較などで評価される。

＊9，肥満の判定のカットポイント
欧米やWHOではBMI 30 kg/m^{2}以上を肥満，25以上30 kg/m^{2}未満は過体重としている。

図表4－4　肥満度の分類

BMI	日本肥満学会による判定
18.5未満	低体重
18.5以上25未満	普　通
25以上30未満	肥満1度
30以上35未満	肥満2度
35以上40未満	肥満3度
40以上	肥満4度

※BMI 35以上を「高度肥満」と定義

（日本肥満学会）

一口メモ　体組成の測定

生きているヒトの体組成を直接調べる方法はない。そこで，間接的な測定から体脂肪を推定する方法が開発されている。高い精度で測定可能な方法に水中体重法，空気置換法，二重X線法（DEXA法）[*11]がある。いずれも高度で高額な機器を必要とし，誰もが日常使えるわけではない。そこで，これらの方法をゴールドスタンダードとして妥当性を検討して推定法が開発された。インピーダンス法，皮下脂肪厚法，超音波法などである。簡便ではあるが，推定誤差が生じる。

2）肥満が続くとどうなるのか？

肥満が続くことによって，さまざまな健康障害が生じてくる。肥満症診断のフローチャート（図表4－5）にみるように，健康障害は，脂肪が量的なのか質的なのか，どちらの異常を示しているかによって異なる。量的異常では，重い体重を支え続けることで膝や腰に健康障害が生じるようになり，日常行動が

＊10
☞ 4-1-2 メタボリックシンドロームと内臓脂肪

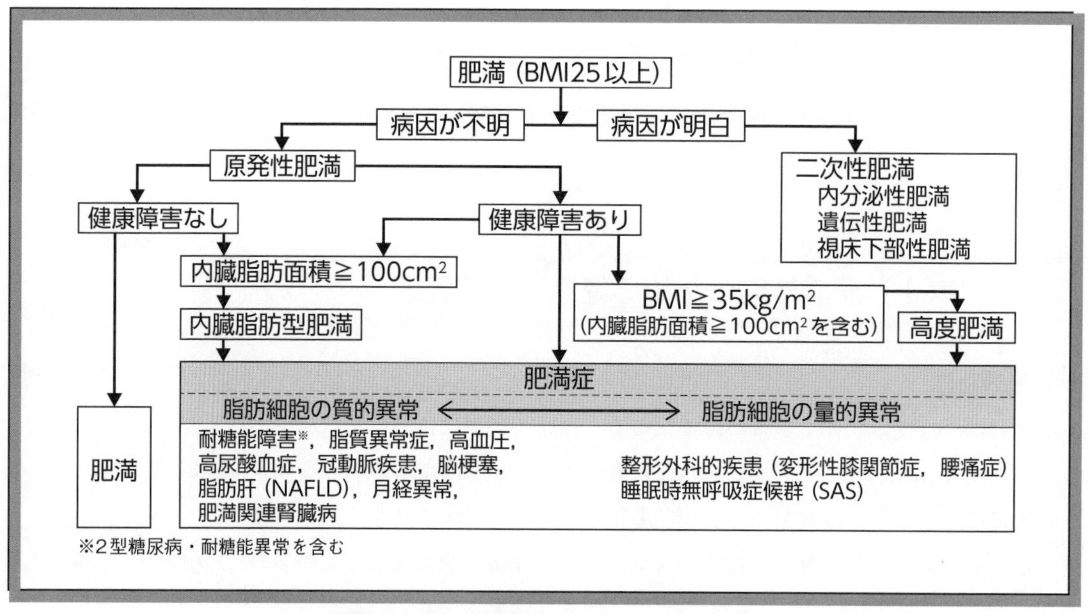

図表4－5　肥満症診断のフローチャート

（肥満症診断基準 2011，日本肥満学会）

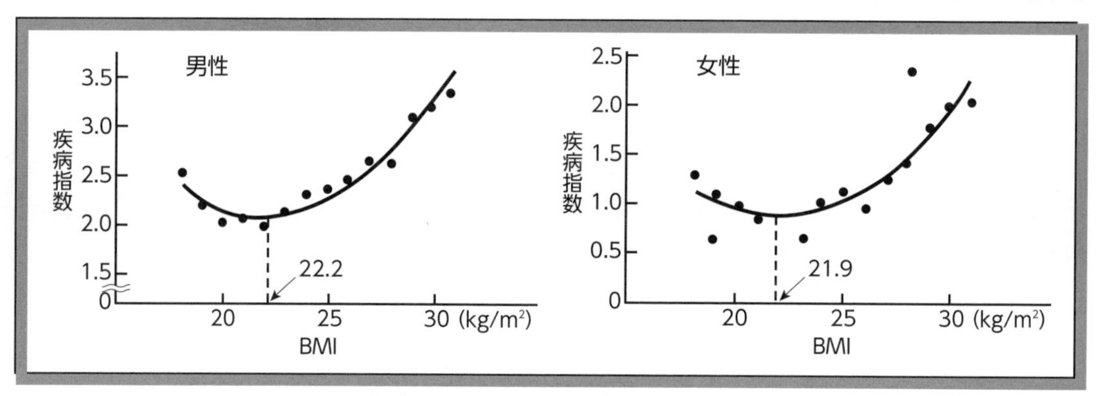

図表4－6　BMIと疾病指数の関連

（松澤佑次：最新医学，最新医学社，2000）

＊11，二重X線法
Dual-energy X-Ray Absorptiometry 法。硬組織（骨量や骨密度），軟部組織（筋量，脂肪量）を正確に測定することができる。
☞ 4-2-5 骨の健康のための健康・栄養管理

制約されて，生活の質（QOL）が低下する。一方，質的異常につながる内臓脂肪型肥満では，糖尿病，高血圧症，脂質異常症などを合併しやすくなる。動脈硬化が進み，心筋梗塞や脳梗塞などの循環器疾患の増加，ひいては死亡率の増加をもたらす。

3）健康的な体格

標準体重は，BMIが22のときの体重とされている。

$$\text{標準体重（kg）}=22\times〔\text{身長（m）}〕^2$$

身長160 cmの人であれば，標準体重は56.3 kg（＝22×1.6×1.6）となる。

これは，成人のBMIと全疾患の有病率との関係から（図表4－6），男女ともBMI 22の時が最も有病率が低い，つまり健康的であったという横断研究に

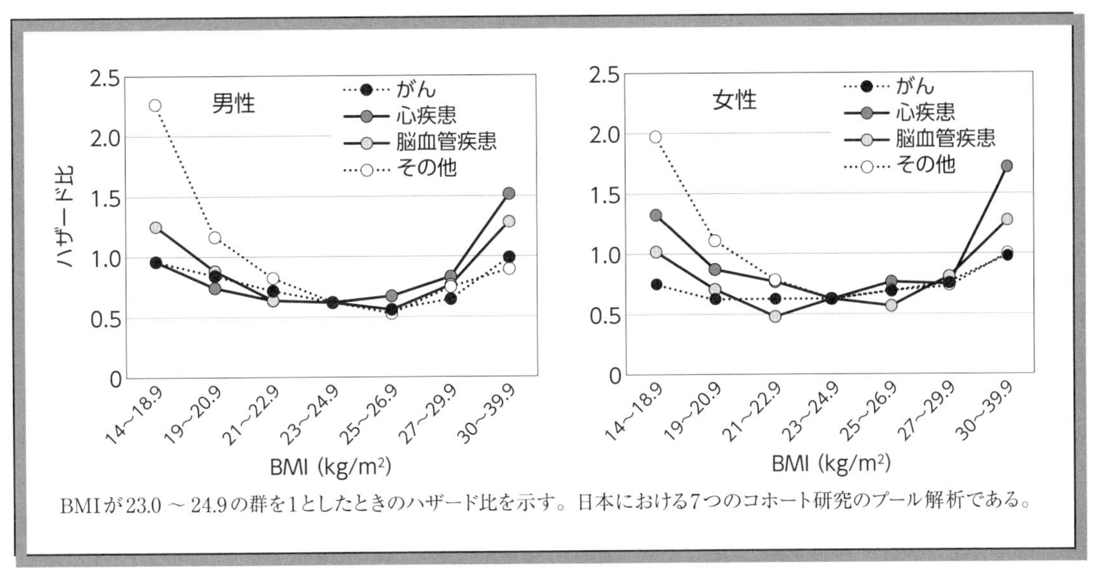

図表４－７　主要死因別にみたBMIと死亡率の関連

（日本人の食事摂取基準（2020年版），厚生労働省）

基づいたものである。しかし，このような横断研究では，疾患があるから太った，あるいはやせたという人が含まれている。

一方，BMIと死亡率との関係を長期間にわたってみたコホート研究からは，単に太っていなければよいというのではなく，健康的な体格の範囲があるということが明らかになってきた。図表４－７は，日本の代表的な７つのコホート研究の成果をまとめたものである。BMIが23以上25未満の群と比較すると，BMIが30以上の肥満群でも，BMIが19未満の低体重群でも死亡率は高くなる。肥満だけでなく，低体重もリスクが高いことに注意を払う必要がある。

一口メモ　横断研究とコホート研究

横断研究は，ある時点における状況を調査した研究である。関連する因子について仮説をたてることはできても，予測因子と結果因子との関係を明らかにすることはできない。コホート研究は，特定の地域や集団に属する人々を対象に，健康状態と生活習慣や環境などのさまざまな要因との関連を長期間にわたって追跡調査する研究である。予測因子と結果因子との関連が示されることから，横断研究と比較して，より信頼性が高い研究といえる。ただ，因果関係を明らかにするには無作為割付介入研究などが必要である。

4）肥満の予防

肥満の予防の基本は，日頃からの体重管理である。エネルギーバランスは摂取と消費によって決まる[*12]。概して身体活動によって消費されるエネルギー量よりも，食べ過ぎて摂取されるエネルギー量の方が多い。定期的な体重測定で，エネルギーバランスが崩れる前に対策をとる必要がある。バランスの良い食生活[*13]だけでなく，ストレス回避や運動習慣など，メンタルヘルスや行動面からのアプローチも重要である[*14]。

＊12
☞1-3-3 エネルギーバランスのアセスメント

＊13
☞1-2 バランスのよい食事の栄養学

＊14
☞2-2 食行動を科学する

（2）糖尿病予防のための健康・栄養管理

1）糖尿病とは

糖尿病は，インスリンの作用不足により血糖値が正常以上に上昇した状態を主な特徴とした代謝疾患群であり，インスリンの絶対量の不足や，量は十分でも効き方が悪い状態，あるいはその両方によって生じる。主に１型と２型に分類される（図表４－８）。生活習慣に起因するものは２型糖尿病である。

血糖とは，血液中に含まれるグルコースのことであり，血液中の濃度（血糖値）はほぼ 100 mg/dL 付近に調節維持されている*15。グルコースは脳の重要なエネルギー源であるため，血糖値が下がり過ぎる（低血糖）と手足のふるえ，動悸などの症状が現れ，さらに低下すると脳が正常に機能しなくなって意識障害や昏睡に陥る危険がある。そこで，血糖値が下がるとグルカゴンなどのホルモンが分泌され，正常範囲が保たれる*15。一方，食事をとると，食物に含まれる炭水化物が消化されてグルコースになって吸収され，血糖値が上昇する（図表４－９）。血糖値の上昇に応じて膵臓β細胞から分泌されたインスリン*16によりグルコースは臓器（細胞）まで運ばれ，細胞に取り込まれてエネルギー源

＊15，血糖値の維持に関わるホルモン
血糖値を上げる作用をもつホルモンはグルカゴン，ステロイド，カテコラミン，成長ホルモン，甲状腺ホルモンなど。血糖値を下げる作用をもつホルモンはインスリンのみ。

図表４－８　糖尿病の成因に基づく病型の特徴

	１型糖尿病	２型糖尿病
発症機構	主に自己免疫を基礎にした膵β細胞の破壊性病変により，インスリンの欠乏が生じて発症する。遺伝的要因にウイルス感染などの何らかの誘因・環境因子が加わって起こる。他の自己免疫疾患の合併が少なくない。	インスリン分泌の低下やインスリン抵抗性をきたす複数の遺伝因子に過食（特に高脂肪食）や運動不足などの生活習慣，およびその結果としての肥満が環境因子として加わり，インスリン作用不足を生じて発症する。
家族歴	家系内の糖尿病は２型の場合より少ない。	家系内血縁者に，しばしば糖尿病患者がいる。
発症年齢	若年者に急激に発症することが多い。どの年齢層にも起こりうる。	中年以降に多い。小児・若年者の発症も増加している。
肥満度	肥満とは無関係。	肥満または過去に肥満のものが多い。

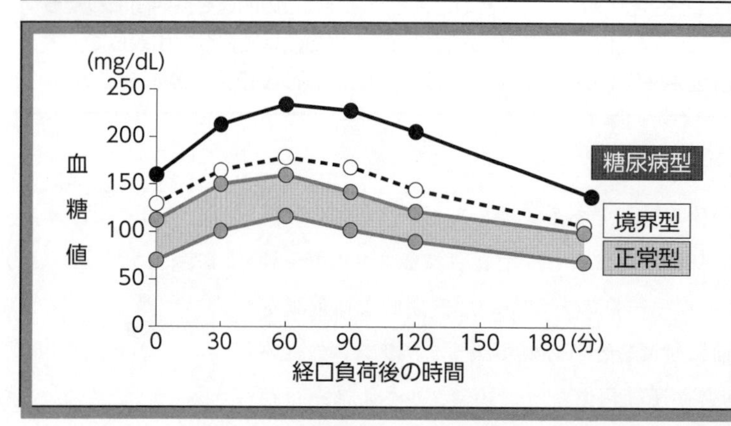

このグラフは，75gのブドウ糖（グルコース）を摂取したときの血糖値の変動を，正常型，境界型，糖尿病型のケースにわけて示したものである。グルコースが吸収されると，血糖値は上昇する。その後，グルコースが代謝されて血糖値は低下する。糖尿病になると，空腹時の血糖値も高く，同じ量のグルコースでも摂取後の血糖値がより高く上昇し，元に戻るのにも時間がかかるようになる。

図表４－９　血糖曲線：時間の経過と血糖値の変化

として代謝される。このとき，インスリンが作用する細胞におけるインスリン抵抗性（インスリン感受性の低下）が生じると，細胞へのグルコースの取り込みが悪くなり，血糖値が下がりにくくなる。高血糖の状態が続くと，血管にさまざまな障害が生じる。さらに，膵臓β細胞の病変が進行しインスリン分泌の絶対量が不足すると（１型糖尿病への移行），インスリンの自己注射が必要になる。

人類は何十万年も飢餓との闘いを強いられてきた。その間は血糖値を下げるより，低血糖による危険を避けるために血糖値を上げることが優先された。しかし，飽食，かつ身体活動量が低下した現代では，インスリンだけでは高血糖が続く状態に十分対応できなくなってきた。現在，先進国・地域において，糖尿病が著しく増加している。日本でも糖尿病が強く疑われる人，糖尿病の可能性を否定できない人も含め，耐糖能異常・糖尿病患者が急激に増えている。

糖尿病の診断は，臨床症状（口渇，多尿，多飲，易疲労など），血液検査（血糖値[*17]，ヘモグロビンA1c（HbA1c）[*18]，糖負荷試験[*19]など）（図表４－10）や尿検査（尿糖，尿タンパク検査），合併症の有無などにより総合的に判断される。

2）糖尿病が続くとどうなるのか？

糖尿病そのものは，本人の自覚症状も少なく痛みもない。しかし，インスリン抵抗性に伴い，高血圧，脂質異常症などの病態が合併し，動脈硬化が進行して（図表４－11）死亡リスクが高まる。サイレントキラーと呼ばれる所以である。

合併症として，糖尿病に特有の細小血管合併症（糖尿病性網膜症，糖尿病性腎症，糖尿病性神経障害），大血管合併症（動脈硬化症，虚血性心疾患），感染症（尿路感染症，肺炎，肺結核，皮膚潰瘍，糖尿病性壊疽（えそ）など），急性合併症（高血糖性昏睡，低血糖性昏睡）があげられる（図表４－12）。このうち糖尿病性網膜症・腎症・神経障害は合併頻度が高く，本人の身体的負担やQOLの低下だけでなく，医療費高騰の大きな要素となっている。

3）２型糖尿病の予防

糖尿病の素因がある人でも，２型糖尿病は生活習慣の改善によって予防ある

＊16，インスリン
膵臓のランゲルハンス島β細胞から分泌されるホルモン。肝臓でのグリコーゲンへの変換・蓄積，肝グリコーゲンの分解抑制，筋細胞へのグルコースやアミノ酸の取り込み促進，脂肪組織における脂肪細胞へのグルコースの取り込み促進，中性脂肪の合成促進などの作用をもつ。

＊17，空腹時血糖値
測定日前の数日間の血糖の状態を反映している。食事療法，経口糖尿病薬による治療，あるいは糖尿病予防の安定した指標となる。

＊18，HbA1c
ヘモグロビンに糖が結合したグリコヘモグロビンの安定型を測定したものである。１～２ヶ月前の血糖コントロール状態を反映し，治療状況を判定するのによい指標となる。

図表４－10　空腹時血糖値[※1]および75ｇOGGT[※2]による判定区分と判定基準

	血糖値測定時間			判定区分
	空腹時		負荷後２時間	
血糖値	126 mg/dL以上	⇦　または　⇨	200 mg/dL以上	糖尿病型
	糖尿病型にも正常型にも属さないもの			境界型
	110 mg/dL未満	⇦　および　⇨	140 mg/dL未満	正常型[※3]

※１血糖値は，とくに記載のない場合には静脈血漿値を示す。
※２OGTT：75ｇ経口糖負荷試験
※３正常型であっても１時間値が180 mg/dL以上の場合は180 mg/dL未満のものに比べて糖尿病に悪化する危険が高いので，境界型に準じた取り扱い（経過観察など）が必要である。また，空腹時血糖値が100～109 mg/dLは「正常域」ではあるが，「正常高値」とする。この集団は糖尿病への移行やOGTT時の耐糖能障害の程度からみて多様な集団であるため，OGTTを行うことが勧められる。

（糖尿病治療ガイド2020-2021，日本糖尿病学会）

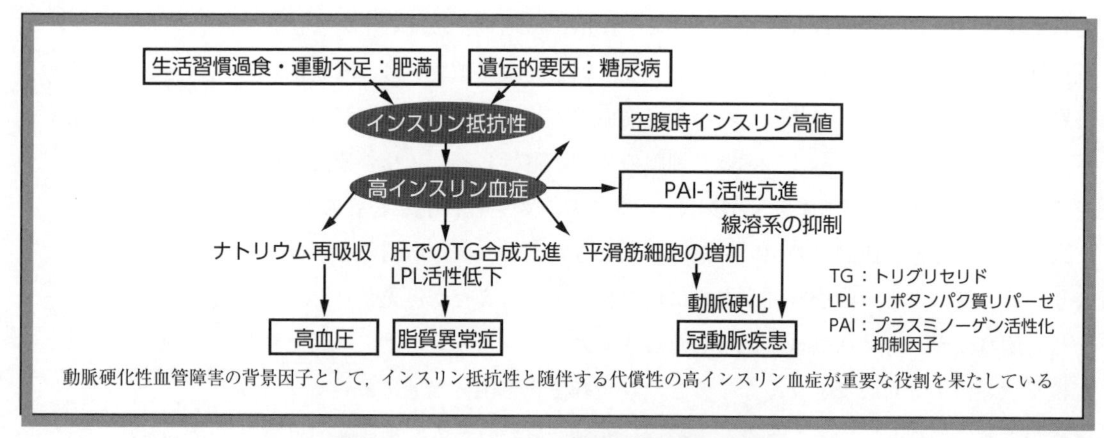

図表４－11　インスリン抵抗性症候群の概念

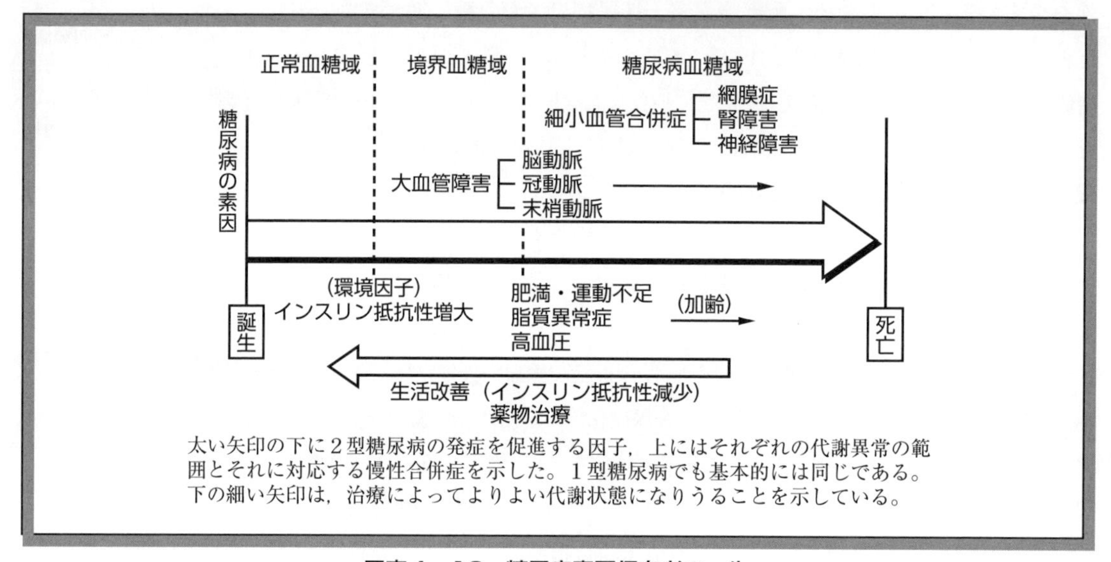

図表４－12　糖尿病素因保有者の一生

（金澤康徳：糖尿病の診断，からだの科学―糖尿病 2001，日本評論社，2001）

＊19，糖負荷試験
ブドウ糖液（ブドウ糖75ｇを含む，またはデンプン分解産物相当量）を飲み，その後血糖値がどのように推移するかを試験する。

いは治療が可能である（図表４－12）。また，１型糖尿病でも，血糖管理に生活習慣の改善は欠かせない。食生活では，食べ過ぎを控え体重管理をする，脂肪は控えめに食物繊維を多く含む食品（野菜，藻類，きのこ類など）をとる，欠食はせず３食規則的に，適度な飲酒，生活習慣では禁煙，定期的な運動習慣，上手なストレス管理などが必要である。ことに，体重管理（肥満の予防），高血圧管理，脂質異常症管理は，合併症の予防においてきわめて重要である。

（３）高血圧予防のための健康・栄養管理

１）高血圧とは

血圧とは，血液が血管壁に及ぼす圧力のことをいい，心拍出量と血管抵抗によって規定される（図表４－13）。通常，上腕動脈の血圧をさす。心拍動によって変動し，心室収縮期に最も高く（収縮期血圧，最大血圧ともいう），心室拡張期に最も低い（拡張期血圧，最小血圧ともいう）。交感神経や末梢血管の収縮と拡張に関与するホルモンなど，さまざまな作用を受け調節されている。

高血圧とは，収縮期血圧，拡張期血圧が正常範囲を超えて高く維持されている状態をいう。高血圧の診断基準では，収縮期血圧 140 mmHg 以上／拡張期血圧 90 mmHg 以上を高血圧と定義する[*20]（図表４－14）。

＊20，小児期の高血圧
小児期の高血圧は，成人期における本態性高血圧へ移行する。早期からの予防を促す意味で，小児・青年期の高血圧判定基準も作成されている。

高血圧は，さまざまな要因によって生じ（図表４－15），一次性と二次性の２つのタイプに分けられる。一次性高血圧（本態性高血圧）は，原疾患が存在せず，遺伝因子や環境因子（食塩の過剰摂取，肥満，運動不足，アルコールの過剰摂取，喫煙，ストレスなど）によって血圧が上昇する。高血圧の大部分（90～95%）を占める。二次性高血圧は，血圧が上がる原因となる疾患（動脈硬化，腎疾患，妊娠高血圧症候群など）が存在する。原疾患の治療によって，治癒できる。

2）高血圧が続くとどうなるのか？

本態性高血圧は，自覚症状（頭痛，頭重感，耳鳴，めまい，のぼせ，肩こりなど）が比較的少ない。しかし，血圧が高い状態が続くと血管や臓器にさまざま

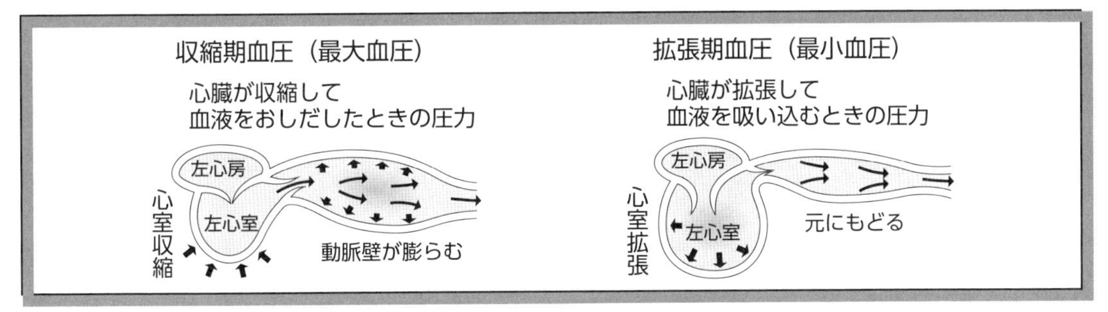

図表４－13　血圧の仕組み

図表４－14　成人における血圧値の分類

分類		診察室血圧 収縮期血圧（最高血圧）		診察室血圧 拡張期血圧（最低血圧）	家庭内血圧 収縮期血圧（最高血圧）		家庭内血圧 拡張期血圧（最低血圧）
正常域血圧	正常血圧	<120	かつ	<80	<115	かつ	<75
正常域血圧	正常高値血圧	120～129	かつ	<80	115～124	かつ	<75
正常域血圧	高値血圧	130～139	かつ／または	80～89	125～134	かつ／または	75～84
高血圧	Ⅰ度高血圧	140～159	かつ／または	90～99	135～144	かつ／または	85～89
高血圧	Ⅱ度高血圧	160～179	かつ／または	100～109	145～159	かつ／または	90～99
高血圧	Ⅲ度高血圧	≧180	かつ／または	≧110	≧160	かつ／または	≧100
高血圧	（孤立性）収縮期高血圧	≧140	かつ	<90	≧135	かつ	<85

（高血圧治療ガイドライン 2019，日本高血圧学会）

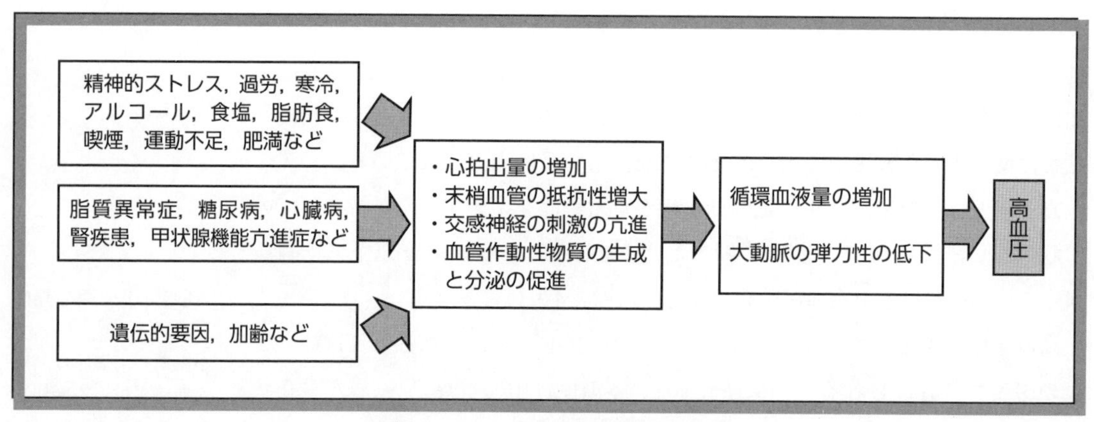

図表４－15　高血圧を促進する因子

な障害をもたらし，最終的には虚血性心疾患や脳卒中などの致死的疾患を招く。また，インスリン抵抗性を増し糖質代謝を悪化させ，糖尿病網膜症や糖尿病性腎症を進展させる要因になる。

血圧は，加齢とともに高くなる。高齢者人口の増加は，そのまま今後の高血圧患者数の増加に影響する。血圧を下げる降圧剤は，１回に支払う薬代は安価ではあるが，途中で服用を止めるのは難しい。生涯にわたって飲み続けることになる。高血圧性疾患は，総患者数[*21]が最も多い疾患であり[*22]，国民医療費に占める割合も極めて高い[*23]。国の財政負担をこれ以上増やさないという面からにも，高血圧予防対策が急務である。

＊21，総患者数
調査日現在において，継続的に医療を受けている者（調査日には医療施設で受療していない者を含む）の人数である（推計値）。

＊22，高血圧の総患者数
2017 年の総患者数は約 994 万人（平成 29 年度患者調査の概況，厚生労働省）

＊23，高血圧性疾患の医療費
2018 年の医療費は，約１兆 7,481 億円（平成 30 年度国民医療費の概況，厚生労働省）

３）高血圧の予防

高血圧は，生活習慣の改善によって予防・管理できる。日本高血圧学会では，留意すべき生活習慣として図表４－16 に示す内容をあげている。

１．減塩：成人の食塩の摂取目標量は男性 7.5 g/日未満，女性 6.5 g/日未満だが，高血圧の予防の観点からは６g 以下を目安とする。

２．食塩以外の栄養素：野菜や果物に含まれるカリウムは，ナトリウム利尿作用や降圧作用がある。飽和脂肪酸の摂取を控え，魚（魚油）などに含まれる多価不飽和脂肪酸を積極的に摂取することは動脈硬化のリスクを下げる。

図表４－16　高血圧を予防する生活習慣のポイント

１．減　塩	食塩６g/日未満を目標とする。
２．食事パターン	野菜・果物を積極的にとる。 コレステロールや飽和脂肪酸の摂取を控える。 多価不飽和脂肪酸や低脂肪乳製品を積極的にとる。
３．減　量	BMI 25 kg/m^2 未満を目標とする。目標に達しなくても，約４kg の減量で有意に血圧は下がる。
４．運　動	有酸素運動を中心に定期的に（毎日 30 分，または週 180 分以上を目標に）運動を行う。
５．節　酒	ほどほどに飲む。
６．禁　煙	禁煙と同時に，受動喫煙の防止に努める。
７．その他	防寒や精神的ストレスの管理などを行う。

※多くの生活習慣を修正することは，より効果的である。

（高血圧治療ガイドライン 2019，日本高血圧学会より改変）

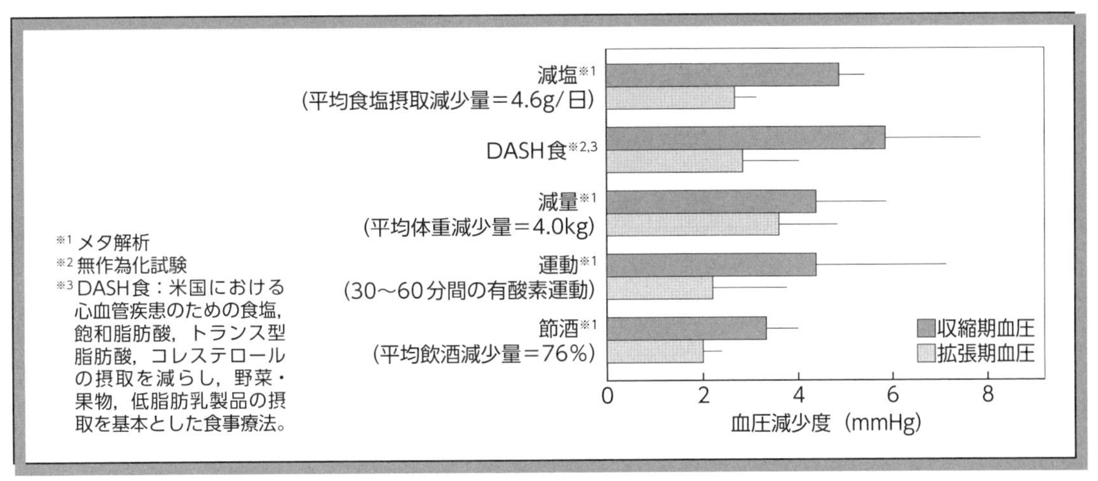

図表４－17　生活習慣修正による降圧の程度

（高血圧治療ガイドライン 2019，日本高血圧学会）

３．**減量**：肥満者の場合，減塩よりもエネルギー制限の方が有効である。

４．**運動**：心血管病のない高血圧患者が対象である。早歩きや軽いランニングなど，“ニコニコペース”で楽しみながら行うことができる運動を。

５．**節酒**：エタノールで男性は 20〜30 mL/日以下，女性は 10〜20 mL/日以下が目安である。

６．**禁煙**：受動喫煙の悪影響は大きい。

上記の改善による血圧低下度の程度を図表４－17 に示すが，効果はあるものの，降圧剤ほどの劇的な効果は期待できない。血圧が高めと言われる前に，地道に生活全体を見直す必要がある。一方，高齢期では高血圧による死亡リスクが高まる。上手に薬とのつきあいを続けるだけでなく，トイレや風呂場，脱衣所が冷えすぎていないか，便秘による息みなど，血圧を上げるような要因はないか居住環境や生活全般の見直しもあわせて行う。

（４）脂質異常症予防のための健康・栄養管理

１）脂質異常症とは

血液中に存在する脂質には，コレステロール，トリグリセリド（中性脂肪），リン脂質，遊離脂肪酸などがある。中性脂肪はエネルギー源に，コレステロールやリン脂質は細胞壁の成分やホルモンの材料などになる。脂質は，血液中ではタンパク質と結合した形で存在し，これをリポタンパク質[*24]という。

リポタンパク質は，含有する脂質の種類や量の違いによって比重が異なり，大きくカイロミクロン，VLDL[*25]，LDL[*25]，HDL[*25]に分類される。主に，カイロミクロンは食事の脂質を運搬，VLDL，LDL は肝臓で合成された脂質の運搬，HDL は末梢組織から脂質を肝臓へ運搬するなどの役割を果たしている

＊24，リポタンパク質
「水と油」というように，脂質は不溶性でそのまま血液には溶けない。したがって，タンパク質と結合し複合体の形をとって，全身に運搬される。

＊25，VLDL，LDL，HDL
VLDL（very low density lipoprotein：超低比重リポタンパク質），LDL（low density lipoprotein：低比重リポタンパク質），HDL（high density lipoprotein：高比重リポタンパク質）

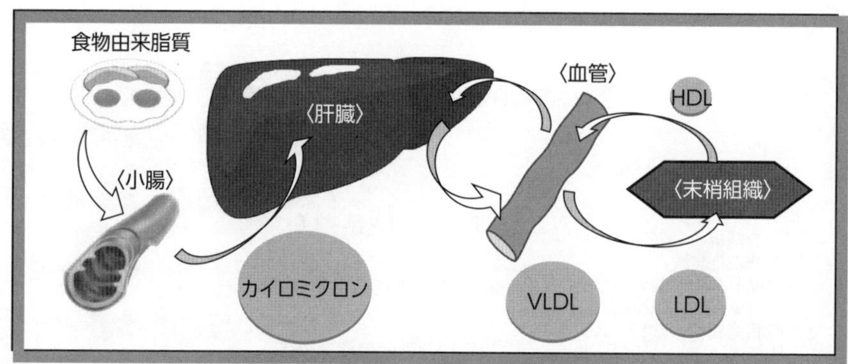

図表4－18　リポタンパク代謝

＊26，スクリーニング
迅速に実施できる検査や手技を用いて，無自覚の疾病などのリスクをもつ人を暫定的に識別すること。スクリーニングの結果は決定的なものではなく，その後の詳細な検査や診断などによって最終判定される。

＊27，虚血性心疾患
狭心症では，心筋に血液が十分に送られなくなり胸がしめつけられるように痛くなったり，息切れなどの症状が出る。心筋梗塞では，冠動脈が完全につまった状態になり，心筋が壊死し激しい胸痛が長く続く。

(図表4－18)。LDL コレステロールや HDL コレステロールというのは，LDL や HDL といったリポタンパク質に含まれるコレステロールのことをさす。

脂質異常症とは，血液中の脂質が基準値を超えた状態をいう。脂質異常症は，原発性と続発性の２つに分類される。原発性は，遺伝的素因が明らかな家族性に発症するものと，原因不明なものがある。続発性は，糖尿病，肥満，肝疾患，腎疾患，内分泌疾患，薬剤など，様々な因子が原因となって発症する。

スクリーニング[*26]のための基準値を図表4－19に示す。

2）脂質異常症が続くとどうなるのか？

脂質異常症は，自覚症状がほとんどなく，すぐに死に直結する疾患ではない。しかし，長期に持続すると動脈硬化が進行し，さまざまな疾患が引き起こされ，死を早めることになる。

動脈硬化とは，血管が限局的に肥厚，硬化して弾力を失いしなやかさがなくなる，文字通り“かたくなる”ことである。動脈がかたくなると，血管の内側がもろくなったり，血管内腔が狭くなったり（狭窄（きょうさく）），詰まったりする（梗塞（こうそく））。例えば，心臓の動脈（冠動脈）が狭くなると狭心症[*27]，詰まると心筋梗塞[*27]，

図表4－19　脂質異常症：スクリーニングのための診断基準（空腹時採血[※1]）

LDL コレステロール	140 mg/dL 以上	高 LDL コレステロール血症
	120～139 mg/dL	境界域高 LDL コレステロール血症**
HDL コレステロール	40 mg/dL 未満	低 HDL コレステロール血症
トリグリセライド	150 mg/dL 以上	高トリグリセライド血症
Non-HDL コレステロール	170 mg/dL 以上	高 non-HDL コレステロール血症
	150～169 mg/dL	境界域高 non-HDL コレステロール血症**

＊　10時間以上の絶食を「空腹時」とする。ただし水やお茶などカロリーのない水分の摂取は可とする。
＊＊　スクリーニングで境界域高 LDL-C 血症，境界域高 non-HDL-C 血症を示した場合は，高リスク病態がないか検討し，治療の必要性を考慮する。
●LDL-C は Friedewald 式（TC－HDL-C－TG/5）または直接法で求める。
●TG が 400 mg/dL 以上や食後採血の場合は non-HDL-C（TC－HDL-C）か LDL-C 直接法を使用する。ただしスクリーニング時に高 TG 血症を伴わない場合は LDL-C との差が＋30 mg/dL より小さくなる可能性を念頭においてリスクを評価する。
（動脈硬化性疾患予防ガイドライン 2017 年版，日本動脈硬化学会）

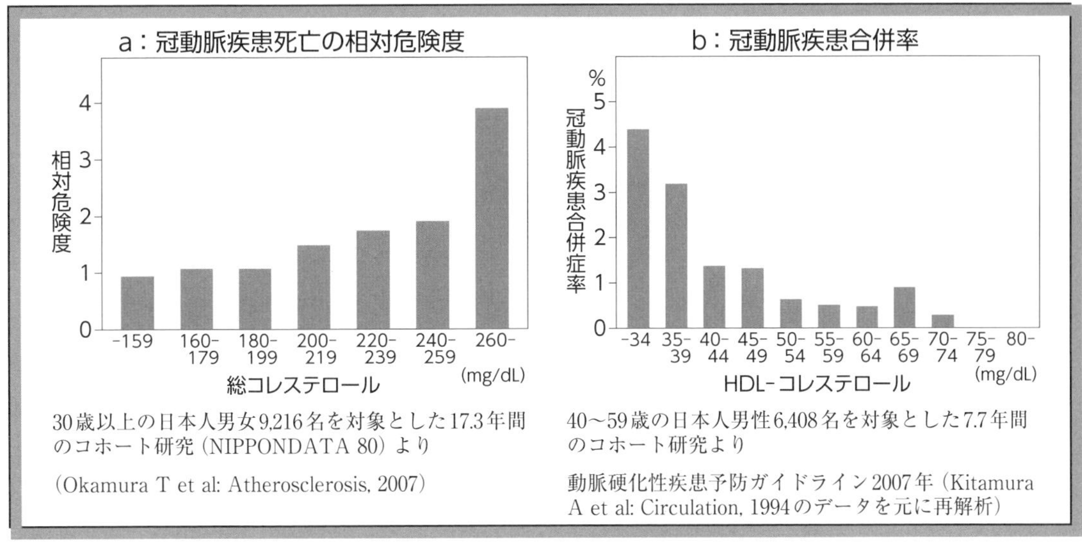

図表4－20　コレステロール値と冠動脈疾患リスク

脳の血管が詰まると脳梗塞*28，破れると脳出血*28になる。また，心臓への負担が増すことから，高血圧，心肥大，心不全などを引き起こす。脂質異常症は，この動脈硬化を促進し，図表4－20に示すように，冠動脈疾患のリスクや死亡率を高めることにつながる。動脈硬化には，遺伝素因，加齢，性など除去しえない因子も関与するが，高血圧，糖尿病・耐糖能異常，肥満，痛風，慢性腎臓病などの疾病や，喫煙習慣*29，過重なストレスなどの生活習慣など，多くの要因が関連する。したがって，脂質異常症の管理では，これらリスクファクターについても総合的に管理し，動脈硬化性疾患を予防することを目的とする。

ただし，コレステロールは低ければ低いほどよい，というわけではない。血液中のコレステロールが低い場合，低栄養や他の疾患が背景にある。適正範囲であることが大事である。

3）脂質異常症の予防

脂質異常症を予防するには，バランスのとれた食生活と運動が重要である。適切な量のエネルギーをとること，脂肪摂取量を適正にすること（脂肪エネルギー比率20～30％）*30，動物性脂肪を少なくし植物性脂肪・魚油を多くすること，コレステロールの過剰摂取を控え*31，食物繊維をしっかりとり，適度な飲酒，抗酸化作用のあるビタミン類やポリフェノールを含む野菜や果物を積極的に摂取するなどの配慮が必要である。

動物性脂肪に多く含まれる飽和脂肪酸*32は動脈硬化を促進するのに対し，植物油や魚油に含まれる一価不飽和脂肪酸*32，多価不飽和脂肪酸*32は動脈硬化に抑制的に作用する。魚類より肉類の摂取量が多い欧米では，週に1回魚を食べるだけでも心疾患のリスクが下がる（図表4－21a）。さらに，図表4－21b

＊28，脳血管疾患
脳梗塞は，脳の血管が詰まり脳への血流が悪くなり，脳細胞が酸素・栄養不足に陥る状態。脳出血は，脳の血管が破れて出血することから起こる状態。脳出血とくも膜下出血がある。

＊29，喫煙習慣
本人の喫煙だけでなく，周囲の人の受動喫煙による健康被害もきわめて大きい。

＊30，脂肪エネルギー比率
☞1-2-1 主食の栄養学

＊31，コレステロール
血中のコレステロールは，肝臓で合成される内因性コレステロールが多くを占める。食事中のコレステロールを過度に避ける必要はなく，卵や魚卵などを食べ過ぎなければよい。

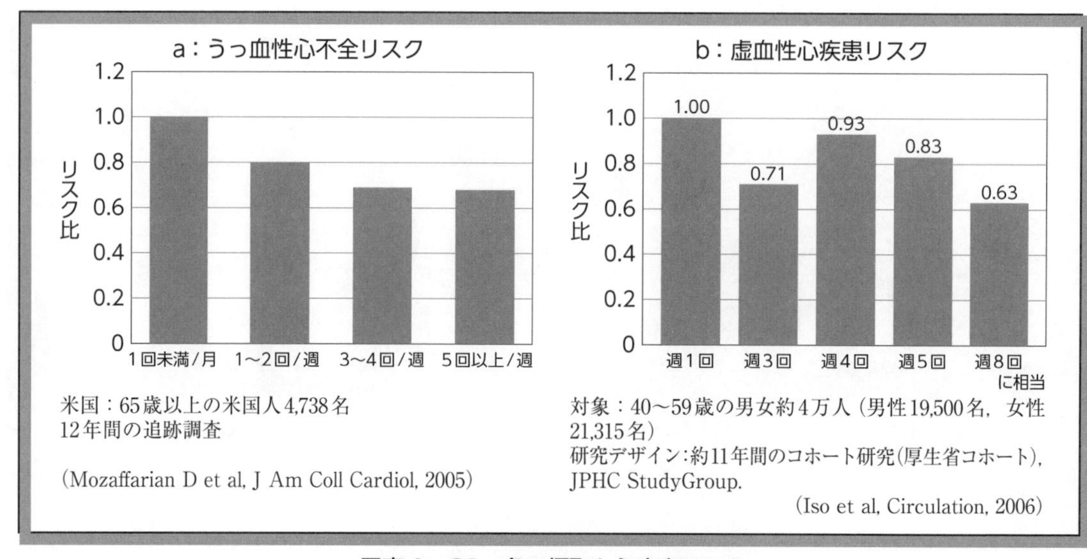

図表4－21　魚の摂取と心疾患リスク

図表4－22　健康のための脂質のとり方

	栄養素レベル	食品や料理レベル
適正な量	少な過ぎない（脂肪エネルギー比率20%以上）※1	極端に油脂を使った料理を避けない。主食ばかりにならないようにする。動物性食品も適度に食べる。主菜はしっかりとる。
	多過ぎない（脂肪エネルギー比率30%以下）※2	油脂を使った料理ばかりを食べない。主菜をとり過ぎない。特に，揚げ物は重ねない（1品程度/1日）。
バランス（質）	飽和脂肪酸：総エネルギー比4.5%以上7%未満	動物性脂肪を控える。例えば，バター，生クリーム，ラード，ヘット，脂肪の多い肉類（バラ肉，加工肉など）など
	n-3系多価不飽和脂肪酸：積極的にとる	魚料理を1品/2日程度はとる
	コレステロール：1日200 mg以下	魚卵（いくら，すじこ等）を毎日とり過ぎない
	トランス脂肪酸：摂取を控える	（日本でのトランス脂肪酸過剰のリスクは低い）

※1脂質が少な過ぎる食事（＝炭水化物が多過ぎる食事）が長期間続くと→食後血糖値の増加，血中の中性脂肪の増加とHDLコレステロールの減少→冠動脈性心疾患のリスクが増大する可能性が高い

※2脂質が多過ぎる食事（＝炭水化物が少ない食事）が長期間続くと→LDLコレステロールの増加，食後遊離脂肪酸や中性脂肪の増加→冠動脈疾患，2型糖尿病，メタボリックシンドローム，総死亡率が増加する可能性が高い

＊32，脂肪酸
☞付録1－5

＊33，コラーゲン
ほとんどの組織に含まれる繊維状のタンパク質で，体内の全タンパク質の約30%を占める。40%が皮膚，20%が骨や軟骨，その他血管，じん帯や腱，内臓など，全身に広く存在している。

に示すように，魚をよく食べる日本でも，魚を週1回程度食べる人と比べ，週に何回か食べる人は循環器疾患のリスクが1/3少なくなる。健康のための脂質のとり方を図表4－22にまとめた。その他，禁煙，適度な運動習慣やストレスのコントロールなどの生活習慣を見直すことも重要である。

（5）骨の健康のための健康・栄養管理

1）骨がもろくなるとは

骨は，カルシウムのリン酸塩結晶（ヒドロキシアパタイト）がコラーゲン[*33]骨基質に組み込まれた構造からなる結合組織である。骨も，常に新しく作り替えられている（骨改変）。1年ごとの骨のカルシウムの交換率は幼児で100%，成人で18%となる。

カルシウム[*34]は，骨の構成成分[*35]として重要である。腸から吸収[*36]され体内に取り込まれたカルシウムは，血液で運搬され，骨に定着する。一方，作り替えで不要になったカルシウムは骨から吸収[*36]され，体外に排泄される（図表4－23）。細胞レベルでの骨代謝は，骨形成とよばれる骨芽細胞によるコラーゲン合成とCa^{2+}沈着から骨細胞への分化，および骨吸収とよばれる破骨細胞による既形成骨の浸食と再吸収により行われる（リモデリング）。

骨がもろくなる現象には，骨軟化症と骨粗鬆症（こつそしょう）がある。骨軟化症は，骨基質単位当たりのカルシウム沈着量不足状態であり（石灰化の低下），子どもでは“くる病”とよばれる。原因として，ビタミンD欠乏，尿細管性アシドーシスが考えられている。骨粗鬆症は，長期間にわたり骨形成より骨吸収が上回った結果，基質と骨塩の両方が減少し，骨格の微細構造が変化して骨がもろくなり，骨折のリスクが増大した状態をいう。原因として，カルシウムの摂取不足や吸収低下，エストロゲンの低下，カルシトニンの低下，ビタミンDの活性化障害，運動不足，低体重などがあげられる。

骨量は加齢によって変化する（図表4－24）。骨の成長が止まる20歳前後でピークを迎え，その後40歳代までほぼその骨量を維持した後，老化とともに減少していく。特に閉経期の女性の場合，卵巣より分泌される女性ホルモンのエストロゲン低下によって急激に骨密度が減少していく。

骨の健康度評価や骨粗鬆症診断では，単位体積当たりの骨塩量[*37]（狭義の骨密度）が測定される[*38]。測定には二重X線法（DEXA法[*39]）や超音波法が採用されている。骨密度が同一性の若年平均骨密度の70％以上～80％未満を骨量減少，70％未満を骨粗鬆症とする。

＊34，カルシウム
機能性カルシウムとして生命にとってきわめて重要な役割を果たしている。そのため，血液中のカルシウム濃度は，一定になるように厳密にコントロールされている。☞付録1－7

＊35，骨の成分
構造タンパク質であるコラーゲンとなるタンパク質と，カルシウム，リン，その他ナトリウム，少量のマグネシウム，炭酸塩などの無機質（骨塩）からできている。

＊36，カルシウムの吸収
カルシウム代謝では2つの“吸収”がある。食べ物のカルシウムが腸から吸収される，骨の作り替えでカルシウムが骨から吸収される場合である。

＊37，骨塩量
一定量の骨の中に含まれるミネラル（大部分はカルシウムとリン）の量。

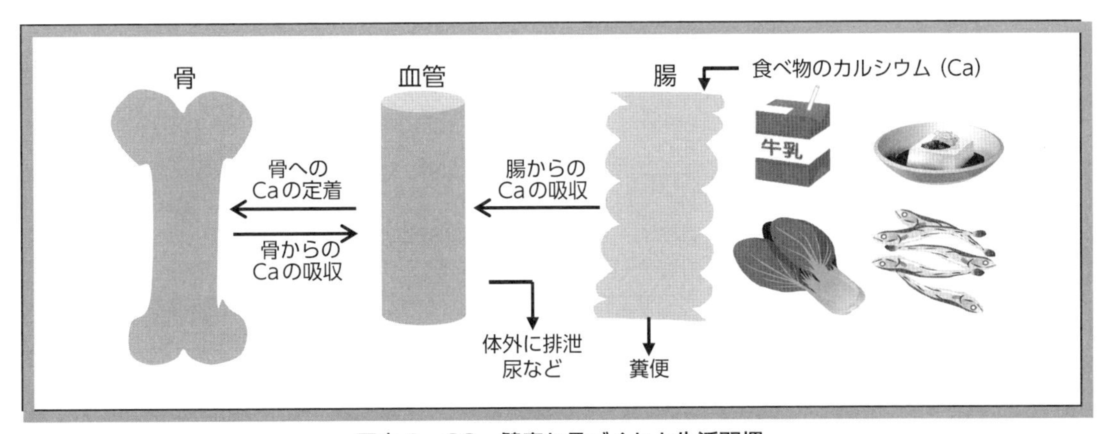

図表4－23　健康な骨づくりと生活習慣

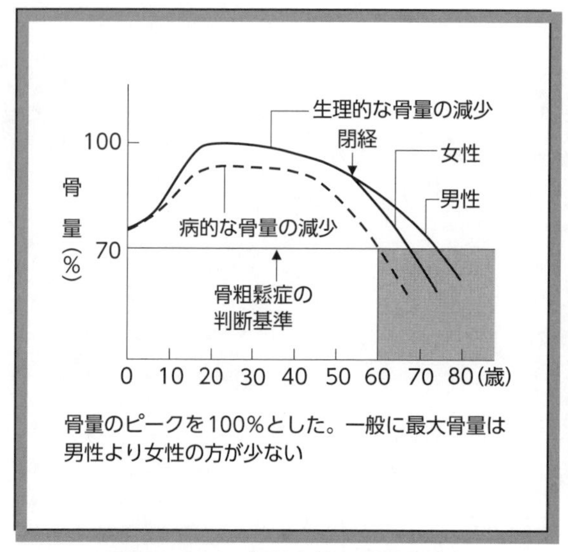

図表4－24　加齢に伴う骨量の減少

②
④
③
①
・長い骨（長管骨）の骨端部：
大腿骨（①大腿骨骨頭部および頸部）
上腕骨（②上腕骨外科頸部）
橈骨（③橈骨遠位端部）など
・脊椎④：
骨梁減少による椎体の圧迫骨折

図表4－25　骨折しやすい場所

＊38，骨塩量の測定
骨強度を規定する因子は数多く存在するが，測定できるパラメータの中で骨強度と最も強く相関するのが骨塩量である。

＊39，DEXA法
骨粗鬆の正確な診断に用いられる。現在，腰椎・大腿骨測定に健康保険が適用されている。

＊40，カルシウムの吸収促進
カルシウムの吸収率は比較的低く，成人では25-30%である。吸収率は，さまざまな要因の影響を受けるが，ビタミンDはカルシウムの吸収を促進する。

2）骨がもろくなったその後は？

骨密度が粗くなると，骨折のリスクが高くなる。骨折しやすい場所は，大腿骨（大腿骨骨頭部および頸部），上腕骨（上腕骨外科頸部），橈骨（橈骨遠位端部）など長い骨（長管骨）の骨端部である。また，脊椎の骨梁減少による椎体の圧迫骨折も多い（図表4－25）。

骨粗鬆症そのものは，痛みもないし生命に危機が迫るわけでもない。しかし，骨折は，高齢者，特に高齢女性の寝たきりの最大のリスクである。転倒して大腿骨骨頭部を骨折すると，治るまでの間，安静にして横になっていることで骨塩量や筋量が低下する。そのためリハビリテーションが困難になったり，転倒・骨折を繰り返したりし，結果として寝たきりになるリスクが上昇する。骨折の危険因子は，骨密度だけではなくその他にも関連した因子が複数ある（図表4－26）。さまざまな面から考慮していく必要がある。

3）骨粗鬆症の予防

骨粗鬆症を予防するには，20歳代前後での最大骨量を可能な限り高めておくこと，その後の骨量低下の速度を遅らせること（特に閉経後）が最も肝要である。そのために，骨の材料となるカルシウムやタンパク質を過不足なくと

図表4－26　骨折の危険因子

骨密度	骨密度が低い
骨密度とは独立した危険因子※1	過去に骨折した経験，喫煙，飲酒，ステロイド薬の使用，家族が骨折した経験がある，運動不足
骨密度を介した危険因子※2	体重が少ない・BMIが低い（やせている），カルシウムの摂取不足

※1：骨密度が高い，低いにかかわらず，骨折のリスクが高くなる要因
※2：骨密度が低いことと関連するリスク要因

る，カルシウムの腸管からの吸収を促進*40するビタミンDやビタミンKを十分摂取する，リンや食塩の過剰摂取を避ける，適度な飲酒と禁煙など，バランスのとれた食生活が大切である。カルシウムの摂取量を簡易的に評価できるチェック表も開発されている（図表4－27）。

また，骨は負荷がかかることによって強度を増す。適切な体重を維持し，運動習慣をもつことも健康な骨づくりにはきわめて重要である。寝たきり防止のため，骨折しないよう居住環境にも注意を払う必要がある。例えば，屋内の段差をなくす，階段に手すりをつける，風呂場の床にすべり止めのマットを敷くなど，丁寧に見直す。特に高齢者は，カーペットのはじにつまづいて転ぶ，床に置いてある新聞紙をさけて転ぶなど，思いもかけないところで転倒する。

図表4－27　カルシウム自己チェック表と結果の見方

氏名：　　　　　　平成　　年　　月　　日記入	0点	0.5点	1点	2点	4点
1．牛乳を毎日どのくらい飲みますか？ ●1回量：牛乳　コップ1杯（160 mL）	ほとんど飲まない	月1～2回	週1～2回	週3～4回	ほとんど毎日
2．ヨーグルトをよく食べますか？ ●1回量：ヨーグルト　1個（100 g）	ほとんど食べない	週1～2回	週3～4回	ほとんど毎日	ほとんど毎日2個
3．チーズ等の乳製品やスキムミルクをよく食べますか？ ●1回量：スキムミルク　大さじ1.5杯（10 g）　チーズ　1切（20 g）	ほとんど食べない	週1～2回	週3～4回	ほとんど毎日	2種類以上毎日
4．大豆，納豆など豆類をよく食べますか？ ●1回量：納豆　1パック，煮豆　小鉢1杯，きな粉　大さじ2杯	ほとんど食べない	週1～2回	週3～4回	ほとんど毎日	2種類以上毎日
5．豆腐，がんも，厚揚げなど大豆製品をよく食べますか？ ●1回量：豆腐　1/4丁，がんも　小1個，厚揚げ　小1枚	ほとんど食べない	週1～2回	週3～4回	ほとんど毎日	2種類以上毎日
6．ほうれん草，小松菜，チンゲン菜などの青菜をよく食べますか？ ●1回量：お浸しで小鉢1杯	ほとんど食べない	週1～2回	週3～4回	ほとんど毎日	2種類以上毎日
7．海草類をよく食べますか？	ほとんど食べない	週1～2回	週3～4回	ほとんど毎日	
8．シシャモ，丸干しいわしなど骨ごと食べられる魚を食べますか？ ●1回量：シシャモ・丸干しいわし　2尾	ほとんど食べない	月1～2回	週1～2回	週3～4回	ほとんど毎日
9．しらす干し，干し海老など小魚類を食べますか？ ●1回量：しらす干し，干し海老　1つかみ	ほとんど食べない	週1～2回	週3～4回	ほとんど毎日	2種類以上毎日
10．朝食，昼食，夕食と1日に3食を食べますか？ 1日1～2食しか食べない（1点）　欠食することが多い（2点）　1日3食きちんと食べる（3点）					

カルシウム自己チェック表結果の見方

合計　　　　　点

合計点	判定	見方
A．20点以上	良い	1日に必要な800 mg以上とれています このままバランスのとれた食事を続けましょう
B．16～19点	少し足りない	1日に必要な800 mgに少し足りません 20点になるよう，もう少しカルシウムをとりましょう
C．11～15点	足りない	1日600 mgしかとれていませせん。このままでは骨がもろくなっていきます。 あと5～10点増やして20点になるよう，毎日の食事を工夫しましょう
D．8～10点	かなり足りない	必要な量の半分以下しかとれていません。カルシウムの多い食品を今の2倍とるようにがんばりましょう
E．0～7点	全く足りない	カルシウムがほとんどとれていません。このままでは骨が折れやすくなってとても危険です。食事をきちんと見直しましょう

（石井光一他：オステオポローシスジャパン13（2），2005）

3. 気をつけたい健康課題

（1）やせのための健康・栄養管理

1）やせとは

“やせ”は，身長に対して体重が少ない状態をいうが，健康を保つことができる体重には個人差があり，どのような体格（BMI）になると病的かという判断は難しい。やせが著しく進行し，脂肪組織が病的に減少した状態を“るいそう”とよぶ。このような状態では，脂肪組織のみならず筋肉などの非脂肪組織も減少している。

成人の場合，BMI 18.5 kg/m^2 未満を“低体重”と判定*41 し，成長期では身長と体重の成長曲線*42 や身長別標準体重（文部科学省）と比較して評価する。

やせになる原因は単に食料事情だけでなく，食欲不振症やうつ状態，薬の副作用などによる食欲低下，消化吸収機能に関わる障害，感染症などによる長期の発熱や甲状腺機能亢進症などの疾病もある。また，子どもや高齢者では，ネグレクトなどの虐待の問題を背景とすることもある。その他，地球規模でみるやせの問題にも注意を向けて欲しい*43。

2）やせによる健康課題と対応

エネルギーバランスの負の状態*44 が続き，体重が減少した結果として低体重に至る。しかし，必ずしも“やせ＝体重減少”ではなく，日常的にやせていて体重変動がないのであれば，その時点ではエネルギーバランスはとれていることになる。したがって，やせによる健康問題を考える場合，体重が減少している状態か，やせたまま体重変動がないのか，食べていても体重が増えないのかといった動的変化をあわせて考える必要がある。

成長期のやせは，成長不良につながる場合がある。身長が順調に伸びているのか，身長の伸びに応じて体重も増えているのかなど，成長曲線*42 に照らしながら確認する必要がある。成長期は体重当たりの基礎代謝量が高く，また，消費分に加えて成長に要する分もエネルギーをとる必要があり，小学校高学年になれば大人と同程度のエネルギー量を必要とする。１日３食では十分な食事量を確保しきれないことから，間食も加えてしっかりと食事がとれるようにする必要がある。なお，成長には個人差がある。やせているからといっても成長曲線にそって増えているようであれば，焦らず，大きくなるまで待つことも大

＊41，低体重の判定
BMI 18.5 kg/m^2 未満を“やせ”ではなく，体重が“基準値より少ない”状態であると評価する。BMI 25 kg/m^2 以上を“肥満”と判定するのに対し，やせの評価が難しいことがわかる。

＊42，成長曲線
☞3-1-1 人のライフコース

＊43，地球規模でみるやせの問題
☞ 5-1-3 持続可能な社会への挑戦

＊44，エネルギーバランスの負の状態
エネルギー摂取量が消費量より不足している，あるいはエネルギー摂取量よりも消費量が多い状態。体重が減少する。☞ 1-3-3 エネルギーバランスのアセスメント

切である。

成人期のやせは，主に出産可能な年代である若年女性で問題になることが多いが，近年ではやせの低年齢化や若年男性のやせの問題も顕在化してきており，その多くは思春期・青年期にみられる不適切なやせ志向，ダイエット志向が背景にある。個人の意識だけでなく，マスメディア等も含めた社会からの「やせなければ」というプレッシャーの影響も大きい。若年女性の無理なダイエットは無月経につながりやすく，また低栄養の状態での妊娠は低出生体重児のリスクを増やす[*45]。体を動かすことで食欲が増し，しっかり食べることができるようになるため，運動習慣をもつことも大切である。また，メンタルヘルスの問題があれば，一人で解決しようとせず，周囲の人に相談したり，カウンセリングを受けるなど，健康的な食生活になるようサポートしてもらうことも必要である。

高齢期のやせは，低栄養となり死期を早めることにもつながる。高齢者は老化に伴う生理機能の低下から，誰もが体重が減少していく。さらに，抑うつ状態，使用している薬の副作用，環境の変化などさまざまな要因が加わり，フレイルティ（フレイル）の状態に陥りやすい（☞図表３－17）[*46]。高齢期の低栄養を予防するためにも，身体活動レベルの高い生活を送り，日頃からの体重測定で体重減少に早く気がつくように心がける。

（2）貧血のための健康・栄養管理

1）貧血とは

血液は，赤血球，白血球，血小板の血球成分と，血漿（血清）からなる。赤血球は血液の約４～５割を占める血液細胞で，内部のほとんどはヘモグロビンである。ヘモグロビンは，ヘムという色素とグロビンというタンパク質からできており，肺から受け取った酸素を全身の細胞に運搬し，細胞から二酸化炭素を受け取り肺で放出する。このような酸素の運搬能は，ヘムの構成成分である鉄[*47]が酸素ときわめて高い反応性を示すことによる。鉄には，赤血球のヘモグロビン以外に，血清中に含まれる血清鉄，フェリチンとして蓄えられている貯蔵鉄，組織鉄がある（図表４－28）。

貧血とは，赤血球数または赤血球に含まれるヘモグロビンの量が正常以下に減少し，酸素の運搬が十分に行われず，全身の細胞が酸素不足になっている状態をいう[*48]。そのため，貧血の状態になると全身倦怠感，易疲労感，頭痛，動悸・息切れ，顔面蒼白，爪が割れる，肌荒れ，めまいなど，さまざまな症状が現れる[*49]。

貧血の原因は，赤血球の産生低下，または赤血球の喪失，あるいはその両方

＊45，低栄養での妊娠，低出生体重児
☞ 3-1-2 母親の健康・栄養

＊46，高齢期の低栄養
☞ 3-3 シニア世代の健康と栄養・食生活

＊47，ヘモグロビンの合成に必要な鉄
ヘモグロビンの合成に必要な鉄は１日当たり 20～30 mg である。ほとんどは崩壊した赤血球からのものを再利用しており，体内からの損失量は１mg 程度である。鉄の利用効率は10％未満と少ないため，１日当たり 10 mg 近くの鉄をとることが推奨されている。

＊48，貧血
貧血は，血液疾患の中でも一番頻度が高い。

＊49，起立性貧血
起立性低血圧（脳貧血）は貧血ではない。急に立ち上がったり，立ち続けたりすることで血圧が下がり，めまいや立ちくらみが生じる一過性の状態である。

＊50，鉄の需要の増加
成長期，妊娠，出産，授乳などでは鉄の需要が増加する。

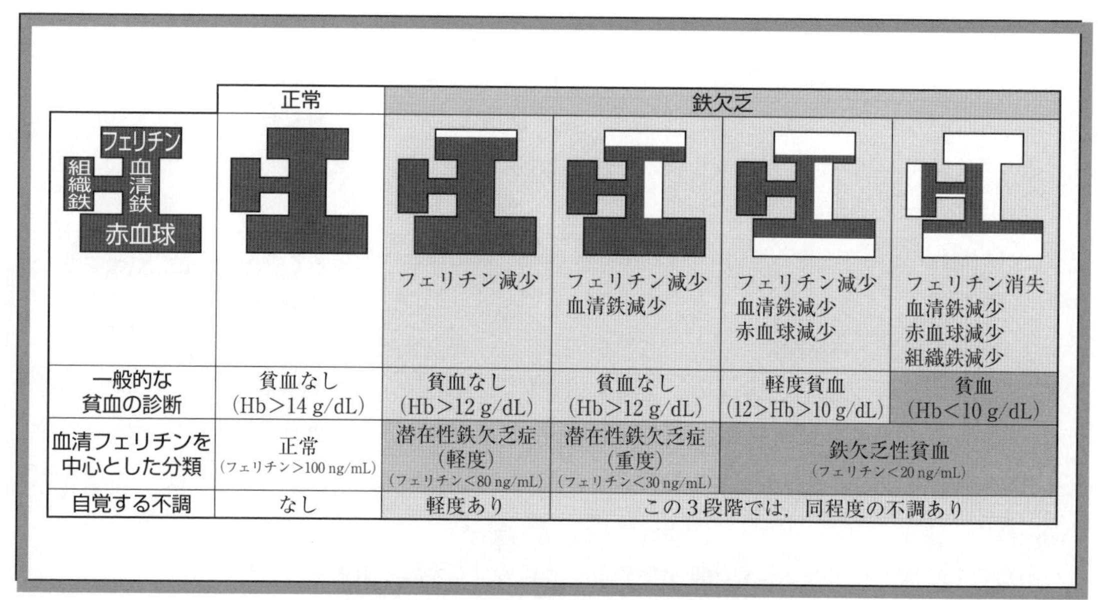

	正常	鉄欠乏			
		フェリチン減少	フェリチン減少 血清鉄減少	フェリチン減少 血清鉄減少 赤血球減少	フェリチン消失 血清鉄減少 赤血球減少 組織鉄減少
一般的な貧血の診断	貧血なし (Hb＞14 g/dL)	貧血なし (Hb＞12 g/dL)	貧血なし (Hb＞12 g/dL)	軽度貧血 (12＞Hb＞10 g/dL)	貧血 (Hb＜10 g/dL)
血清フェリチンを中心とした分類	正常 (フェリチン＞100 ng/mL)	潜在性鉄欠乏症 (軽度) (フェリチン＜80 ng/mL)	潜在性鉄欠乏症 (重度) (フェリチン＜30 ng/mL)	鉄欠乏性貧血 (フェリチン＜20 ng/mL)	
自覚する不調	なし	軽度あり	この３段階では，同程度の不調あり		

図表４－28　鉄欠乏の進行にともなう変化

図表４－29　貧血に関わる検査項目

項目		意味	正常値
①赤血球数		血液 1 mm^3 当たりの赤血球数	男性 425～570 万 女性 375～500 万
②ヘモグロビン濃度（Hb）		血液 1 dL 当たりのヘモグロビン量	男性 14.7±1.8 g/dL 女性 13.5±1.2 g/dL
③ヘマトクリット値（Ht）		一定量の血液中に存在する赤血球の容積の割合	男性 39.8～51.8% 女性 33.4～44.9%
④赤血球恒数	平均赤血球容積（MCV）	$\frac{\text{ヘマトクリット値\%}}{\text{赤血球数}（\times 10^6\ mm^3）} \times 10$	81～100
	平均赤血球ヘモグロビン量（MCH）	$\frac{\text{ヘモグロビン量}（g/dL）}{\text{赤血球数}（\times 10^6\ mm^3）} \times 10\ pg$	27～32 pg
	平均赤血球ヘモグロビン濃度（MCHC）	$\frac{\text{ヘモグロビン量}（g/dL）}{\text{ヘマトクリット値\%}} \times 100\%$	31～35%

がある[*50]。赤血球の産生低下では，鉄が少ないために起こる鉄欠乏性貧血や，巨赤芽球性貧血（悪性貧血），再生不良性貧血，がんなどの疾病による二次性貧血がある。赤血球の喪失では出血[*51]，溶血性貧血などがある。女性の場合，月経による鉄欠乏性貧血のリスクがある。

貧血の中で最も多いのが，鉄欠乏性貧血である。鉄欠乏になる様子を図表４－28 に示す。鉄が不足すると，はじめは貯蔵鉄から鉄が供給されてヘモグロビンが作られるため，ヘモグロビン低下はみられない。しかし，貯蔵鉄は不足した状態となるため，潜在性鉄欠乏症とよばれる。さらに鉄不足が続いて貯蔵鉄ではヘモグロビン低下を抑えることができなくなると，鉄欠乏状態が顕在化し貧血になる。

貧血の診断は，血液中の①赤血球数，②ヘモグロビン濃度，③ヘマトクリッ

＊51，出血
慢性的な出血には，胃・十二指腸潰瘍，胃がん，大腸がん，痔，子宮筋腫などがある。一度に大量に出血するわけではないので，気がつきにくい。

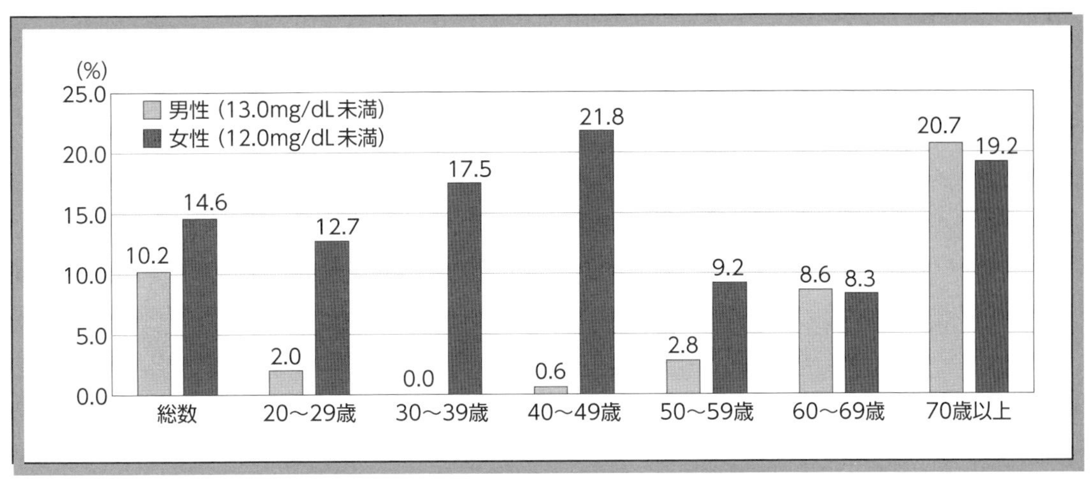

図表４－30　血色素低値者の割合（性・年齢階級別）

（平成 26 年国民健康・栄養調査，厚生労働省）

ト値を検査し，さらに①～③から計算で求める④赤血球恒数により判定する（図表４－29）。おおむね*52，ヘモグロビン濃度が男性 13.0 g/dL，女性 12.0 g/dL を基準とする*53。

2）貧血による健康課題と予防

国民健康・栄養調査における性別・年齢階級別血色素（ヘモグロビン）量の結果を図表４－30 に示す。鉄の栄養状態に問題のある世代は，20～30 歳代の女性，40 歳代の女性，高齢者であることがわかる。

20～30 歳代の女性の貧血の原因は，ダイエットのための欠食や偏食による鉄摂取不足が最も多い。この世代は，妊娠・出産の可能性が高い。貧血の母親は出産時のリスクが大きく，また貧血の子どもは発育・発達に悪影響がでるため，母子保健の観点からも貧血状態の改善が早急に望まれる。一方，40 歳代の女性では子宮筋腫など婦人科系疾患による過多月経などが原因となっている場合が多く，婦人科などの専門医と相談しながら対応していく。高齢者は，しっかり食べていても，老化とともに貧血になってくる。食欲が落ちた，１回に食べることができる量が少なくなったなどといった場合は，主食より主菜から食べるなど，毎食の食事を大切にしたい。

食生活上の留意点として，まずはしっかり食事をとることがあげられる。エネルギー摂取量が不足した状態では，鉄をとるだけでは貧血は解決できない。次に，良質のタンパク質がとれていることが大事である。鉄は単独では生体内には存在せず，タンパク質と結合しているからである。十分なエネルギーやタンパク質がとれているうえで，必要な量の鉄が確保されていることが重要になる。鉄を多く含む食品を付録２から調べてみよう。主食・主菜・副菜のそろった食事を２回，主菜で動物性食品を十分とる（ただし，とりすぎない），副菜な

＊52，貧血の基準
測定機関によって，基準値は若干異なる。

＊53，世界保健機関（WHO）の貧血診断基準
WHO の貧血診断基準は，成人男性でヘモグロビン濃度 13 g/dL 未満，ヘマトクリット値 39％未満，成人女性でそれぞれ 12 g/dL 未満，36％未満である。

どで緑の濃い野菜を１日１品とるといった食事で，多くの鉄欠乏性貧血は改善できる。

ただし，サプリメントによる安易な鉄の摂取は避けるべきである。鉄の過剰摂取は，吐き気や嘔吐，便秘や下痢などの胃腸障害や，鉄沈着，亜鉛の吸収阻害などの健康被害を引き起こす可能性がある。通常の食事では過剰症のリスクはない。

（3）食物アレルギーのための健康・栄養管理

1）食物アレルギーとは

食物アレルギー*54 は，細菌やウイルスなどの外敵からからだを守るはずの免疫システムが，本来無害である食物に対して過剰に反応し，体にとって不都

*54，アレルギー
アレルギーとは，特定の抗原に対して免疫反応が過剰に起こることをいう。

図表４－31　食物アレルギーの症状

皮膚	紅斑（あかみ），蕁麻疹，血管浮腫（腫れ），掻痒（かゆみ），灼熱感，湿疹	
粘膜	眼症状	結膜充血（白目の充血）・浮腫，掻痒，流涙，眼瞼浮腫（まぶたの腫れ）
	鼻症状	鼻汁，鼻閉（鼻づまり），くしゃみ
	口腔咽頭症状	口腔・咽頭・口唇・舌の違和感，腫脹（腫れ）
呼吸器	咽頭違和感・掻痒感・絞扼感（しめつけられる感じ），嗄声（声がれ），嚥下困難，咳嗽（せき），喘鳴（ゼイゼイして息苦しい），陥没呼吸（息を吸い込むとき，胸の一部が陥没する呼吸），胸部圧迫感，呼吸困難，チアノーゼ（唇や爪が青白い）	
消化器	悪心（気持ちが悪くなる），嘔吐，腹痛，下痢，血便	
神経	頭痛，活気の低下（元気がない），不穏（不機嫌），意識障害，失禁	
循環器	血圧低下，頻脈（脈が速い），徐脈（脈が触れにくい），不整脈，四肢冷感，蒼白（末梢循環不全）	

（日本アレルギー学会：アレルギー総合ガイドライン 2019，協和企画，2019）

図表４－32　臨床型分類

臨床型	発症年齢	頻度の高い食物	耐性獲得※（寛解）	アナフィラキシーショックの可能性	食物アレルギーの機序
新生児・乳児消化管アレルギー	新生児期 乳児期	牛乳（乳児用調製粉乳）	多くは寛解	（±）	主に 非 IgE 依存性
食物アレルギーの関与する乳児アトピー性皮膚炎	乳児期	鶏卵，牛乳，小麦，大豆など	多くは寛解	（＋）	主に IgE 依存性
即時型症状（じんましん，アナフィラキシーなど）	乳児期～成人期	乳児～幼児： 鶏卵，牛乳，小麦，そば，魚類，ピーナッツなど 学童～成人： 甲殻類，魚類，小麦，果物類，そば，ピーナッツなど	鶏卵，牛乳，小麦，大豆などは寛解しやすい その他は寛解しにくい	（＋＋）	IgE 依存性
特殊型　食物依存性運動誘発アナフィラキシー（FDEIA）	学童期～成人期	小麦，エビ，カニなど	寛解しにくい	（＋＋＋）	IgE 依存性
特殊型　口腔アレルギー症候群（OAS）	幼児期～成人期	果物・野菜など	寛解しにくい	（±）	IgE 依存性

※成長に伴う消化管機能と免疫学的機能の成熟により，食物アレルギー症状を呈さなくなること。

（日本アレルギー学会：アレルギー総合ガイドライン 2016，協和企画，2016）

合な症状が誘発されることをいう。食物アレルギーの多くは，食べ物に含まれるタンパク質であるアレルゲン（アレルギー反応を引き起こす原因物質）に対して作られたIgE抗体が働いて起こる。これは摂食後2時間以内に症状が現れる即時型アレルギー反応の発症のメカニズムであるが，その仕組みはまだ解明されていない。最近の研究では，発症リスクに影響するものとして，遺伝子要因，皮膚バリア機能の低下，秋冬生まれ，特定の食物の摂取開始時期の遅れが指摘されている。

アレルゲンが体に侵入することで，図表4－31のようなさまざまな症状が出現する。最も多いのは皮膚症状で，呼吸器症状，粘膜症状，消化器症状と続く[*55]。症状が1つの臓器にとどまらず，全身の複数の臓器に同時に重篤な症状が現れる反応をアナフィラキシーとよぶ。これに意識障害や血圧低下をともなうアナフィラキシーショックが引き起こされれば，命にかかわる。

食物アレルギーは，症状などの特徴から図表4－32に示すように，4つのタイプに分けられる。新生児・乳児消化管アレルギーの多くは粉ミルクの原料の牛乳タンパクがアレルゲンで，血便，嘔吐，下痢などの消化器症状が現れる。食物アレルギーが関与する乳児アトピー性皮膚炎では，アレルゲンの除去とスキンケアを並行して行うことで湿疹は軽快していく。即時型症状は，すべての年代で発症する食物アレルギーの典型である。症状は赤みなどの皮膚症状やせきなどの呼吸器症状のほか，目，鼻，消化器などにも現れ，アナフィラキシーを起こしやすい。

特殊型のうち，食物依存性運動誘発アナフィラキシーは小学生から中高生に多くみられる。このタイプは，特定の食物を食べて数時間以内に運動したとき

***55，アレルギーの症状**
食物摂食後60分以内に何らかの症状が出現し，かつ医療機関を受診した患者を対象とした即時型食物アレルギー全国モニタリング調査では，皮膚92.0%，呼吸器33.6%，粘膜28.0%，消化器18.6%，ショック10.4%であった（日本アレルギー学会：アレルギー総合ガイドライン2019，協和企画，2019，p.458）。

＊56，アレルギーの急増
日本では，国民の約2人に1人が気管支ぜん息，アトピー性皮膚炎，花粉症，食物アレルギーなどのアレルギー疾患に罹患している。患者数は増加傾向にあり，重大な社会問題である。アレルギー疾患対策基本法（2014年）が施行，アレルギー疾患に対する基本指針（2017年）が発表されている。

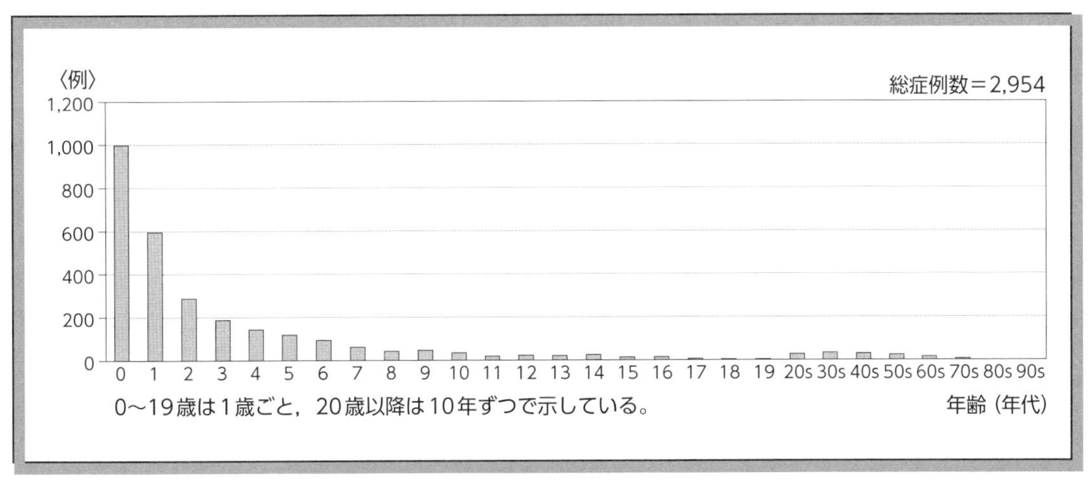

図表4－33　年代別即時型食物アレルギー患者数
（日本アレルギー学会：アレルギー総合ガイドライン2019，協和企画，2019，p.457）

に症状が現れ，食べただけ，運動しただけでは症状は起きない。アレルゲンは小麦やえび，かになどの甲殻類が多く，アナフィラキシーショックを引き起こす危険性が高いため注意が必要となる。口腔アレルギー症候群は，花粉症患者に多くみられ，花粉・食物アレルギー症候群（PFAS）ともよばれている。生の果物や野菜を食べて概ね5分以内に，唇，口の中，のどにかゆみや腫れ，ヒリヒリ感などの症状が現れる。シラカバ，ハンノキの花粉症とリンゴや梨などのバラ科の果物との関連が多く報告されている。

2）食物アレルギーの現状

食物アレルギーは，子どもに多くみられる。年齢が上がるにつれ減少する（図表4－33）[*56]。乳児で約10%，3歳児で約5%，学童以降で1.3～4.5%といわれている。年齢によって原因食品が変わり，また耐性の獲得も異なる。

即時型食物アレルギーの原因食品は，鶏卵，牛乳，小麦の順で，これら3食品が全体の2/3を占める。特に0歳児では，これら3大原因食品が占める割合が95%になる。その後は鶏卵，牛乳，小麦の割合が減り，木の実類，いくら，らっかせい，果物が増えていく。

耐性の獲得も，年齢によって異なる。乳幼児期に発症する鶏卵，牛乳，小麦や大豆は，一般的に3歳までに50%，学童までに60～70%が耐性を獲得していく。学童以降では耐性獲得の可能性は，乳幼児に比べて低い。

3）食物アレルギーへの対応

a．食物アレルギーの治療の原則　原則は，“正しい診断に基づいた必要最小限の原因食物の除去”である。現在[*57]の標準的治療では，診断は原因と考えられる食物を実際に食べて症状の有無を確認する食物経口負荷試験を基本とし，原因となる食物の診断，耐性獲得の確認を行う。治療は必要最小限の原因食物の除去とする。

食物アレルギー患者は，定期的に食物負荷試験を受け，食べられる範囲を定期的に確認することで食生活の幅を広げ，適切な栄養素を摂取し，楽しく豊かな食生活を送ることができるようになる[*58]。また，食物アレルギーを専門とする医師のもとで，アレルゲン食物を計画的に増量しながら食べていき，耐性獲得を導こうとする経口免疫療法（oral immunotherapy：OIT）が，有望な治療方

＊57，以前の治療
厳格除去食療法ともいわれ，疑わしい食品も含めた完全除去が基本であった。また，アトピー性皮膚炎の治療目的として，広範囲にわたり徹底的な食物の除去が指導されることもあった。

＊58，食生活のサポート
管理栄養士などの栄養の専門家は，原因物質を含む食品や誤食の回避について教育し，安全に食べることができる食品や量を具体的に示し，適切な栄養素を確保しながら除去解除を指導する。

＊59，保育所・幼稚園，学校等での対応
学校のアレルギー疾患に対する取り組みガイドライン（(財）日本学校保健会，2019年），保育所におけるアレルギー対応ガイドライン（厚生労働省，2019年），学校給食における食物アレルギー対応指針（文部科学省，2015年）

図表4－34　アレルギー表示対象品目

表　示	用　語	名　称
義務づけ	特定原材料（8品目）	えび，かに，くるみ*，小麦，卵，乳，らっかせい（ピーナッツ），そば
推　奨	特定原材料に準ずるもの（20品目）	アーモンド，あわび，いか，いくら，オレンジ，カシューナッツ，キウイフルーツ，牛肉，ごま，さけ，さば，大豆，鶏肉，バナナ，豚肉，まつたけ，もも，やまいも，りんご，ゼラチン

※くるみは2023年より特定原材料に指定された。

（消費者庁）

法として注目されている。

b．社会的対応　給食における食物アレルギー対応は，安全・安心の確保，おいしく楽しく食べられること，十分な栄養摂取，食について学び，社会性や生きる力を身につけることが目標となる。この目標を実現するために，保育所や幼稚園，学校での対応が進んでいる。この中でアレルギー対応は，①医師の診断による生活管理指導表をもとに取り組む，②給食対応は安全面を重視して，簡単・単純な方法から実施する，③対応は教職員全体で取り組み，職員間，保護者，医療機関との連携を密にすることが重要であると説かれている。

また，安全に食べることができるよう加工食品のアレルギー表示制度も整備されている。図表４－34 に示すように，発症頻度が高い，または重篤な症状が出やすい食品については，表示することが義務づけられている*59。

このように食物アレルギーを取り巻く環境は徐々に整備されてきているものの，未だ家庭内や外食先，学校や保育所での誤食，誤配による事故は少なくない。今後食物アレルギーをもつ人の視点に立った，さらなる社会的対応の推進が望まれる*60。

c．緊急時の対応　アナフィラキシーは，食物アレルギーの最も重篤な病状で，一刻も早い応急処置が必要となる。アナフィラキシーを発症したら，な

＊60，参考
詳細は次のような手引きやガイドラインにあたってほしい。食物アレルギーの栄養指導の手引き 2017（厚生労働科学研究班，食物アレルギー研究会），食物アレルギーの診療の手引き 2020（日本医療研究開発機構），アレルギー総合ガイドライン 2019（一般社団法人日本アレルギー学会）

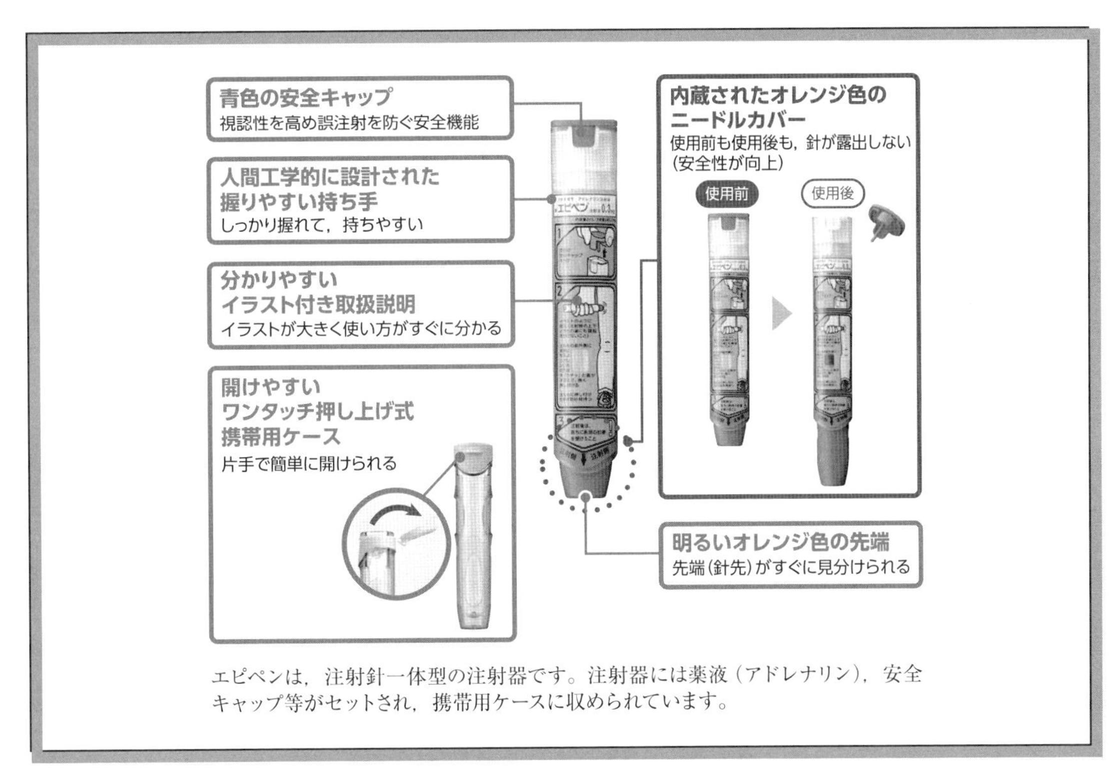

図表４－35　エピペン各部の名称と仕組み
（ファイザー製薬：エピペンガイドブック，http://www.epipen.jp/download/manual.pdf）

＊61，アナフィラキシーショックへの対応
アナフィラキシーショックへの対応が遅れれば死に至ることもある。呼吸困難などの重い症状が出たら，迷わず迅速に注射すべきである。

るべく早く緊急用のアドレナリン自己注射薬であるエピペン®（図表4－35）を使用し，救急車を呼ばなければならない。エピペン®は，アナフィラキシーショックを起こす可能性の高い患者にあらかじめ処方されるもので，本人もしくは保護者が自ら注射する目的で作られたものである。しかし，症状によっては自己注射が不可能な場合もあるため，2009年から救急救命士，続いて緊急時の現場に居合わせた教職員が，自ら注射できない本人に代わってエピペン®を使用することが認められるようになった[*61]。現在，文部科学省をはじめ，都道府県の教育委員会などが学校，保育所，幼稚園等の教職員を対象に，各地でエピペン®の解説や使用方法について講習会を開催し，緊急時対応についての知識やマニュアルの普及啓発を進めている。

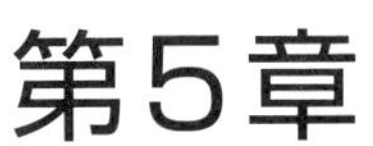

第5章 社会と環境の視点から健康を科学する

震災以降,「絆」や「繋がり」って言葉をよく聞くようになったよね。高校のときにボランティア活動をしてたけど,より一層大切になってるなって感じる。その活動の中で,「格差」って言葉も出てきて,経済格差と健康って何だか関係するみたい。飢餓で苦しんでる国もあれば食べ過ぎで病気になってる国もあるって。最近では同じ国の中で,両方の課題が同時に発生しているらしいよ。そう言えば,歴史的に有名なあの人も糖尿病だったって。だれ?

1. 生活と健康

（1）栄養・食生活と疾病構造の変化

1）日本の疾病構造の変遷

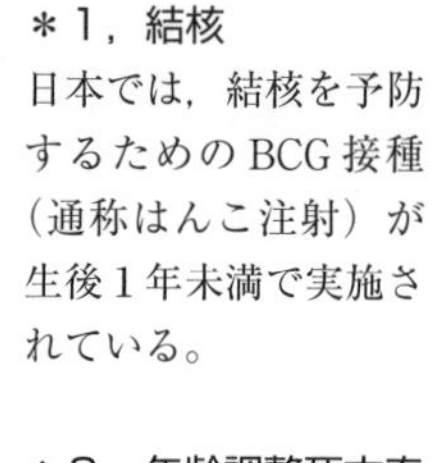

＊1，結核
日本では，結核を予防するためのBCG接種（通称はんこ注射）が生後1年未満で実施されている。

＊2，年齢調整死亡率
死亡数を人口で除した死亡率を粗死亡率というのに対し，年齢構成を調整しそろえた死亡率は年齢調整死亡率という。年齢調整死亡率を用いることで，より正確に年齢構成の異なる地域間で死亡状況の比較ができる。

我が国は，戦後，平均寿命や健康寿命が目覚ましく延び，1970年代には世界でも有数の長寿国となった。その背景には戦後の栄養素等摂取状況の改善，食生活の向上，保健・医療の進歩，経済の発展などがある。主な死因別にみた粗死亡率の推移（図表5－1）をみると，戦後直後は結核[*1]に代表される感染症による死亡割合が高かったが，現在は悪性新生物（がん），心臓病，脳血管疾患（脳卒中）といった生活習慣病が，死因の5～6割を占めている。

近年は高齢化の影響を受け，老衰による死亡率は増加傾向が続いており，2019年には脳血管疾患（脳卒中）にかわり第3位となった。死因は集団の年齢構成の影響を受けるので，年代別や地域別に比較する場合は，年齢構成の影響を取り除いた年齢調整死亡率[*2]が用いられる。年齢調整死亡率でみても粗死亡率と同様，悪性新生物（がん），心臓病，脳血管疾患（脳卒中）が男女とも上位を占めるが，近年は総じて低下傾向にある（図表5－2）。特に，脳血管疾患（脳卒中）による死亡率の減少は，医療技術の進歩による影響が大きい。

2）ライフステージ別の健康・栄養課題

性・年齢（5歳階級）別にみた主な死因の構成割合を図表5－3に示す。5

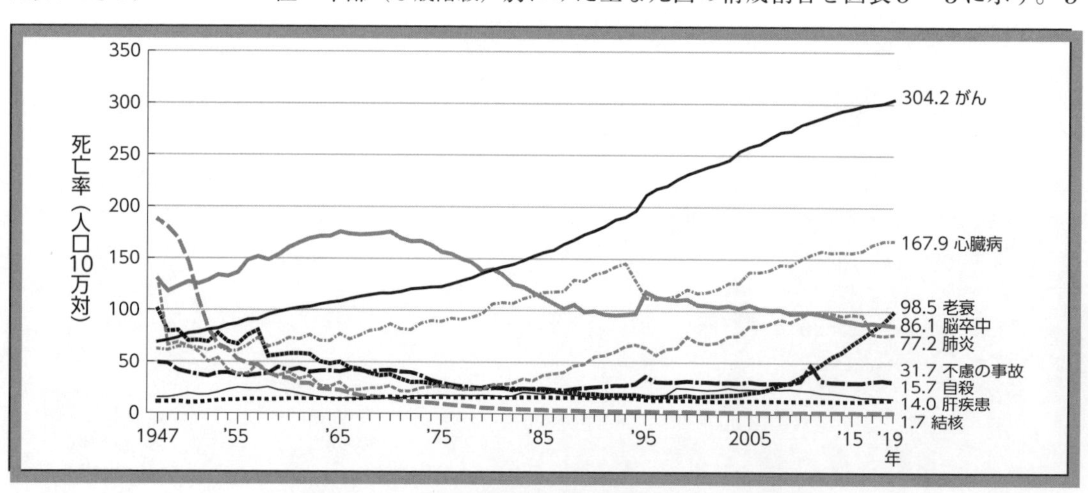

図表5－1　主な死因別にみた粗死亡率の年次推移

（令和元年人口動態統計，厚生労働省）

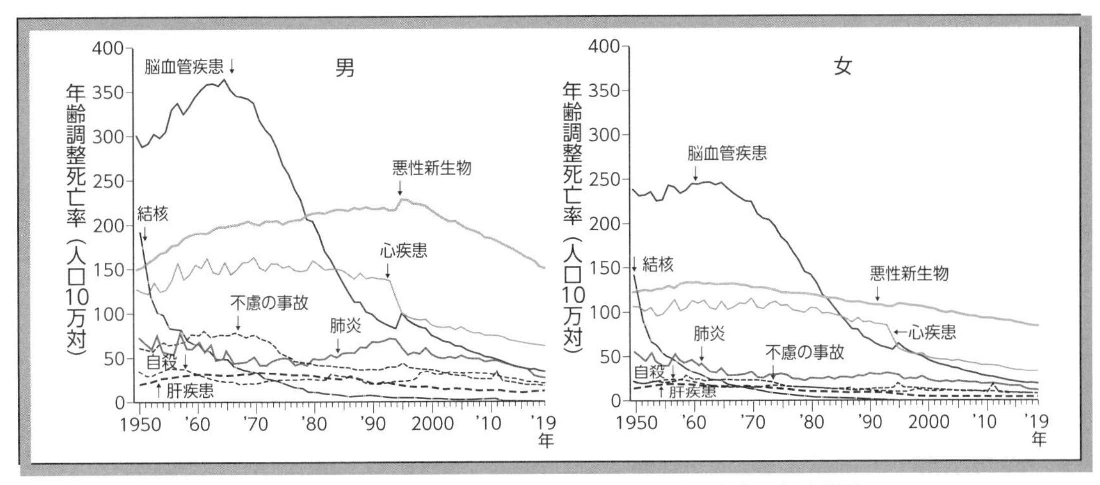

図表５－２　主な死因別にみた性別年齢調整死亡率の年次推移

（令和元年人口動態統計，厚生労働省）

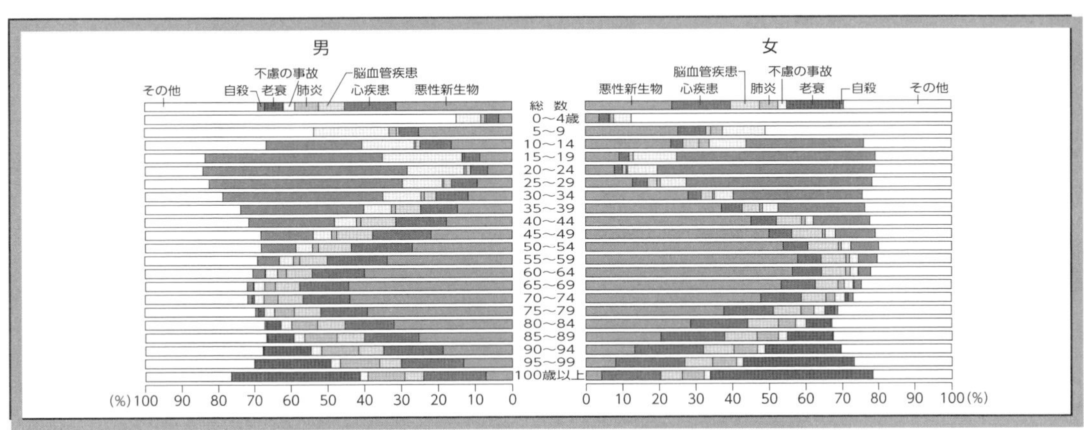

図表５－３　性・年齢階級別にみた主な死因の構成割合

（令和２年人口動態統計，厚生労働省）

～９歳では悪性新生物と不慮の事故，10～14歳では悪性新生物と自殺，15～29歳では自殺と不慮の事故，30～49歳では悪性新生物と自殺がそれぞれ多い。年齢が低いほど不慮の事故や自殺の割合が多く，年齢が高くなるにつれて悪性新生物の占める割合が多くなる。自殺で最も多い理由は，20歳未満の低年齢層は「学校問題」であり，20代以降は「健康問題」である*3。また，かつて不治の病として恐れられていた悪性新生物による死亡は30代以降で高まるが，定期的な健診を受けて早期発見，早期治療することで，現在ではかなりの割合で克服可能になってきた。

＊3，自殺の原因・動機
令和２年中における自殺の状況（厚生労働省・警察庁，2021）

3）食生活の変遷

明治期の文明開化の波は肉食の流行を呼んだものの，一般国民，特に農山漁村民は，昭和初期まで穀類，野菜類，いも類を主とした，いわゆる伝統的日本型食事を自給自足でまかなっていた。1939年の食糧統制以降，第２次世界大戦中は深刻な食料不足に陥った。敗戦を迎えた1945年，占領軍行政当局の指示によって実施された栄養調査によれば，東京都民のエネルギー摂取量は大人１人１日当たり 1,400 kcal しかなく，貧血，脚気，くる病，夜盲症といった栄養素欠乏症が深刻であった。

戦後復興期の 10 年間，総エネルギー摂取量はやや減少して横ばいとなった。これは，炭水化物摂取の穏やかな減少と脂質摂取の増大によるバランス変化に起因する。この時期までは多量の飯・汁物・煮物・漬物に豆腐や塩干魚などが添えられる伝統的日本型食事が続けられていた。当時，肉類，卵類，乳・乳製品類は，ハレの日や祭にのみ摂取する特別な食品であった。

＊4，国民所得倍増計画
池田内閣の下で策定された長期経済計画

1960 年に国民所得倍増計画*4が打ち出されて高度経済成長が一層進み，総エネルギー摂取の増加，タンパク質や脂質の摂取の増大が引き起こされた。特に動物性食品の摂取量は一気に増え，1911 年（明治 44 年）には３g（大人１人１日当たり）であった動物性タンパク質摂取量は 1975 年には約 40 g にも及んだ。それに伴い，動物性脂肪摂取量も著しく増加した。これらの変化の背景には，1964 年の東京オリンピック，1970 年の世界万国博覧会の開催によってさまざまな国の食文化と接したこともあげられる。

栄養素等摂取状況をみると，エネルギーは米類摂取量の低下に伴い 1970 年代後半より連続して減少している。それ以外の栄養素は大きな変化はみられない。エネルギーについては，①労働強度の軽減と労働時間の短縮，②自動車や交通機関の発達などによる日常活動量の低下，③余暇時間の減少による肉体的活動量の低下，などによりエネルギーの需要が減少していることも要因である。また，動物性食品や油脂類の摂取量増加に伴い，総エネルギー当たりの脂肪エネルギー比率は増大し，25％を超えている。

主要栄養素が充足された一方，依然として微量栄養素のミネラルやビタミン不足といった問題も残されている。健康志向の高まりも受け，栄養素をサプリメントに頼るという風潮もみられる。また，個食や孤食といった食事スタイルの問題も起こり，“家族が揃って家庭で手作りの食事を楽しむ”という光景は当たり前のものではなくなった。多様化し変容する食事の“意義”や“文化”を，社会変化に応じてあらためて見直す必要がある時代になった。

（２）少子高齢社会における豊かさと健康

１）平均寿命と少子高齢社会

＊5，日本の平均寿命
2020 年の平均寿命は，男性 81.64 歳，女性 87.74 歳である。（簡易生命表，厚生労働省）

日本の平均寿命は，高度経済成長に伴い急激な勢いで伸びて 1970〜1980 年代には世界一となり，依然として世界のトップレベルである*5。一方で 1975 年以降，出生率が急速に低下し始めた。1990 年代後半には 65 歳以上の高齢者人口が 15 歳未満人口を上回り，2007 年には高齢者人口が 21％を超え，超高齢

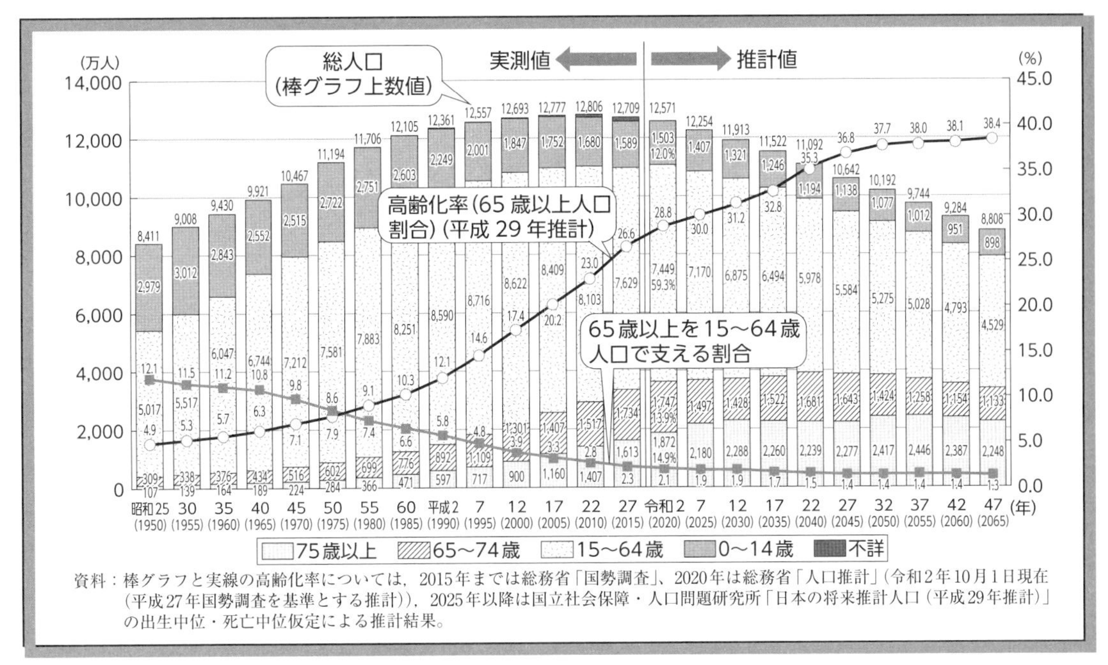

資料：棒グラフと実線の高齢化率については，2015年までは総務省「国勢調査」，2020年は総務省「人口推計」(令和2年10月1日現在(平成27年国勢調査を基準とする推計))，2025年以降は国立社会保障・人口問題研究所「日本の将来推計人口（平成29年推計）」の出生中位・死亡中位仮定による推計結果。

図表５－４　日本の人口推移と将来推計

（令和３年版高齢社会白書，内閣府）

社会*6となった。2008 年以降には，出生数が死亡数を下回り，少子高齢化に加え，人口減少社会に突入した。(図表５－４)。

高齢化の進展に伴い，年金，医療，介護などにかかる社会保障給付費は著しく増大する。65 歳以上の高齢者 1 人を支える 20～64 歳の成人は，1965 年は 9.1 人であったものが，2015 年は 2.3 人，2065 年には 1.3 人に激減すると推計されている。現行の社会保障制度は，高度経済成長期に骨子が作られたが，次世代への負担の先送りにならないよう，抜本的な見直しが求められている。

2）健康寿命

健康寿命は，WHO によると「自立して活動的な生活が継続できる期間（平均寿命－病気やけがによって通常の日常生活に介護を必要とする期間）」と定義されている（図表５－５）。日本の健康寿命は，2002 年の発表以降，世界のトップレベルを保っている*7。しかし，平均寿命と健康寿命との差は大きく，この期間は医療費や介護給付費の負担が大きいことが予想される。今後は，健康寿命の延伸が課題である。

3）戦略としての健康・栄養政策

日本では，多くの健康・栄養政策が展開されている。大きな柱となるのが，2000 年第三次国民健康づくり対策“21 世紀における日本の健康づくり運動”「健康日本 21」である*8。健康日本 21 は，「すべての国民が健やかで心豊かに生活できるような活力ある社会を築くこと」を最終ゴールとし，個人の健康観

＊6，超高齢社会
65 歳以上の高齢者人口が全人口の 21% を超えた社会。高齢化率（65 歳以上の人口の占める割合）は 2014 年に 26.0% に達し，2065 年には 38.4% に達すると予測されている（高齢社会白書，内閣府）。

＊7，日本の健康寿命
2002 年男性 72.3 歳，女性 77.7 歳。2010 年男性が 70.42 歳，女性が 73.62 歳であった（厚生労働省）。

＊8
国民健康づくり対策は，1978 年に第一次，1988 年に第二次（アクティブ 80 ヘルスプラン）に続き，2000 年に第三次が発表された。

資料：厚生労働科学研究費補助金「健康寿命及び地域格差の要因と健康増進対策の効果検証に関する研究」
（注）：健康寿命：人の寿命において「健康上の問題で日常生活が制限されることなく生活できる期間」

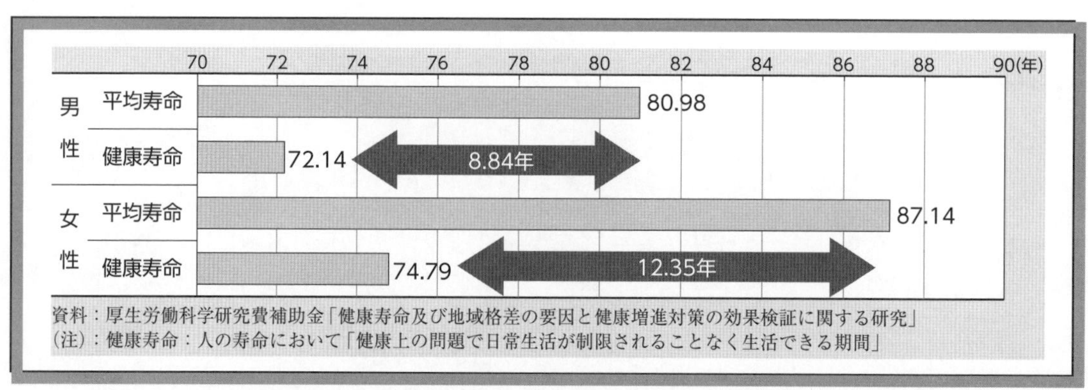

図表５－５　健康寿命と平均寿命との差（2018 年）

（厚生労働省，平成 30 年）

健康の増進に関する基本的な方向

① **健康寿命の延伸と健康格差の縮小**
生活習慣の改善や社会環境の整備によって達成すべき最終的な目標。

② **生活習慣病の発症予防と重症化予防の徹底（NCD（非感染性疾患）の予防）**
がん，循環器疾患，糖尿病，COPD に対処するため，一次予防・重症化予防に重点を置いた対策を推進。国際的にも NCD 対策は重要。

③ **社会生活を営むために必要な機能の維持及び向上**
自立した日常生活を営むことを目指し，ライフステージに応じ，「こころの健康」「次世代の健康」「高齢者の健康」を推進。

④ **健康を支え，守るための社会環境の整備**
時間的・精神的にゆとりある生活の確保が困難な者も含め，社会全体が相互に支えあいながら健康を守る環境の整備。

⑤ **栄養・食生活，身体活動・運動，休養，飲酒，喫煙，歯・口腔の健康に関する生活習慣の改善及び社会環境の改善**
生活習慣病の予防，社会生活機能の維持及び向上，生活の質の向上の観点から，各生活習慣の改善を図るとともに，社会環境の改善。

・上記を実現するため，各生活環境を改善するとともに，国は，対象者ごとの特性，健康課題等を十分に把握。

図表５－６　健康日本 21（第二次）の概要

（厚生労働省）

によって一人一人が主体的に取り組むとともに，社会全体で個人の主体的な健康づくりを支援しようとするものである。生活習慣病の一次予防，目標の設定と評価，健康づくり支援のための環境整備，多様な実施主体による連携のとれた運動を４つの基本方針とし，９領域における具体的な目標と科学的根拠に基づいた改善数値目標が設定された。第一次の最終評価を受けて 2012 年度より「健康日本 21〈第二次〉」[*9]が開始されている（図表５－６）。

＊９，健康日本 21〈第二次〉
☞付録３－６

国や都道府県だけでなく，身近な市区町村や健康づくり関連事業団体による健康づくり運動実施を法的に位置づけるため，2002 年健康増進法が策定された。国民健康・栄養調査（厚生労働省）は，この法律に基づき実施されている。

４）健康から QOL の向上へ

WHO は 1946 年，「健康とは，身体的・精神的および社会的に完全に良好な状態をいい，単に疾病や虚弱でないというだけではない。到達し得る最高の健康水準を享受することは，万人の基本的権利であり，人種・宗教・政治的信条・社会的経済条件のいかんを問わない事項である。それぞれの人間集団が健康であることは，平和と安寧を得る上で不可欠のことがらであり，このためには個人も国もお互いに十分協力しなければならない。」と宣言した。一方，戦後，経済社会の発展によって“物や量”志向が満たされた後，“心や質の豊かさ”を求める時代になり，QOL（quality of life）が重視されるようになった。QOL は「生活の質」「生命の質」「生存の質」「生の質」「生命の充実度」などと日本語訳されているが，その定義はまだ十分なコンセンサスを得ていない。

医療，保健，社会心理，福祉など，分野により QOL の捉え方は異なるが，基本要素として共通しているのは，①身体機能，②心の健康やメンタルヘルス，③社会生活機能であり，これらの枠組みを利用して QOL を評価することが試みられている。例えば，社会心理学分野における WHO の主観的幸福感尺度や，老年社会学分野における老研式活動能力指標（東京都老人総合研究所）などである。さまざまな QOL 評価指標が示されているが，そこには「人間には本来，守られるべき尊厳があり，それを守ることが QOL の根本である」という認識を基盤とし，「従来の客観的指標の上に，高い QOL が獲得されることが真の健康つまり幸福（well-being）につながる」という共通理解が存在している。

食事は，メニューを考えて食材を購入，調理・調味して盛り付け，味わい，片付けるまで，脳を刺激しつつ生活活動を高める非常に意義ある行動である。また，自分で調理ができなくても，さまざまな料理を楽しんで摂取することは，味覚・視覚・嗅覚などを刺激するだけでなく，生活リズムを維持する上で大切である。これらは，高齢者に限らず，一人一人が健康を実現するため，そして高い QOL を得るために，あらゆる世代に共通していえることである。食事は QOL を高く保ち長寿を健康に生き抜くための，根幹となるのである。

（3）持続可能な社会への挑戦

1）世界の健康・栄養課題

かつてみられた，開発途上国は「低栄養→感染性疾患」，先進国は「過剰栄養→非感染性疾患（生活習慣病）」という構造は，もはや成り立たない。いずれの国でも貧富の差が大きくなり，貧しい世帯や農村部にみられる低栄養対策と，高所得世帯や都市部での肥満などの生活習慣病対策が重要になっている[*10]。

栄養不足から栄養過多への移行という栄養転換[*11]は，100 年足らずで起こった。心疾患，脳血管疾患などの生活習慣病は世界規模において大きな疾病負担（burden of disease）となっている。世界保健機関（WHO）は，全世界の年間 5,700 万人の死亡のうち，生活習慣病は 63％を占め，その 8 割は低・中所得の国に集中し，さらに今後も増加が見込まれると報告している。生活習慣病の原

＊10，栄養問題の二重負担（double burden of malnutrition）
低栄養と過剰栄養が混在する状態。

＊11，栄養転換
脂肪や砂糖，飽和脂肪の摂取増加といった高エネルギー食への変化や，日常生活における身体活動の低下などにみるライフスタイルの変化がある。

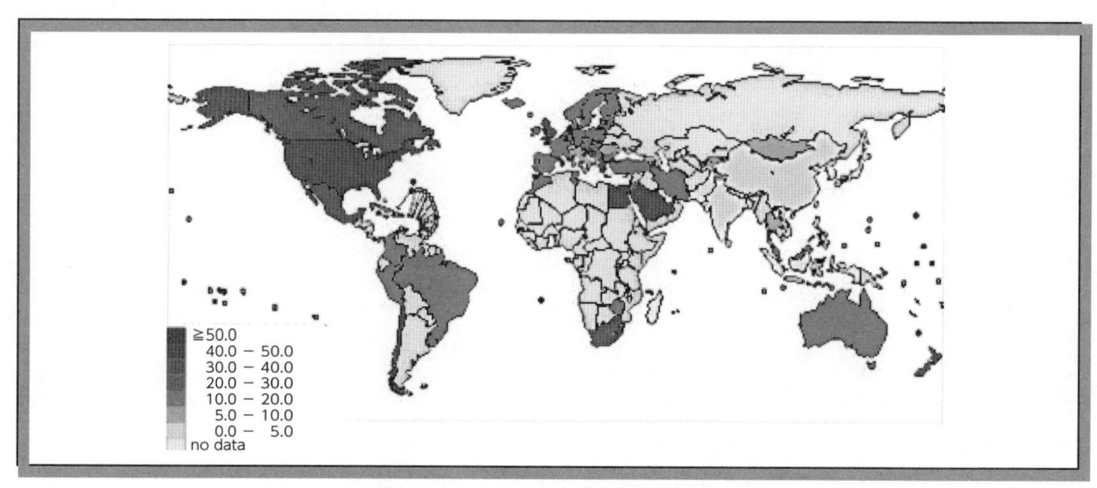

図表5－7　BMI 30 以上の成人の分布

（WHO : Global Database on Body Mass Index）

因として，喫煙，運動や身体活動の不足，過度の飲酒，不健康な食事をあげ，これらは経済的な負担を増大させて経済成長の足かせになると警鐘を鳴らしている。肥満の成人の分布をみると，BMI 30 kg/m^2 以上の者が3割を超える国や地域が広がっている（図表5－7）。いずれも個人でみれば，生活習慣の是正による予防や治療が基本である。しかし，世界的にみられる工業化，都市化，グローバル化のもと，個人や集団の努力だけでは解決できない現状がある。

栄養問題の根底には，人口に見合う食料供給の問題がある。開発途上国では栄養問題の解決が進んできたとされるが，依然として全世界人口の9人に1人に当たる7億9,500万人が栄養不足の状態にあり，特にサハラ以南のアフリカ（サブサハラ）では2割以上と高い値を示す。低栄養[*12]は，乳幼児では死亡リスクが高まり，子どもでは健全な発育・発達の妨げになる。また，妊娠期では母体への影響のみならず低体重児[*13]の増加をもたらし，高齢期では肺炎など感染症による生命の危機につながるなど，どの年代においても深刻な健康問題である。図表5－8に示すような栄養不良の世代間サイクルという負のスパイラルを断つことは，世界的な課題となっている。

＊12，低栄養
低栄養には，タンパク質・エネルギー低栄養状態（protein-energy malnutrition; PEM）以外にもヨウ素，ビタミンA，鉄，亜鉛などの栄養素欠乏がある。

＊13，低体重児
☞ 3-1-2 母親の健康・栄養

2）健康における社会的格差

人々の健康は，医療，衛生，農業，食料だけでなく，政治，文化，経済，社会システムなど，さまざまな要因の影響を受ける（図表5－9）。これらの要因の差が先進国と開発途上国との格差を広げる。人口の多さからみれば，アジアが問題にあげられるが，貧困の増大，感染症の拡大，内乱，農業生産の不調などの問題の深刻さはアフリカで増している。

近年，特に低・中所得国を含む開発途上国において，経済的に遅れた農山村部や都市スラムでの低栄養の問題が改善される一方で，都市部での過剰栄養に伴う肥満が深刻化している。このような開発途上国の肥満問題の背景には安価

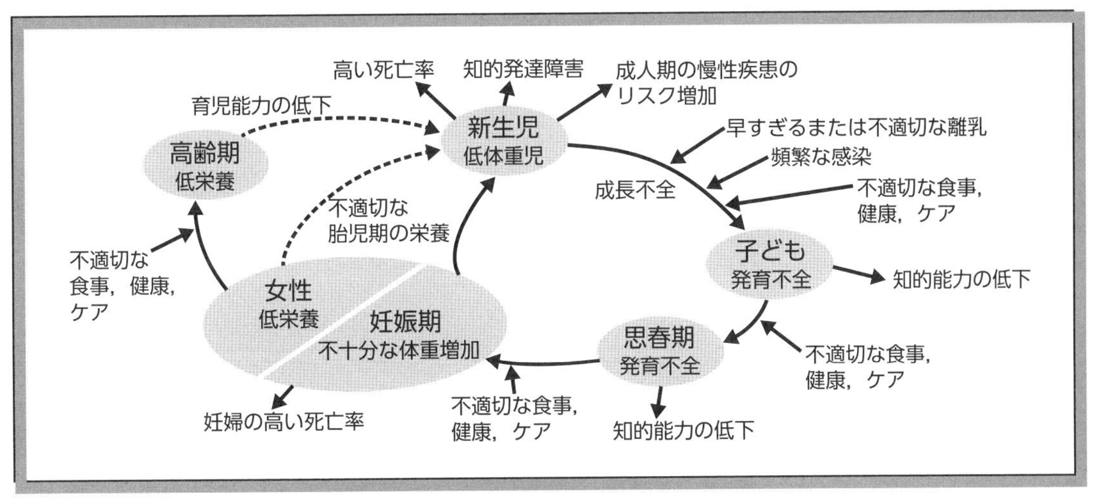

図表５－８　栄養不良の世代間サイクル

（WHO: Integrating poverty and gender into health programmes, 2010）

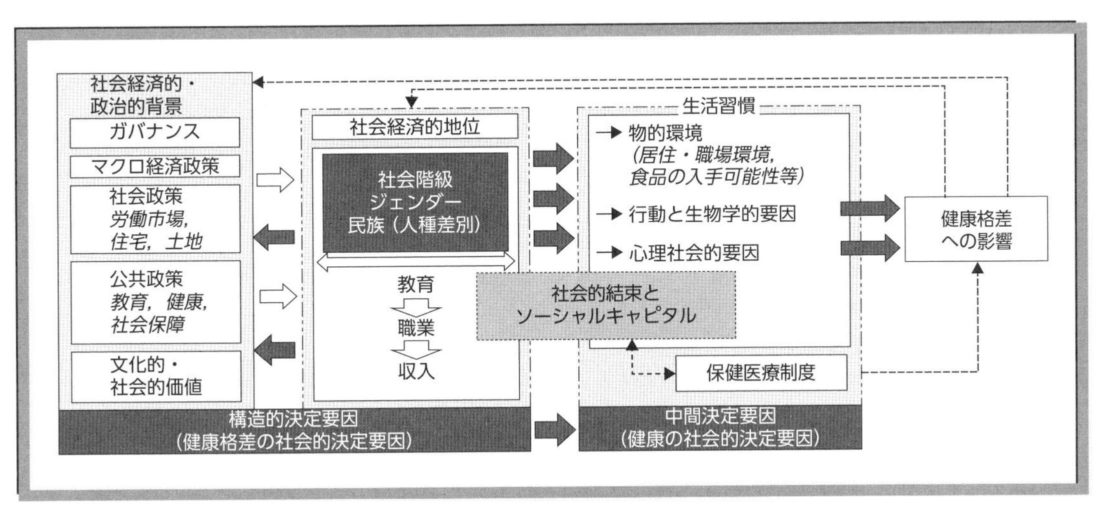

図表５－９　健康の社会的決定要因に関する概念的枠組み

（WHO：A conceptual framework for action on the social determinants of health, 2010
（次期国民健康づくり運動プラン策定委専門委員会　仮訳））

な甘味料や油などを大量に供給し続けた経済のグローバル化に伴う問題がある。図表５－９に示すように，教育歴，収入などの社会経済的地位は，居住環境，生活スタイルや行動，心理的な面に影響を及ぼし，結果として健康を左右する。政治，経済，文化，社会システムなどは，この社会経済的地位と密接に関連する。つまり，生まれた環境によって寿命の長さが変わるということになる。社会の安定を図る上でも，社会経済的地位によって生じる健康格差を縮小させることは，世界共通のきわめて重要な課題である。

3）持続可能な開発目標（SDGs）

国，地域，世帯，個人の異なるレベルで拡大している低栄養と過剰栄養という栄養問題の二重負担は，いずれも人間の生命・健康に大きな影響を及ぼす。

図表5－10　SDGs における食と健康に関する目標およびターゲット

目標2．飢餓を終わらせ，食糧安全保障および栄養改善を実現し，持続可能な農業を促進する	
2.1	2030年までに，飢餓を撲滅し，すべての人々，特に貧困層および幼児を含む脆弱な立場にある人々が一年中安全かつ栄養のある食糧を十分得られるようにする。
2.2	5歳未満の子どもの発育阻害や衰弱について国際的に合意されたターゲットを2025年までに達成するなど，2030年までにあらゆる形態の栄養失調を撲滅し，若年女子，妊婦・授乳婦および高齢者の栄養ニーズへの対処を行う。
2.4	2030年までに持続可能な食糧生産システムを確保し，生産性および生産の向上につながる強靭な農業を実践することにより，生態系の保全，気候変動や極端な気象現象，干ばつ，洪水その他の災害への適応能力向上および土地と土壌の質の漸進的改良を促す。
目標3．あらゆる年齢のすべての人々の健康的な生活を確保し，福祉を促進する	
3.4	2030年までに，非感染性疾患（NCD）による早期死亡を予防や治療を通じて3分の1減少させ，精神保健および福祉を促進する。

（外務省：持続可能な開発のための2030アジェンダ，2015　より抜粋

2030年に向けて，先進国と途上国とにかかわらず全ての国を対象に，全ての人々が豊かで平和に暮らし続ける社会を目指し，「持続可能な開発目標（SDGs）」が2015年9月の国連サミットで採択された。SDGsは，17の目標と169のターゲットで構成されており，食や栄養，健康に関わる項目も多く含まれている。SDGsにおける食と健康に関する項目を図表5－10に示した。

飢餓の終結と栄養状態の改善を掲げる目標2では，食と健康に関して「飢餓を撲滅する（2.1）」こと，「あらゆる形態の栄養失調を撲滅する（2.2）」こと，そのために必要な栄養に富む食品の安定供給に向け「持続可能な食糧生産システムを確保する（2.4）」ことという3つのターゲットが示されており，SDGsの目指す豊かで健康な社会に貢献するための取り組みが進められている。例えば，動物性タンパク質の需要増加，供給源不足に備え，高タンパク質で栄養価が高く，養殖が容易な食材である昆虫食の生産事業の展開拡大や，大豆などを使った代替肉の開発などである。これらはいずれも畜産や養殖に使われていた水資源の保全や環境負荷の減少においても持続可能な食糧生産が期待されている。さらに，目標3のターゲットの一つには，「生活習慣病（非感染性疾患）による早期死亡を，予防や治療を通じて3分の1に減少（3.4）」が掲げられ，対策が講じられている。「健康日本21」を推進する日本をはじめ，生活習慣病の背後にある食環境を変える政策を実施している国は増加しており，欧米では積極的な栄養成分表示の義務化，生活習慣病リスク食品への課税など，食糧の価格政策と販売促進手法などの規制が行われている。また，過剰栄養には，肥満の他に食塩等を摂取しすぎる「微量栄養素の過剰摂取」がある。イギリスでは食塩の最も大きな摂取源であった食パンの食塩含有量を100 gあたり1.23 gから0.98 gへ引き下げる減塩対策が行われ，血圧，心筋梗塞，脳卒中死亡率の低下に有効であった（p.125参照）。このような国別の取り組みとその結果の共有はSDGsの達成に大きな貢献をもたらすと考えられる。

2. 文化と健康

（1）日本の食文化

1）平安時代までの食

縄文時代の主な食料は，イノシシやシカ，トチやヒシの実など自然の採取物であり，石器や土器で食材を調理した。魚介類は，貝類以外にも，あじ，いわしなど豊富な魚種が食べられた。縄文時代中期には中国や朝鮮から稲作が伝来し，弥生時代になると水田稲作は全国に広まって麦やあわ，ひえなどの雑穀などとともに農耕が行われるようになった。豊作祈願や収穫儀礼の農耕祭礼が始まったのもこの頃とされる。古墳時代に伝来した仏教の影響を受け，飛鳥時代には，天武天皇により「肉食禁止令」(675年) が発布された。以降，1871年に明治天皇が肉食再開宣言を行うまで，肉類は表向き食用とされなかった。

奈良時代には，律令制のもと租庸調[*14]が課され，税として米を納める法律が確立した。この頃，遣唐使を通じて大陸との交易も盛んになり，砂糖[*15]や揚げ菓子などがもたらされた。平安時代になると，貴族による宴会は「大饗料理」が中心となる。図表5－11のように，台盤という大きな机状の手前に箸と匙，飯が置かれ，調味料として醤[*16]，酒，酢，塩が添えられた。なま物や戻した干物，加熱調理した食材が一口大に切って盛られ，それらを自分で味付けしながら食べた。平安時代の貴族の日常生活は運動不足や栄養の偏りが著し

＊14，租庸調
律令制における租税制度である。租：収穫された米の一部，庸：労役，調：繊維製品をさす。庸・調は代納物も認められていた。

＊15，砂糖
この時代は薬として用いられた。

＊16，醤（ひしお）
味噌の原型と考えられる。

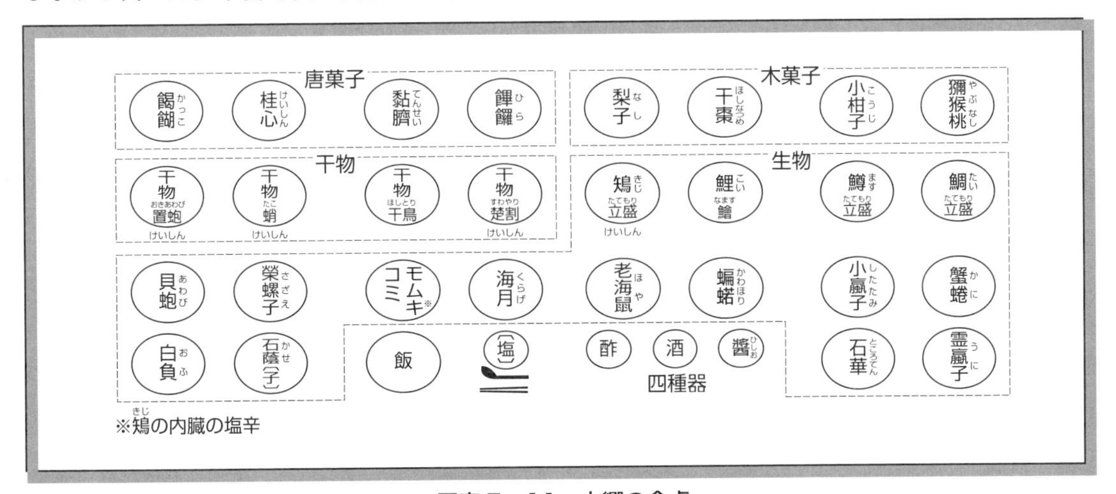

図表5－11　大饗の食卓

「類聚雑要抄指図巻」より作成

く，藤原一族には飲水病とよばれた糖尿病患者が多かった。栄華を極めた藤原道長も糖尿病を患っていたとされる*17。

2）鎌倉・室町・安土桃山時代の食

鎌倉時代は武家社会で，質素が奨励され華美は戒められた。宋より伝わった禅宗の普及とともに，寺院に精進料理が発達し広まった。精進料理は動物性食品を使用せず，野菜，海藻，乾物，豆腐や小麦粉を材料とする。味噌や塩，酢などを用いて調味し，高度な調理技術が必要とされた。曹洞宗の道元は「赴粥飯法」*18 に料理を食べる時の心得と食事作法を記しており，現代にも通じる教えとなっている。

室町時代になると茶道，華道，能，狂言など，今に伝わる文化が成立した。武士の間では家臣が主君をもてなす際の饗応食として「本膳料理」が広まった。日本人の食事の基本である「一汁三菜」は，本膳料理の最も簡単な献立の形式である。味噌汁を飲む習慣が始まったのもこの頃とされる。室町時代後期には，茶の席で懐石*19 が出されるようになった。安土桃山時代，中国や朝鮮の影響に加えて，ポルトガルやスペインなどとの南蛮貿易により新たな文化がもたらされた。かぼちゃやじゃがいもなどの食材やカステラ，コンペイトウなどの南蛮菓子，とうがらしやねぎ，油を用いて調理する南蛮料理が伝えられた。

3）江戸時代の食

江戸時代は長期間に渡って鎖国を行っていたため，他国との文化交流は盛んではなかった。しかし，国内の産業経済が発達し，庶民の経済力が向上したことにより，日本独自の食文化が深化した時代といえる。会席料理が登場し，俳句や連歌とともに，酒と料理が楽しまれた。外国船の入港が認められていた長崎では，中国の影響を受けた卓袱料理*20 が広まった。また，明より渡日した隠元*21 から黄檗宗とともに普茶料理*22 が伝わった。

味噌は農村では自家製であったが，江戸などの都市部では酒・醤油・酢などとともに江戸近郊の醸造業から購入する商品となった。江戸では蕎麦や江戸前の握りずしが屋台料理として親しまれるようになり，上方中心の食文化*23 に加え，江戸独自の食文化が誕生し繁栄するようになった。庶民が日常的に食べていた料理は，相撲の番付にならって，「日々徳用倹約料理角力取組」（図表５−12）にまとめられている。中央の欄の「御菜」は，おかずをさす。その下には，主食を食べるために不可欠な保存食や調味料が記されている。左右に並んでいる料理から，旬の野菜や魚介類を各季節にあった調理方法で食べていたことがわかる。一般的に，朝もしくは昼に一日分の飯を炊き，汁物をつけ，それ以外は冷や飯で，特に夜は，茶漬けに漬物が中心であった。全体としてタンパク質は不足気味で，調理に油は用いられなかったが，米や雑穀などの主食を多く食べて，エネルギーやタンパク質を補完した。

＊17，藤原氏と糖尿病
藤原実資の『小右記』による。

＊18，赴粥飯法の教え
「粥（朝食）や飯（昼食）に赴く法」の意。食べ物を残さない，音を立てて食べないなど。

＊19，懐石
空腹をしのぐために懐のなかに温石を抱いて温めたところから，質素な食事を意味する。

＊20，卓袱料理
長崎の郷土料理。１つのテーブルを囲んで大皿で食べる。当時は各々に膳で出されるのが普通であったため，この中国式のスタイルは珍しかった。

＊21，隠元
中国の明代の禅宗の僧。日本に渡来時に中国の文化や文物を伝える。「インゲンマメ」は，隠元が日本に持ち込んだことから，このよび名がついた。

＊22，普茶料理
中国式の精進料理。大皿に盛られた料理を各自が取り分けて食べる。

＊23，上方文化
京・大坂を中心として発展した町人文化。元禄文化ともいう。

＊24，脚気
ビタミンB_1欠乏による多発性神経炎，浮

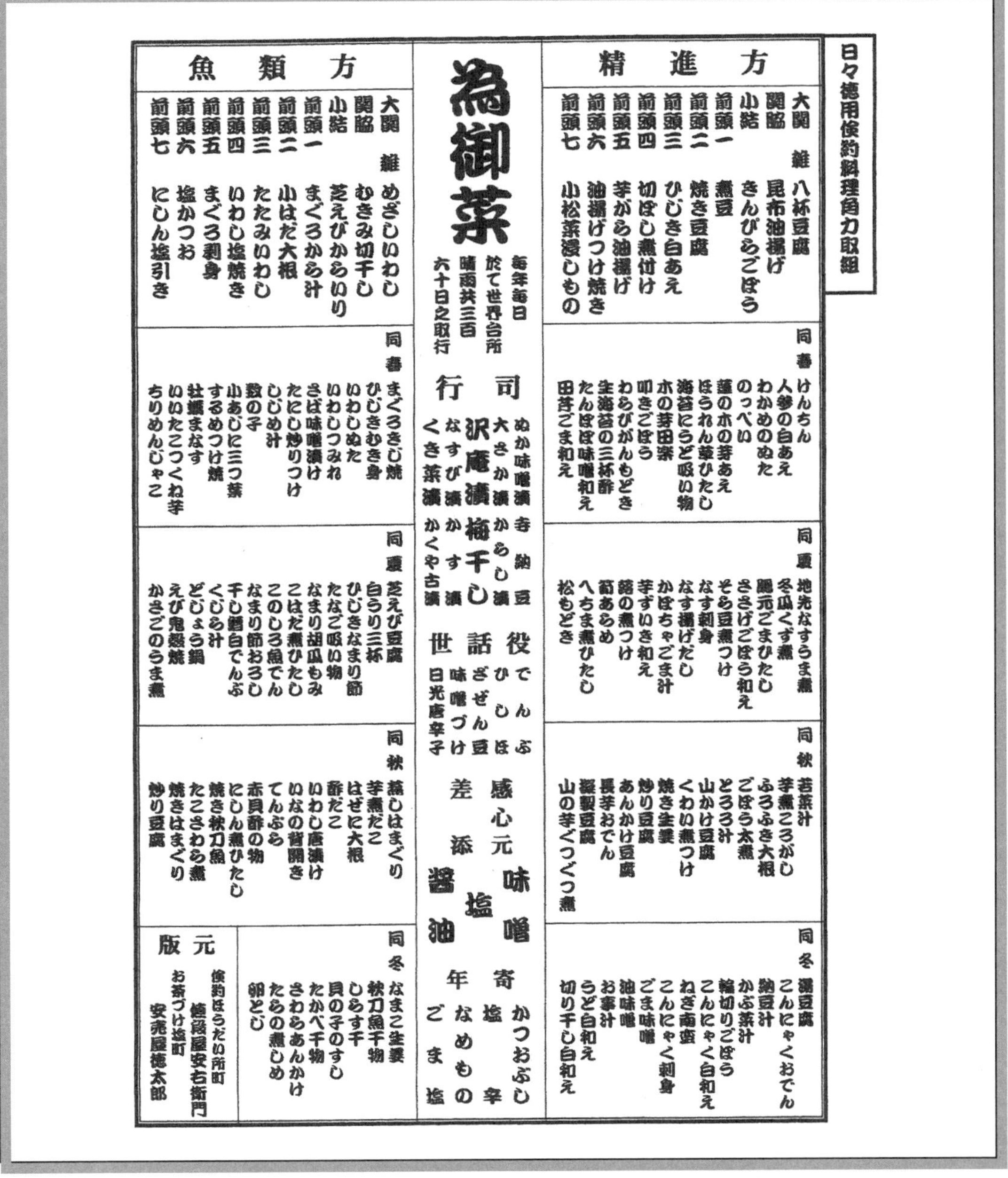

日々徳用倹約料理角力取組

為御菜

毎年毎日 於て世界台所
晴雨共三百六十日之取行

精進方

大関 八杯豆腐
関脇 昆布油揚げ
小結 きんぴらごぼう
前頭一 煮豆
前頭二 焼き豆腐
前頭三 ひじき白あえ
前頭四 切ぼし煮付け
前頭五 芋がら油揚げ
前頭六 油揚げつけ焼き
前頭七 小松菜浸しもの

同春 けんちん
人参の白あえ
わかめのぬた
のっぺい
蓮の木の芽あえ
ほうれん草ひたし
海苔にうど吸い物
木の芽田楽
叩きごぼう
わらびがんもどき
生海苔の三杯酢
たんぽぽ味噌和え
田芹ごま和え

同夏 地先なすらま煮
冬瓜くず煮
隠元ごまひたし
ささげごぼう和え
そら豆煮つけ
なす刺身
なす揚げだし
かぼちゃごま汁
芋ずいき和え
蕗の煮つけ
筍あらめ
へちま煮ひたし
松もどき

同秋 若菜汁
芋煮ころがし
ふろふき大根
ごぼう太煮
とろろ汁
山かけ豆腐
くわい煮つけ
焼き生姜
炒り豆腐
あんかけ豆腐
長芋おでん
擬製豆腐
山の芋ぐつぐつ煮

同冬 湯豆腐
こんにゃくおでん
納豆汁
かぶ菜汁
輪切りごぼう
こんにゃく白和え
ねぎ南蛮
こんにゃく刺身
ごま味噌
油味噌
お事汁
うど白和え
切り干し白和え

行司
ぬか味噌漬 寺納豆
大さか漬 からし漬
沢庵漬 梅干し
なすび漬 かす漬
くき菜漬 かくや古漬

世話役
でんぶ
ひしほ
ざぜん豆
味噌づけ
日光唐辛子

差添 感心元
味噌 塩 醤油

年寄
かつおぶし
塩辛
なめもの
ごま塩

魚類方

大関 めざしいわし
関脇 むきみ切干し
小結 芝えびからいり
前頭一 まぐろから汁
前頭二 小はだ大根
前頭三 たたみいわし
前頭四 いわし塩焼き
前頭五 まぐろ刺身
前頭六 塩かつお
前頭七 にしん塩引き

同春 まぐろきじ焼
ひじきむき身
いわしぬた
いわしつみれ
さば味噌漬け
たにし炒りつけ
しじめ汁
数の子
小あじに三つ葉
するめつけ焼
牡蠣まなす
いいたこつくね芋
ちりめんじゃこ

同夏 芝えび豆腐
白うり三杯
ひじきなまり節
たなご吸い物
なまり胡瓜もみ
こはだ煮ひたし
このしろ魚でん
なまり節おろし
干し鱈白でんぶ
くじら汁
どじょう鍋
えび鬼殻焼
かさごのうま煮

同秋 蒸しはまぐり
芋煮だこ
はぜに大根
酢だこ
いわし唐漬け
いなの背開き
てんぷら
赤貝酢の物
にしん煮ひたし
焼き秋刀魚
たこさわら煮
焼きはまぐり
炒り豆腐

同冬 なまこ生姜
秋刀魚干物
しらす干
貝の子のすし
たかべ干物
さわらあんかけ
たらの煮しめ
卵とじ

版元
倹約ほうだい所町 塩嘗屋安右衛門
お茶づけ塩町 安売屋徳太郎

図表５−12　翻刻版「日々徳用倹約料理角力取組」抄出

都市部や上流階級では精白米を常食としていたために脚気(かっけ)*24が発生し，第二次世界大戦後まで日本の国民病であった。脚気は，心臓障害を伴う重篤な状態を引き起こし，江戸時代には“江戸わずらい”と呼ばれ恐れられた。江戸末期の将軍や明治天皇も脚気を患っていた。

4）近代の食

都市部から徐々に牛鍋などの肉料理や，肉をベースとする洋食が広まった。

腫，心不全などをきたす疾患である。ビタミンB_1は玄米に含まれるが精米すると失われる。精米された多量の白米と副食の少ない食習慣がビタミンB_1欠乏症の原因となった。

西洋料理が日本に伝わったことにより，相対して和食，和菓子，日本料理や和服などの言葉が生まれた。明治中期になると，トマト，タマネギ，キャベツなどの洋野菜が都市部の八百屋にも並ぶようになる。西洋料理の料理本が出版され，西洋料理店も出現した。西洋料理に日本の素材や調理法を組み合わせた和洋折衷（わようせっちゅう）料理も考え出された。

こうした西洋料理への憧れは，社会の上層から徐々に一般社会へと拡がっていったが，日本人全体としては和食志向は強かった。稲作の農業技術は明治期になり飛躍的な進歩をとげたが，消費に対し米の生産量は常に不足していた。そのため麦，あわ，ひえなどの雑穀，だいこんや豆，菜類を加えた混ぜ飯が日常食の中心であった。

昭和の初めの金融恐慌，それに次いで太平洋戦争が起こると，生活物資すべてが不足し，食料も配給制となった。米の代わりにいもを使った代用食が工夫された。戦後は，アメリカの小麦と大麦が食料援助として送られた。また，ララ物資*25の名で知られる南北アメリカの日系人による援助により，全国主要都市の児童への学校給食が開始された*26。

＊25，ララ物質
昭和20年代の食料不足の時代，小学校の学校給食でララ物資としてアメリカより援助を受け導入された脱脂粉乳は，児童の健康と発育の促進に大きく貢献した。

＊26，戦後の食の変遷
☞ 5-1-1 栄養・食生活と疾病構造の変化

一口メモ　『食道楽』（村井弦斎著）

明治21年より報知新聞家庭欄で1年間連載された。食文化を啓蒙した家庭小説であり，2冊の書にまとめたものが当時のベストセラーとなった。この中の「小児には，徳育よりも智育よりも，体育よりも，食育が先。体育，徳育の根源も食育にある」という記述は，その後，時の総理である小泉純一郎の施政方針演説でとりあげられ，食育基本法の制定を後押しすることになる。

（2）食文化と健康

1）漬物と薬

医療や薬が十分でなかった時代，人々は自身の健康を守るために食生活が大切であると経験的に理解していた。日本には四季があり，旬の食材は最も栄養成分の多い状態で摂取できる。また，食材や料理の“食べ合わせ”は，現在では科学的根拠のないことが判明しているが，人々に広く信じられていた食べ方は，健康を意識したものが大半であった。

奈良時代の「延喜式（えんぎしき）」には，さまざまな漬物の記載がみられる。中には普段の食事用とは考えにくい植物を漬けた漬物もみられ，これらは薬用であったと考えられている。現在でも食べられている梅干しは，鎌倉時代の料理書『世俗立要集（せぞくりつようしゅう）』に初めてその名が見られる。梅干しが武家の酒の肴の膳に加えられているのは，敵に毒を飲まされた場合に効力があるとされていたからである。

一口メモ　食と健康

古代ギリシャの医師ヒポクラテス，インドのアーユルヴェーダ，中国医学の『黄帝内経』をはじめ，古来より食と健康に関する多くの記述が残されている。日本では，貝原益軒による『養生訓』（1712年）がよく知られている。

2）近世の薬食い

日本の食文化の中で，獣肉にはけがれがあり，食べると自分の身もけがれてしまうと考えられてきた。しかし実際には，農作物の害獣である猪や鹿を捕獲し，キツネ，タヌキ，ウサギなどの小動物を獲り，農耕用の馬や牛が事故や加齢で倒れると食べることもあった。江戸時代には都市部でも馬肉の桜鍋，鹿肉の紅葉鍋，猪肉の牡丹鍋がひそかに楽しまれた。“薬食い”とは，主に冬に獣肉を食べることをいう。つまり，獣肉食の方便として肉を“薬”と称したのである。これは室町時代，病人の薬として肉類が重用されていたことによる。肉類の高い栄養価が病人の体力回復に効いたのであろう。

3）明治時代の肉食と健康

明治政府は西洋人と対等に渡り合うためにも肉食中心の洋食の普及が急務と考え，宮中でも肉を用いた西洋料理が出されていた。また福沢諭吉は，文明開化の１つとして，欧米の食文化を広めようと努め，「肉食の説」で，牛肉や牛乳が健康や滋養に有効だと強調した。さらに明治７年，文部省（当時）の小学校用教材『小学入門』（甲号）において「水と乳汁は健康を助け酒と煙草は養生に害あり」とし，教育界も肉や牛乳の健康的な側面を強調した。

明治期の洋食の普及には軍隊が大きく影響を与えた。兵力の維持のため，食事と健康に関しての注意が払われ，特に海軍では早くからパン食と西洋料理を取り入れて肉料理も多く出された。陸軍では脚気予防から玄米を混入した米飯が主体であったが，副食には鶏肉や牛肉，あるいは肉の缶詰が用いられた。

（3）食文化と地域社会

1）地産地消と地域の食

地産地消とは，その土地の農林水産物を，その土地で消費することをいう。食に対する安全・安心志向の高まりや，販売形態の多様化を背景に，「互いの顔が見える」関係として，農産物等の直売所や朝市の利用が増えている。地産地消を支えるために，消費者は地元の食材への理解と自身の食生活を意識し，生産者は既存の共同出荷とは異なる個人の生産物の品質管理や，販売形態が必要とされる。また地域の行政は地産品の販売や情報の公開，生産者への積極的な後押しを行う必要がある。

2）地域と伝統野菜

日本の各地域には，昔から作られ，食べられてきた野菜や果実がある。これらは長い時間をかけてその地の気候や地質にあうように改良され，根付いたもので，現在では伝統野菜（在来野菜，地方野菜）とよばれている。伝統野菜は，長くその地の食文化と共にあり，伝統料理を支えてきた。地域で共同して栽培されることもあり，地域の食文化を次世代へ伝えるための大切な存在といえる。

伝統野菜について，統一した定義や呼称はなく，各自治体や，生産に関わる組織などが認定を行っている。例えば京の伝統野菜とは，「明治以前から京都府内に導入され栽培されてきた，たけのこを含みきのこを除く野菜で，現在栽培されているものだけではなく，絶滅したものも含む」とされ，加賀野菜は，「昭和20年以前から栽培され，現在も金沢で栽培されている野菜」と定義されている。また，山形在来作物研究会では，山形県の在来作物は「①ある地域で世代を超えて栽培され，②栽培者自らの手で種取りや繁殖が行われ，③特定の料理や用途（たとえば，祭式や儀礼など）に用いられる作物」としている。

3）伝統料理とハレの日ケの日

日常の食事をケの食事，特別な日の食事をハレの食事という。ハレの日は，一年を通じ決まった日に行われる年中行事と，一生の中での人生儀礼とがある。

年中行事は江戸時代に町人文化の中で盛んになり，幕府は，正月７日の人日（じんじつ），３月３日の上巳（じょうし），５月５日の端午（たんご），７月７日の七夕（しちせき），９月９日の重陽（ちょうよう）の各節句を五節句と定めた。人日には，その一年の無病息災を願って，春の七草*27

＊27，七草
春の七草は，セリ・ナズナ・ゴギョウ・ハコベラ・ホトケノザ・スズナ・スズシロ
秋の七草は，ハギ・キキョウ・クズ・フジバカマ・オミナエシ・オバナ・ナデシコ

図表５－13　年中行事と食

月	行事名	日	料　理
1月	正月	１日～７日	お節料理，雑煮，お屠蘇
	人日の節句	７日	七草粥
	鏡開き	11日	鏡餅を入れたしるこ
	小正月	15日	小豆粥
2月	節分	２日か３日	福豆，恵方巻き
	初午	２月の最初の午の日	いなり寿司，しもつかれ（北関東）
3月	上巳（桃）の節句	３日	ちらし寿司，はまぐりのお吸い物
	彼岸の中日	18日頃	ぼた餅
4月	花祭り	８日	甘茶
	花見	桜の花の咲くころ	花見団子
5月	端午（菖蒲）の節句	５日	柏餅，ちまき
6月	夏至	21日頃	たこ（関西地方）
7月	七夕の節句	７日	そうめん
	土用の丑の日		うなぎ，土用しじみ，「う」のつく食べ物
8月	お盆（月遅れ）	15日	精進料理，そうめん，型菓子
9月	重陽（菊）の節句	９日	菊酒，栗ごはん
	十五夜	旧暦８月15日	月見団子，さといも
	彼岸の中日	20日頃	おはぎ
10月	亥の子	10月の最初の亥の日	亥の子餅
	十三夜	旧暦９月13日	月見団子，栗ごはん，枝豆
11月	七五三	15日	千歳飴
12月	冬至	21日頃	かぼちゃ，小豆粥
	大晦日	31日	年越しそば

を入れた粥が食べられる。図表5－13に年中行事と関連する一般的な料理をあげた。表にあげた料理の他にも各地域特有の伝統料理がある。検索ツールで調べてみると，地元の新たな発見もあり地域への理解も深まるであろう。

人生儀礼と食をみると，生後100日頃にお食い初めが行われる。一汁三菜の膳が用意され，一生食べ物に困らないようにと願いが込められる。人生儀礼の多くの場面で赤飯や鯛など赤色の食材が用いられる。赤には邪気を払う効果があるとされ，縁起がよいためである。

ハレの日には，魚料理や豆腐なども用いて，手のかかった御馳走を食べた。江戸時代の農家には，年間約80日間の年中行事があったといわれる。農家では，普段は主食に頼りがちで栄養バランスを欠く食事であったが，行事のハレの日の食事で，ある程度の栄養の充足が行われたとも考えられる。現代では社会全体が豊かになり，日常的に食べ物が不足することもなくなり，ハレの日の食事も特別なものではなくなった。祝いの日に用いられていた赤飯は，コンビニエンスストアなどでいつでも手に入り，鯛も特別な日の魚ではなくなった。現代ではハレとケの違いを感じにくい。

4）無形文化遺産の和食の特徴

江戸時代までに確立された日本料理*28は，時代ごとに，他国の文化や，宗教・政治形態などに影響され変化してきた。明治時代になって西洋料理が導入されると，和食という言葉が使われ，和洋折衷料理が生まれた。現在の日本人にとっては，これらも和食として捉えられるようになった。江戸時代までの料理様式が狭義の意味での日本料理だとして，それに加えて明治期以降に生まれた料理様式は，広義な意味での日本料理，すなわち現在の和食である，といえる。高度経済成長期以降，ファストフードやコンビニエンスストアの浸透，食の外部化や，肉や乳製品の消費の拡大，油脂の摂取量の増加と米消費の減少など，日本の食は大きく変化した。日々の暮らしと共にあるからこそ食文化は常に変化し，和食の線引きも難しくなってきている。

和食がユネスコの無形文化遺産に登録される際に，「日本型食生活」が高く評価された。米を中心として肉や魚，野菜を副食とした脂肪の少ない食事パターンである。現代の日本人の食事のタンパク質・脂質・炭水化物のバランスをみると1980年代が理想的とされるが，今日においても脂質の摂取量は増えてはいるものの，健康的に生活できる範囲内にあるとされる。

白飯は，色々な料理と組み合わせることが可能で，バランスの良い献立を作りやすい。ハンバーグも，和風サラダも，日本人の食事に組み込むことができるのである。現代の和食とは，ご飯と肉や魚のおかずと，野菜のおかず，それに汁物の組み合わせの献立で，調味する際に，伝統的な発酵調味料である醤油や味噌などが使われていることと捉えられる。

28，日本料理
①大饗料理（それ以前には神人供食の目的を持つ神饌（しんせん）料理があったと考えられている），②精進料理，③本膳料理，④懐石，⑤会席料理の料理様式。
☞ 5-2-1 日本の食文化

3. 環境と健康

（1）健康を決める要因

1）健康の社会的決定要因

喫煙や運動不足，食生活の乱れなどの不健康な生活習慣は，糖尿病や高血圧，脂質異常をはじめとした生活習慣病につながりやすい。「生活習慣を是正しよう！」「健康を維持・増進しよう！」という啓発活動がさかんに行われているが，生活習慣の改善を個人の努力に委ね，病気の発症を自己責任としていては，経済的な理由や環境的な制約を抱えている人々の健康は保障されにくい。

生活環境や経済状況など健康を決める要因を「健康の社会的決定要因」という。WHOから刊行された「The solid facts」（第２版，2003年）に，健康に影響を与える社会的要因10項目について，科学的根拠を踏まえた報告がまとめられている（図表５－14）。

日本の調査でも，所得の低い世帯は所得の高い世帯と比較して，穀類の摂取量が多く野菜類や肉類の摂取量が少ない，習慣的に喫煙している者の割合が高い，健診の未受診者の割合が高い，歯の本数が20歯未満の者の割合が高いなど，社会経済的状況と生活習慣や食生活状況の関連が報告されている[*29]。

＊29，日本の状況
平成26年国民健康・栄養調査，厚生労働省

図表５－14　健康の社会的決定要因と要約

	要　因	要　約
1	社会格差 The social gradient	どの社会でもその最下層部に近いほど平均寿命は短く，多くの疾病が見受けられる。健康政策は健康の社会的・経済的決定要因について取り組まなければならない。
2	ストレス Stress	ストレスの多い環境は人々を不安に陥らせ，立ち向かう気力をそぎ，健康を損ない，ひいては死を早めることもある。
3	幼少期 Early life	人生の良いスタートを切ることは，母子を支援することである。幼少期の発達や教育が健康に及ぼす影響は生涯続く。
4	社会的排除 Social exclusion	貧困の中での人生は短いものとなる。貧困，社会的排除や差別は困窮，憤りなどを引き起こし，命を縮めてしまう。
5	労働 Work	職場でのストレスは疾病のリスクを高める。仕事に対してコントロールができる人ほど，健康状態が良好である。
6	失業 Unemployment	雇用の安定は健康，福祉，仕事の満足度を高める。失業率が高まるほど病気にかかりやすくなり，早死をもたらす。
7	社会的支援 Social support	友情，人との良好な社会的関係，確立された支援ネットワークにより，家庭・職場・地域社会における健康が推進される。
8	薬物依存 Addiction	アルコール・薬物・たばこを習慣とし，健康を害してしまうのは個人の責任ではあるものの，常用に至るにはさまざまな社会的環境も影響している。
9	食品 Food	世界の市場は食料の供給に大きく関わっているため，健康的な食品の確保は政治的問題である。
10	交通 Transport	健康を重視した交通システムとは，公共輸送機関の整備により自動車の利用を減らし，徒歩や自転車の利用を奨励することをさしている。

2）ソーシャルキャピタル（社会関係資本）と健康

日本では，納涼祭や収穫祭などの祭りが地域で開催されたり，余分に作った料理を近所にお裾分けしたりといった地域コミュニティを基盤とした生活がある。そこには，他人への「信頼」，お互い様という「互酬性の規範」，人々の間の「絆（ネットワーク）」が存在している。このような人と人とのつながりや助け合いの精神をソーシャルキャピタル（社会関係資本）という。人と人とのつながりや絆があるほど健康長寿であることがわかっている。また，信頼関係が強く助け合いの精神が根付いているほど，住民は健康になるといわれる。ソーシャルキャピタルの高い地域は，安心・安全であったり，規範意識が高かったりするなど住みやすい特徴があり，何かあれば助けてもらえるようなソーシャルサポート（社会的支援）*30 も受けやすい。

＊30，ソーシャルサポート
心理学者コーエンによれば，手段的，情緒的，情報的，交友的の各サポートと妥当性確認の５つの種類があるとされる。

（2）健康の生態学モデル

健康の維持・増進に向けて，個人に留まらず，個人を取り巻く組織やコミュニティなどを巻き込んだ取り組みが展開されている。これらの施策は，健康には個人に帰属する要因（年齢や性別，心理的など）だけでなく，環境的要因（社会的，経済的，政治的など）が複合的に関与すると想定する「健康の生態学モデル」に基づくものである。図表５－15 に示すように，生態学モデルでは，健康への影響要因が「個人」「個人間」「組織」「コミュニティ」「公共政策」の５つのレベルに分類される。各レベルにおける施策も重要視されるが，異なるレベルが相互に作用することで健康に影響を与えることも考慮する必要がある。

禁煙を例として，５つのレベルに沿って考えてみたい。個人レベルでは喫煙の害悪や禁煙することによる健康効果に関する知識や情報を得ること，個人間

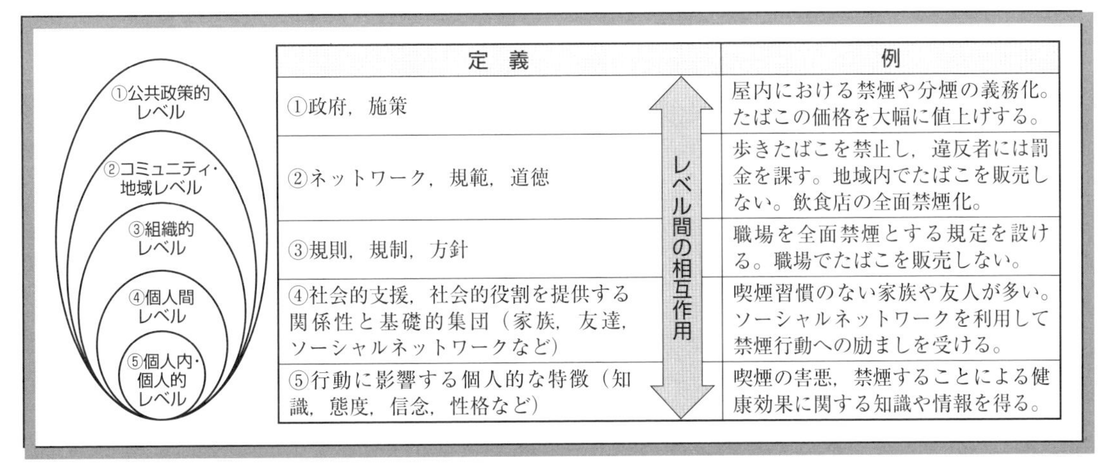

定　義	例
①政府，施策	屋内における禁煙や分煙の義務化。たばこの価格を大幅に値上げする。
②ネットワーク，規範，道徳	歩きたばこを禁止し，違反者には罰金を課す。地域内でたばこを販売しない。飲食店の全面禁煙化。
③規則，規制，方針	職場を全面禁煙とする規定を設ける。職場でたばこを販売しない。
④社会的支援，社会的役割を提供する関係性と基礎的集団（家族，友達，ソーシャルネットワークなど）	喫煙習慣のない家族や友人が多い。ソーシャルネットワークを利用して禁煙行動への励ましを受ける。
⑤行動に影響する個人的な特徴（知識，態度，信念，性格など）	喫煙の害悪，禁煙することによる健康効果に関する知識や情報を得る。

図表５－15　健康の生態学モデルとその例

レベルでは喫煙習慣のない家族や友人が多かったり，ソーシャルネットワークを利用して禁煙行動への励ましを受けたりといったことが考えられる。また，組織では職場を全面禁煙とする規定を設けること，コミュニティや地域では歩きたばこを禁止し違反者には罰金を課したり，飲食店を全面禁煙化したりといったこと，政府はたばこ税を引き上げることなどが考えられる。このように，個人がどのような環境に置かれているのかを整理し，各レベルにおける環境を整備していくことが求められている。

（3）食環境と健康

1）食育基本法と食育推進

日本人のライフスタイルや社会状況の変化の中で，食生活やこれを取り巻く環境が大きく変わってきた。このような背景のもと，2005年に食育基本法が施行された。この法律が制定された目的は，国民が生涯にわたって健全な心身を培い，豊かな人間性を育むことができるよう，食育[*31]を総合的，計画的に推進することにある。

食育基本法では，国民運動として食育を推進するための基本的施策として，次の①から⑦に関わる取り組みが示されている。詳細については毎年刊行されている「食育白書」[*32]を参照されたい。

①家庭における食育の推進
②学校，保育所等における食育の推進
③地域における食生活改善のための取組の推進
④食育推進運動の展開
⑤生産者と消費者との交流の促進，環境と調和のとれた農林漁業の活性化等
⑥食文化の継承のための活動への支援等
⑦食品の安全性，栄養その他の食生活に関する調査，研究，情報の提供及び国際交流の推進

＊31，食育
明治期，石塚左玄の『食物養生法』や村井弦斎の『食道楽』のなかに既に用いられている。

＊32，食育白書
平成26年度版までは内閣府，平成27年度版以降は農林水産省より発表。いずれもHPから全文がダウンロードできる。

2）食事形態と健康

単身世帯の増加や女性の社会進出の拡大に伴い，一般飲食店やファミリーレストラン，コンビニエンスストアなどで外食や中食を利用する機会が増えている。一般に，外食の機会の多い30代から50代の働き盛り世代は，健診で生活習慣病につながる検査項目を指摘され始め，健康への意識が高まる世代でもある。しかし，外食料理では栄養に関する情報が得にくく，自分自身の食事管理が難しいのが現状である。安心して外食や中食を利用できるような環境を整えるために，飲食店や惣菜店等における料理の栄養成分表示が進められてきた。

1990年に厚生省（当時）は「外食料理の栄養成分表示ガイドライン報告書」

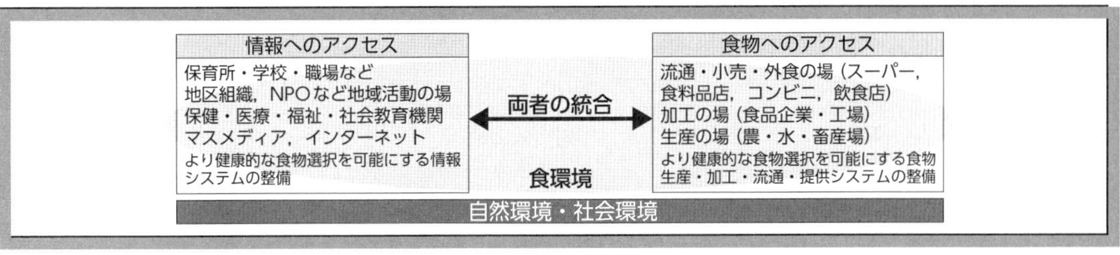

図表5－16　情報，食物へのアクセス

（健康づくりと食環境との関係：健康づくりのための食環境整備に関する検討会報告書，厚生労働省，2004より一部抜粋）

を作成した。その後，各自治体では「外食料理栄養成分表示ガイドブック」が作成され，栄養士会，外食産業団体，商店街等と協力したさまざまな取組みが行われている。また，外食及び持ち帰りの弁当・惣菜を定期的に利用している者はほとんど利用していない者より，主食・主菜・副菜を組み合わせた食事の頻度が低いとの報告がある*33。栄養成分表示はもとより，主食・主菜・副菜のそろったバランスのよい食事を提供する飲食店や惣菜店の増加が期待される。

＊33，外食に関わる報告
平成27年国民健康・栄養調査，厚生労働省

3）食環境の整備

食環境とは，図表5－16に示すように，食物へのアクセスと情報へのアクセス，そして両者の統合を意味する。食物へのアクセスとは，食物生産，加工，流通など生産から消費の場をさす。よって，食物へのアクセス面の整備には，より健康的な食物を選択しやすいフードシステムづくりが考えられる。また，情報へのアクセスとは，地域活動や教育機関，マスメディアなどによる食や栄養，健康に関連する情報システムをさす。情報へのアクセス面の整備には，すべての人々が健康や栄養・食生活に関する正しい情報を的確に得られる状況をつくり出すことが必要である。さらに，情報にアクセスしにくい人々を生み出さない食情報のシステム整備が考えられる。このようなフードシステムあるいは情報システムに関わる関係者やその人の食生活に大きな影響を与える関係者は，その人のライフステージやライフスタイルによって異なる。

高血圧予防のために減塩に心がけるよう啓発する活動は多いが，なかなか成果は上がりにくい。個人が心がけや努力をしなくても自然と減塩でき健康につながったイギリスの食環境整備の事例*34を紹介する。イギリス国民は加工食品からほとんどの食塩をとっており，中でも毎日食べるパンの影響は大きい。そこで，パン業界を巻き込んだ施策を実施し，使用される食塩量を10年かけて約2割減少させることに成功した。その結果，国全体で減塩が進み，血圧も改善され，心疾患と脳卒中の死亡率が低下した。日本人の食塩摂取は家庭の食事からが多く，醤油と味噌だけでなく，魚の塩蔵品，漬物，加工品など多岐にわたる。イギリスとは事情が異なるものの，学ぶことは多い。食品業界の意識改革も含め，日常的に使用される食品の食塩含量低下に向けた努力が求められている*35。

＊34
He FJ et al, Salt reduction in England from 2003 to 2001, BMJ Open, 14 : 4, 2014

＊35，日本での取り組み
日本でも，食品業界による取り組みが始まっている。例えば，カップラーメンに含まれる食塩を，2020年までに15%減らす目標を掲げた企業もある。

図表５－17　食に関する連携先の例

大項目	企業・組織，業種別組合など	地域組織，非営利団体など	行　政
保　健 医　療	保険者（健康保険組合，国民健康保険団体連合会） 保健医療専門家団体（栄養士会，在宅栄養士会，調理師会，保健師会，医師会，歯科医師会，薬剤師会等），医療機関，保健施設　等	食生活改善推進協議会 生活改善委員会 愛育班 患者会，患者家族会　等	健康づくり・地域保健 医療，福祉 健康保険 生活衛生（食品衛生）等
農　林 水　産	農業協同組合，生産者組合 農産物直売所　等	生産関連 NPO　等	農林水畜産　等
教　育	幼稚園，小・中・高等学校 専門学校・大学等，児童館，公民館　等	PTA，保護者の組織 教育関連 NPO スポーツ少年団・クラブ　等	教育委員会 青少年本部 生涯教育　等
福　祉	保育所および関連団体 社会福祉施設　等	保護者の組織，育児グループ 社会福祉協議会，民生委員会 福祉関連 NPO　等	児童福祉，高齢者福祉，介護相談，障害者福祉等
生　活	マスメディア（新聞，雑誌，テレビ，ネット等） 生活協同組合，消費者団体 スーパーマーケット，コンビニエンスストア，食料品店，飲食店，商店街，商工会　等	老人クラブ 町内会，自治会 まちづくり・環境関連 NPO　等	生活環境，防災 子育て，少子高齢 消費生活，生活文化 地域振興，産業振興　等
経　済 ほか	企業（労働組合），産業保健センター，労働安全衛生協会，給食委託会社，運輸・通信関係企業　等	地域経済関連 NPO　等	労働安全衛生，産業労働 財政，運輸・通信，交通，都市計画 広報，政策企画　等

図表５－18　対象特性別　食支援のための連携例

対象者	連携例
幼稚園・ 保育園児	［園で］自治体の管理栄養士が保護者を対象とした栄養相談会などを実施。 ［園外で］農協の青年部の会が園児を対象とした農産物の収穫体験を実施。
小学生・ 中学生	［学校内で］近隣農家が総合学習の時間を活用した食育授業で，生産，調理，食べるまでを通した体験学習のチームティーチングを実施。 ［地域コミュニティで］児童館で，児童館スタッフ，JA，子どもの食育 NPO の協働企画で，地域の伝統食材を使った伝統料理の親子食体験会を実施。
成人勤労者	［職場で］人事部と給食部門が連携して，定期健康診断後のフォローアップ講習で，社員食堂を使った栄養教室を行う。 ［食堂で］産業保健部門と給食部門が連携して，利用者の栄養状態の評価（肥満の有無や身体活動レベル）を行い，複数のヘルシーメニューを提供。
主　婦	［スーパーの売り場で］地元 JA との協働で，産直など新鮮な野菜を安価で提供し，野菜の適量や必要性の情報提供をする。
高齢者	［飲食店や食料品店で］高齢者が野菜や生鮮品を購入しやすいように少量単位で販売，宅配サービスなどを行う。 ［コンビニで］地域栄養士会と協働で，食塩控えめ弁当を開発し販売。 ［自治会館で］食生活改善推進員や栄養士会会員，認知症支援 NPO スタッフが協働で，高齢者が立ち寄りやすいような“ちょこっとカフェ”を開く。

4）対象に応じた連携例

食に関する連携先の例を図表５－17 に示す。食生活を改善するために行動変容を支援するには，関係者が連携していくことが鍵となる。例えば，健康づくりに関心がない層に対して，その層に働きかけるために彼らが関心をもつルートからアプローチすることは有効である。そのために，まずはそのルートの関係者との連携が必須となる。

対象のライフステージや特性に応じた食の支援が，さまざまな関係者と連携して行われている。近年多くなってきた連携の例を図表５－18 に示す。連携して実施した取組みは，評価を行い，どのような連携や取組みが，どのような効果があるのかを検証する必要がある。連携をうまく進めるには，関わった側にもメリットがあることが大切になるため，対象者への効果と同時に関わった側にもメリットがあったのか検証することも重要である。

付録１　主な栄養素とその働き

１．炭水化物とは

炭水化物は，エネルギー源となる糖質とエネルギー源にならない食物繊維に分けられる。糖質には，炭水化物の最小構成単位である単糖類（グルコース，フルクトース，ガラクトース），単糖が２分子結合した二糖類（マルトース，スクロース，ラクトース），単糖が数百から数千分子結合した多糖類（デンプン，グリコーゲン）がある（表１）。平均的な日本人の食事では，１日に摂取するエネルギーの約60%が炭水化物に由来する。

デンプンやグリコーゲンは口腔内において唾液アミラーゼの作用を受けた後，十二指腸を経て小腸で膵液のアミラーゼの作用を受け分解され，小腸粘膜上皮細胞にて，スクロースやラクトースも含め，マルターゼ，グリコシダーゼ，スクラーゼ，ラクターゼなどの二糖類分解酵素によってそれぞれの構成単糖に分解され，粘膜上皮細胞内に取り込まれる（膜消化）。取り込まれた単糖はその後毛細血管内の血液に入り，門脈を経て肝臓に運ばれる。

糖質は１g当たり４kcalのエネルギーをもつ。肝臓に運ばれたスクロースやガラクトースもグルコースに変換され，血液中に放出され各組織に運ばれた後，最も重要なエネルギー源として利用される。ことに，脳，神経系，赤血球などは通常グルコースのみをエネルギー源としている。また，核酸や細胞膜などの構成成分ともなっている。

表１．炭水化物の分類と特徴

種類			特徴
糖質	単糖類	グルコース	体内でエネルギー源として利用される最も重要な糖である。自然界に広く存在する。人の血液中に常にほぼ一定（80～100 mg/dL）の量が含まれている。ブドウ糖ともいう。
		フルクトース	糖類の中では最も強い甘味を示し，特に低温で強い甘味を示す。自然界に広く存在する。果糖ともいう。
		ガラクトース	ガラクトースやその他オリゴ糖の構成成分として存在する。
	二糖類	スクロース	グルコースとフルクトースが結合したもの。砂糖の主成分である。ショ糖ともいう。
		ラクトース	グルコースとガラクトースが結合したもの。牛乳の甘味成分である。乳酸菌の増殖作用や，カルシウムや鉄の吸収促進作用がある。乳糖ともいう。
		マルトース	グルコースが２分子結合したもの。麦芽やさつまいも，水あめに多く含まれ，さわやかな甘味を示す。麦芽糖ともいう。
	多糖類	デンプン	多数のグルコースが直鎖状あるいは分岐状に結合したもの。植物の貯蔵多糖であり，主に穀類やいも類に含まれる。
		グリコーゲン	多数のグルコースが結合したもので，多くの分岐をもつ。動物の貯蔵多糖であり，主に肝臓や筋肉に存在する。
食物繊維			人の消化酵素で分解されない難消化成分。エネルギー源としては期待できないが，複数の生理機能が認められている（p.130を参照）。セルロース，ヘミセルロース，ペクチンなど。

２．タンパク質とは

タンパク質は多数のアミノ酸がペプチド結合したものであり，生体を構成する細胞の細胞質の主成分である。人では水分（体重の50～60%）を除いた乾燥成分の30～40%を占める。

摂取されたタンパク質は，胃で胃液に含まれる塩酸およびペプシンの作用を受け部分的に分解され，次に十二指腸で膵液に含まれるトリプシンやキモトリプシンの作用を受けペプチドまで分解され，ジペプチダーゼによって最小単位であるアミノ酸に分解された後吸収され，門脈を経て肝臓に運ばれる。

タンパク質は体細胞の構成成分であるだけでなく，ホルモン，酵素免疫体などの主成分でもある。これら体タンパク質は常に新しく作り替えられているし，また成長期などの体内に新しいタンパク質が蓄積されるときは十分確保されなければならない。１g当たり４kcalのエネルギーをもち，エネルギー源ともなる。

タンパク質を構成するアミノ酸は，20種類ある。このうち，体内で合成できないか，あるいは合成の速度が遅いため，食事から摂取しなければならないものを必須アミノ酸という。人の場合，バリン，ロイシン，イソロイシン，メチオニン，トリプトファン，フェニルアラニン，スレオニン，リシン，ヒスチジンの９種類である。これら必須アミノ酸をバランスよく，量的にも十分含んでいるタンパク質を良質タンパク質という。

なお，日常の食事では，一般的に総タンパク質に占める動物性タンパク質の割合が40%以上であればタンパク質の栄養価が問題になることはない。

３．必須アミノ酸とタンパク質の栄養価

必須アミノ酸は，人の体タンパク質の材料として必要であるが，どれも栄養的価値が等しいわけではなく，必要量も異なる。そのため，９種類の必須アミノ酸の含有割合がタンパク質の栄養価に大きく影響し，アミノ酸スコアがその指標となる。これは，アミノ酸評点パターン（理想的な必須アミノ酸組成を示すもの）と当該タンパク質の必須アミノ酸とを比較し算出したものである。

多くの動物性タンパク質は，９種類の必須アミノ酸すべての必要量を満たしているためアミノ酸スコアは100であ

る。一方で，穀類にはリシンが少なく，精白米の場合には必要量の65％しか含まない。このような最も不足するアミノ酸（第一制限アミノ酸とよぶ）の充足率がアミノ酸スコアであり，精白米の場合は65となる。植物性タンパク質は一般に栄養価が低いが，例外として大豆のタンパク質は栄養価が高く，アミノ酸スコアは100である。

なお，通常はただ1種類の食品だけを食べ続けるということはないので，種類の異なるタンパク質を一緒にとることによってお互いの不足しているアミノ酸を補い，その食事のタンパク質の栄養価を高めることができる（アミノ酸の補足効果）。例えば，精白米はリシン含量が少ないが，肉や魚介類はリシン含量が多い。これらを一緒に食べると，精白米の足りないリシンを肉や魚類で補い，タンパク質の栄養価が高まる。このように，主食となる穀類のタンパク質そのものの栄養価が決して高くなくても，主菜として良質のタンパク質を含む動物性食品や大豆・大豆製品，あるいは乳・乳製品を一緒にとることによって，1食の食事の中で量・質ともに十分なタンパク質を確保することが可能となる。

4．脂質とは

脂質は一般に水には溶けないがエーテルなどの有機溶媒には溶けるという性質をもつ。バター，ラード（豚脂），ヘット（牛脂）など動物性の固形脂肪，魚介類に含まれる動物性の油，植物油がある。化学構造の違いにより単純脂質（中性脂肪など），複合脂質（リン脂質，糖脂質），誘導脂質（コレステロールなど），結合脂質（リポタンパクなど）に分類される。1分子のグリセロールと3分子の脂肪酸がエステル結合した中性脂肪が，量的にも多い。

摂取された脂質は，十二指腸で腸液によりケン化され，胆汁中の胆汁酸により乳化されたところで，膵液中のリパーゼの作用を，小腸上皮細胞で腸リパーゼの作用を受け，グリセロールと脂肪酸に分解される。吸収経路は2つに分かれており，グリセロールや短鎖・中鎖脂肪酸は腸粘膜より吸収され門脈を経て肝臓に運ばれる。長鎖脂肪酸やモノグリセライドは吸収された後，小腸上皮細胞内で中性脂肪に再合成され，その後，タンパク質やリン脂質，コレステロールとともにリポタンパクを形成してリンパ管内を輸送され，血液と合流する。

脂質には，効率のよいエネルギー源（9 kcal/1 g）であることから食事の分量が少なくてすみ胃腸の負担が軽くなる（成長期の子どもや運動選手のように体の大きさのわりに多くの食事を必要とする場合に利点となる），胃の蠕動運動を緩め胃内停留時間が長くなることから腹持ちがよい，生理活性物質を生成する必須脂肪酸が確保できる，脂溶性ビタミンの吸収をよくする，燃焼の過程でビタミンB_1を必要としないといった働きがある。

5．脂肪酸とは

脂質を構成する脂肪酸は，表2に示すような種類がある。

飽和脂肪酸は陸上に棲む動物の脂肪に多く含まれ，過剰にとれば動脈硬化性疾患のリスクを高める。

一価不飽和脂肪酸はオリーブ油や菜種油（キャノーラ油）などに多く含まれる。酸化されにくいという性質をもつ。

多価不飽和脂肪酸のうち，n-3系多価不飽和脂肪酸は魚油に（α-リノレン酸はシソやエゴマに多い），n-6系多価不飽和脂肪酸は植物油に多く含まれる。

n-3系多価不飽和脂肪酸やn-6系多価不飽和脂肪酸からは，体内でプロスタグランジンやロイコトリエンという物質が合成される。n-3系由来のものはアレルギー反応や炎症反応の軽減，血圧降下作用，血小板凝集や血栓形成抑制作用などがあるのに対し，n-6系由来のものはn-3系と拮抗する作用をもつ。

リノール酸，リノレン酸，アラキドン酸は，体構成成分として不可欠であり重要な生理機能をもつが，人の体内で合成できないため，食品から摂取しなければならない必須脂肪酸である。

表2．主な脂肪酸の分類

<table>
<tr><th colspan="4">分　類</th><th>脂肪酸名</th><th></th></tr>
<tr><td colspan="4">短鎖脂肪酸</td><td>酪　酸
カプロン酸</td><td>C4
C6</td></tr>
<tr><td colspan="4">中鎖脂肪酸</td><td>カプリル酸
カプリン酸</td><td>C8
C10</td></tr>
<tr><td rowspan="4">長鎖脂肪酸</td><td colspan="3">飽和脂肪酸</td><td>ラウリン酸
ミリスチン酸
パルミチン酸
ステアリン酸</td><td>C12
C14
C16
C18</td></tr>
<tr><td rowspan="3">不飽和脂肪酸</td><td colspan="2">一価不飽和脂肪酸</td><td>パルミトオレイン酸
オレイン酸</td><td>C16：1
C18：1</td></tr>
<tr><td rowspan="2">多価不飽和脂肪酸</td><td>n-3系</td><td>α-リノレン酸
エイコサペンタエン酸（EPA）
ドコサヘキサエン酸（DHA）</td><td>C18：3
C20：5
C22：6</td></tr>
<tr><td>n-6系</td><td>リノール酸
γ-リノレン酸
アラキドン酸</td><td>C18：2
C18：3
C20：4</td></tr>
</table>

6．ビタミンとは

ビタミンは，「エネルギーとはならずに，微量で動物の正常な健康・成長・発達に必要な有機化合物で，体内では合成されないか，あるいは十分量が合成されないため，食物として補給しなければならない必須成分の総称」と定義される。脂溶性と水溶性の２つに分けることができる（表３）。

脂溶性ビタミン：ビタミンA，ビタミンD，ビタミンE，ビタミンK

水溶性ビタミン：ビタミンB_1，ビタミンB_2，ナイアシン，ビタミンB_6，葉酸，ビタミンB_{12}，ビオチン，パントテン酸，ビタミンC

脂溶性ビタミンは水には溶けず，脂肪と同じ経路で吸収される。脂溶性成分の酸化還元，骨代謝，血液凝固などに関与する。脂溶性のため，ビタミンA，D，Kは肝臓に，ビタミンEは脂肪組織に貯蔵される。過剰に摂取した場合は健康被害のリスクが高まる。

水溶性ビタミンは脂肪には溶けず，過剰に摂取しても尿中に排泄されるため体内に蓄積されることはない。ビタミンB群（上記水溶性ビタミンのうち，ビタミンC以外の８種類）は補酵素としてエネルギー発生系に関与，ビタミンCは水溶性成分の酸化還元などに関与する。

表３．主なビタミンの特徴

種類		働き・特徴	代表的な欠乏症	主な供給源
脂溶性ビタミン	ビタミンA（レチノール）	動物性食品のレチノールと植物性食品のカロテンがある。β-カロテンは，体内でビタミンAに変換されるほか，抗酸化作用をもつ。ロドプシンを形成し，網膜の光感受性に関与。成長促進作用，上皮組織（皮膚や粘膜など）の保護作用，免疫増強作用（発がん抑制作用）など。レチノイン酸として特定遺伝子の発現調節に関与。急性過剰では悪心や頭痛，慢性過剰では体重低下や頭蓋骨の変形，食欲不振，四肢痛，皮膚剥離，肝臓障害などを起こす。	粘膜障害，皮膚の乾燥・角質化，視機能障害（暗順応の低下，夜盲症）免疫能の低下，成長阻害など	緑黄色野菜，肉類，レバー，うなぎなど
	ビタミンD（カルシフェロール）	小腸からのカルシウム（Ca）の吸収促進，Caとリンの代謝調節。皮下で紫外線照射によってビタミンDが合成されるが，それだけでは十分ではなく経口摂取が必要。過剰摂取では，食欲不振，骨端の過度の石灰化，腎臓や動脈へのCaの沈着など。	小児ではくる病，成人では骨軟化症や骨粗鬆症など	魚，卵，レバー，きのこ類など
	ビタミンE（トコフェロール）	脂溶性画分で強い抗酸化作用を示す。特に細胞膜の過酸化を防止する。血管拡張作用があり血行を促進させる。	未熟児の溶血性貧血。成人での明確な欠乏症は不明	植物油，豆・種実類，緑黄色野菜，魚，卵など
水溶性ビタミン	ビタミンB_1（チアミン）	補酵素としてエネルギー代謝，特に糖質の代謝に関与。	全身倦怠感，多発性神経炎，脚気など	豚肉，レバー，穀類，野菜など
	ビタミンB_2（リボフラビン）	補酵素としてエネルギー代謝に関与。皮膚や粘膜の発育および正常な機能に関与し，成長促進作用がある。	口角炎，口唇炎，舌炎，咽頭炎，皮膚炎，羞明（しゅうめい）など	乳・乳製品，卵類，魚介類，レバー，野菜など
	葉酸（プテロイルグルタミン酸）	細胞の増殖や成長・妊娠の維持に重要。ヘモグロビンや核酸合成などに不可欠。受胎前後の葉酸の摂取が神経管欠損症のリスク軽減に有用。また，葉酸の不足は血中ホモシステインの増加をもたらし動脈硬化のリスクを高めることが報告されている。	通常の食生活では欠乏しにくい。巨赤芽球性貧血，舌炎，口内炎など	緑黄色野菜，柑橘類，大豆など
	ビタミンC（アスコルビン酸）	水溶性画分で強い抗酸化作用を示す。アミノ酸の代謝，鉄の還元に関与。コラーゲンやステロイドホルモンの生成に関与。ストレスに対抗する副腎皮質ホルモンの生成に関与。	皮下出血，壊血病，倦怠感，食欲不振，骨形成不全，貧血など	野菜，果物，いも類など

7．ミネラル（無機質）とは

生体に含まれる元素のうち，炭素（C），水素（H），酸素（O），窒素（N）を除いたものをミネラル（無機質，無機塩類）という。体の構成成分の４～６％を占める。体内に比較的多く含まれる多量元素と微量に存在する微量元素に分けられる（表４）。

多量元素：カルシウム，リン，硫黄，カリウム，ナトリウム，塩素，マグネシウム

微量元素：鉄，亜鉛，銅，ヨウ素，マンガン，クロム，モリブデン，コバルト，ニッケル，セレンなど

ミネラルの役割は大きく２つに分けられる。骨や歯のような硬組織や軟組織，体組織に不可欠な成分など体構成成分としての役割と，体液の浸透圧や水分平衡および酸塩基平衡の維持，筋肉の正常な機能，その他神経機能や血液凝固など体調節機能の役割である。

表4．主なミネラルの特徴

種　類	働き・特徴	代表的な欠乏症	主な供給源
カルシウム (Ca)	骨や歯の成分となる。体内のCa（成人では約1kg）の99％以上がリン酸Caとして骨や歯に存在する。 筋収縮，神経伝達，細胞内情報伝達，血液凝固など機能性Caとして重要な働きをもつ。したがって，血清Ca濃度の変動は±3％以内（9～11 mg/100 mL）になるように厳密に調節されている。 Caの腸管からの吸収は，ビタミンD，良質タンパク質，胃酸などによって促進される。	成長期ではくる病，成人では骨軟化症や骨粗鬆症，歯の脆弱化	乳・乳製品，小魚類，緑黄色野菜，大豆・大豆製品など
鉄 (Fe)	赤血球のヘモグロビン，筋肉中のミオグロビン，肝臓のフェリチンの成分として酸素の運搬・利用・貯蔵に関与する。 ヘム酵素の成分として生体内の酸化還元を行う。 鉄は吸収されにくく，植物に含まれる非ヘム鉄で数％，ヘム鉄では20～30％が吸収される。ビタミンC，肉組織などの存在で，吸収が促進される。	鉄欠乏性貧血	レバー，肉類，卵，緑黄色野菜，大豆・大豆製品など
リン (P)	リン酸Caとして骨や歯などの構成成分となる。 体液のpH調節や浸透圧の維持，多くの代謝に関与する。 リンの摂取はCaの吸収に影響を与え，Ca：P＝1：2～2：1のときに最も吸収率が高くなる。リン酸塩が含まれる加工食品の摂取増加に伴い，リンの摂取過多が問題となっている。	通常の食生活で欠乏することはない	卵黄，肉類，魚介類など
カリウム (K)	細胞内液の主要な陽イオンで，浸透圧や酸塩基平衡を調節する。 糖代謝や筋収縮，神経伝達，血圧の調整などに関与する。 Naの摂取増加に伴い，NaとKの排泄増加が生じることから，NaとKの比が2以下が適正と考えられている。	通常の食生活で欠乏することはない	魚介類，野菜，果物，いも類，豆類，海藻類
ナトリウム (Na)	細胞外液の主要な陽イオンで，浸透圧や細胞外液量，pHの調節，筋収縮や心臓拍動の調節，神経伝達に関与する。 過剰摂取が問題となっている。 通常，食塩（塩化ナトリウム，NaCl）として摂取される。 食塩相当量（g）＝Na量（g）×2.54	通常の食生活で欠乏することはない	食塩，味噌，醤油など
亜鉛 (Zn)	補酵素としてタンパク質代謝，核酸代謝，糖代謝などに関わる。	配慮された食生活では欠乏することはない。慢性的な欠乏では，成長阻害，食欲不振，免疫能低下，味覚障害など	魚介類，緑黄色野菜，豆類など
マグネシウム (Mg)	体内のMgの約70％が骨や歯に存在する。 補酵素としてATPやタンパク質，核酸生成に関与する。 神経機能や筋収縮，細胞膜透過性に関してはCaと拮抗的に作用する。	通常の食生活で欠乏することはない	魚介類，肉類，牛乳など

8．機能性非栄養成分とは

エネルギー源や身体構成成分などにならない（非栄養成分）が，栄養学的，生理的機能を持ち合わせているものを機能性非栄養成分という。食物繊維や難消化性オリゴ糖，糖アルコールなどがある。

○食物繊維

「人の消化酵素で消化されない／消化されにくい食品中の難消化性成分」である。水に溶けない不溶性食物繊維と水に溶ける水溶性食物繊維に分けられる。

不溶性食物繊維：主に植物の細胞壁の構造物質であり，保水性が高く水分を吸収して膨潤することで，唾液分泌の促進，満腹感，排便の促進，整腸作用などをもつ。セルロースやヘミセルロースなど。

水溶性食物繊維：植物の貯蔵物質や分泌物などに含まれ，周囲の水分を抱き込んでゲル化すること，腸内細菌によって分解されることなどから，糖尿病の予防，血清コレステロール値の正常化，血圧上昇の抑制，腸内環境の改善効果などが報告されている。ペクチン，グアーガム，グルコマンナン，アルギン酸，寒天，難消化性デキストリン，ポリデキストロースなど。

○難消化性オリゴ糖と糖アルコール

難消化性オリゴ糖は，単糖が2～20個結合した少糖類で人間の消化酵素では消化されないものである。フラクトオリゴ糖，大豆オリゴ糖，ガラクトオリゴ糖，ラクチュロース，トレハロースなどがある。

糖アルコールは，単糖類や二糖類を還元したもので，人間の消化酵素では消化されにくく（0～2 kcal/g程度の低カロリー），甘味付けに利用される。マルチトール，エリスリトール，キシリトール，ソルビトールなど。なお，多量に摂取すると下痢を起こすことがある。

難消化性オリゴ糖や糖アルコールの主な生理機能として，難う蝕性（むし歯になりにくくする），腸内環境の改善，血糖値の上昇抑制，ミネラルの吸収促進作用や免疫賦活作用，血清LDLコレステロール上昇抑制作用，肝機能改善作用などが報告されている。

付録 2. 主な栄養素を含む主要な食品（日本食品標準成分表 2020 年版（八訂）による）

表 1. 主食として利用される主な穀類の一般成分（可食部 100 g）

食品名	エネルギー	たんぱく質	脂質	炭水化物	食物繊維（総量）※1	無機質（ミネラル）				ビタミン				
						カルシウム	マグネシウム	鉄	亜鉛	レチノール活性当量※2	αトコフェロール※3	B_1	B_2	C
	kcal	g	g	g	g	mg	mg	mg	mg	μg	mg	mg	mg	mg
めし　精白米	156	2.5	0.3	37.1	1.5	3	7	0.1	0.6	(0)	Tr	0.02	0.01	(0)
めし　はいが精米	159	2.7	0.6	36.4	0.8	5	24	0.2	0.7	(0)	0.4	0.08	0.01	(0)
めし　玄米	152	2.8	1.0	35.6	1.4	7	49	0.6	0.8	(0)	0.5	0.16	0.02	(0)
全がゆ　精白米	65	(1.1)	(0.1)	(15.7)	(0.1)	(1)	(3)	(Tr)	(0.3)	(0)	(Tr)	(0.01)	(Tr)	(0)
食パン	248	8.9	4.1	46.4	4.2	22	18	0.5	0.5	0	0.4	0.07	0.05	0
ロールパン	309	10.1	9.0	48.6	2.0	44	22	0.7	0.8	1	0.5	0.10	0.06	(0)
クロワッサン	406	(6.5)	(20.4)	(51.5)	(1.9)	(27)	(14)	(0.4)	(0.5)	(31)	(2.6)	(0.11)	(0.09)	0
うどんゆで	95	2.6	0.4	21.6	1.3	6	6	0.2	0.1	(0)	0.1	0.02	0.01	(0)
そば　ゆで	130	4.8	1.0	26.0	2.9	9	27	0.8	0.4	(0)	0.1	0.05	0.02	(0)
中華めん　ゆで	133	4.9	0.6	29.2	2.8	20	7	0.3	0.2	(0)	0.1	0.01	0.01	(0)
即席中華めん　油揚げ　ゆで※4	189	3.9	7.7	27.9	2.6	95	8	0.2	0.2	0	0.8	0.05	0.06	0
スパゲッティ　ゆで	150	5.8	0.9	32.2	3.0	8	20	0.7	0.7	(0)	0.1	0.06	0.03	(0)
もち	223	4.0	0.6	50.8	0.5	3	6	0.1	0.9	(0)	Tr	0.03	0.01	(0)
コーンフレーク※5	380	7.8	1.7	83.6	2.4	1	14	0.9	0.2	10	0.3	0.03	0.02	(0)

※1 食物繊維（総量）：水溶性食物繊維と不溶性食物繊維を合計した総量である。

※2 レチノール活性当量：食品成分表では，ビタミンAはレチノール，カロテン及びレチノール活性当量で表示されている。レチノール活性当量は，動物性食品に含まれるレチノールと植物性食品に含まれるプロビタミンAのβカロテンから求められている。

※3 αトコフェロール：食品に含まれるビタミンEは，α-，β-，γ-及びδ-トコフェロールがある。食事摂取基準ではα-トコフェロールを指標にビタミンEの摂取基準が策定されていることから，ここではビタミンEとしてα-トコフェロールを示した。

※4 即席中華めん：別名　インスタントラーメン

※5 コーンフレーク：とうもろこしの主成分は炭水化物であり，穀類に分類され主食となるが，日本人が一般に摂取するとうもろこしは，スイートコーン（未熟種子）であり野菜類として取り扱われる。

表2．主菜に利用される主な食品の一般成分（可食部 100 g）

食品名	エネルギー	たんぱく質	脂質	脂肪酸[*1]			炭水化物	食物繊維（総量）[*2]	無機質（ミネラル）				ビタミン					
				飽和	一価不飽和	多価不飽和			カルシウム	マグネシウム	鉄	亜鉛	レチノール活性当量[*3]	D	αトコフェロール[*4]	B_1	B_2	C
	kcal	g	g	g	g	g	g	g	mg	mg	mg	mg	μg	μg	mg	mg	mg	mg
うし																		
ロース／脂身つき	221	17.9	17.4	(7.54)	(7.10)	(0.48)	0.1	(0)	4	18	1.2	5.8	10	0.4	0.7	0.07	0.20	1
ばら／脂身つき	338	14.4	32.9	13.05	16.05	0.54	0.2	(0)	4	14	1.5	3.0	24	0.4	1.1	0.05	0.12	1
もも／脂身つき	148	19.6	8.6	3.22	3.69	0.25	0.4	(0)	3	21	2.4	3.8	5	0.2	0.5	0.08	0.19	1
ヒレ／赤肉	123	20.5	4.8	1.99	1.79	0.22	0.3	(0)	4	24	2.8	2.8	4	0.4	0.7	0.10	0.25	1
ひき肉	251	17.1	21.1	7.25	11.06	0.63	0.3	(0)	6	17	2.4	5.2	13	0.1	0.5	0.08	0.19	1
ぶた																		
ロース／脂身つき	248	19.3	19.2	7.84	7.68	2.21	0.2	(0)	4	22	0.3	1.6	6	0.1	0.3	0.69	0.15	1
ばら／脂身つき	366	14.4	35.4	14.60	15.26	3.50	0.1	(0)	3	15	0.6	1.8	11	0.5	0.5	0.51	0.13	1
もも／脂身つき	171	20.5	10.2	7.23	9.10	0.83	0.2	(0)	4	24	0.7	2.0	4	0.1	0.3	0.90	0.21	1
ヒレ／赤肉	118	22.2	3.7	1.29	1.38	0.45	0.3	(0)	3	27	0.9	2.2	3	0.3	0.3	1.32	0.25	1
ひき肉	209	17.7	17.2	6.24	7.55	1.62	0.1	(0)	6	20	1.0	2.8	9	0.4	0.5	0.69	0.22	1
ハム　ロースハム	211	18.6	14.5	5.35	5.94	1.61	2.0	0	4	20	0.5	1.6	3	0.2	0.1	0.70	0.12	25
ベーコン	400	12.9	39.1	14.81	18.00	3.57	0.3	(0)	6	18	0.6	1.8	6	0.5	0.6	0.47	0.14	35
ウインナーソーセージ	319	11.5	30.6	10.98	13.42	3.59	3.3	0	6	12	0.5	1.3	2	0.4	0.4	0.35	0.12	32
にわとり																		
手羽／皮つき	189	17.8	14.3	3.98	7.13	1.99	0	(0)	14	17	0.5	1.2	47	0.4	0.6	0.07	0.10	2
ささ身	98	23.9	0.8	0.17	0.22	0.13	0.1	(0)	4	32	0.3	0.6	5	0	0.7	0.09	0.11	3
むね／皮つき	133	21.3	5.9	1.53	2.67	1.03	0.1	(0)	4	27	0.3	0.6	18	0.1	0.3	0.09	0.10	3
もも／皮つき	190	16.6	14.2	4.37	6.71	1.85	0	(0)	5	21	0.6	1.6	40	0.4	0.7	0.10	0.15	3
内臓																		
ぶた／心臓（ハツ）	118	16.2	7.0	2.10	1.74	0.98	0.1	(0)	5	17	3.5	1.7	9	0.7	0.4	0.38	0.95	4
ぶた／肝臓（レバー）	114	20.4	3.4	0.78	0.24	0.76	2.5	(0)	5	20	13.0	6.9	13000	1.3	0.4	0.34	3.60	20
とり／心臓（ハツ）	186	14.5	15.5	3.86	6.46	2.27	Tr	(0)	5	15	5.1	2.3	700	0.4	1.0	0.22	1.10	5
とり／肝臓（レバー）	100	18.9	3.1	0.72	0.44	0.63	0.6	(0)	5	19	9.0	3.3	14000	0.2	0.4	0.38	1.80	20
とり／筋胃（砂ぎも）	86	18.3	1.8	0.40	0.49	0.24	Tr	(0)	7	14	2.5	2.8	4	0	0.3	0.06	0.26	5
赤身魚																		
まいわし	156	19.2	9.2	2.55	1.86	2.53	0.2	(0)	74	30	2.1	1.6	8	32.0	2.5	0.03	0.39	0
まさば	211	20.6	16.8	4.57	5.03	2.66	0.3	(0)	6	30	1.2	1.1	37	5.1	1.3	0.21	0.31	1
さんま	287	18.1	25.6	4.84	10.58	6.35	0.1	(0)	28	28	1.4	0.8	16	16.0	1.7	0.01	0.28	0
みなみまぐろ／脂身	322	20.3	28.3	6.06	10.62	7.68	0.1	(0)	9	29	0.6	0.4	34	5	1.5	0.10	0.06	5
みなみまぐろ／赤身	88	21.6	0.4	0.06	0.05	0.09	0.1	(0)	5	27	1.8	0.4	6	4	1.0	0.03	0.05	Tr
かつお／春獲り	108	25.8	0.5	0.12	0.06	0.19	0.1	(0)	11	42	1.9	0.8	5	4	0.3	0.13	0.17	Tr
かつお／秋獲り	150	25.0	6.2	1.50	1.33	1.84	0.2	(0)	8	38	1.9	0.9	20	9	0.1	0.10	0.16	Tr
まあじ	112	19.7	4.5	1.10	1.05	1.22	0.1	(0)	66	34	0.6	1.1	7	8.9	0.6	0.13	0.13	Tr

食品名	エネルギー	たんぱく質	脂質	脂肪酸[※1]			炭水化物	食物繊維（総量）[※2]	無機質（ミネラル）				ビタミン					
				飽和	一価不飽和	多価不飽和			カルシウム	マグネシウム	鉄	亜鉛	レチノール活性当量[※3]	D	αトコフェロール[※4]	B_1	B_2	C
	kcal	g	g	g	g	g	g	g	mg	mg	mg	mg	μg	μg	mg	mg	mg	mg
白身魚																		
うなぎ／養殖	228	17.1	19.3	4.12	8.44	2.89	0.3	(0)	130	20	0.5	1.4	2400	18.0	7.4	0.37	0.48	2
あなご	146	17.3	9.3	2.26	3.70	1.65	Tr	(0)	75	23	0.8	0.7	500	0.4	2.3	0.05	0.14	2
あゆ／天然	93	18.3	2.4	0.65	0.61	0.54	0.1	(0)	270	24	0.9	0.8	35	1	1.2	0.13	0.15	2
あゆ／養殖	138	17.8	7.9	2.44	2.48	1.40	0.6	(0)	250	24	0.8	0.9	55	8	5.0	0.15	0.14	2
あんこう／きも	401	10.0	41.9	9.29	14.15	11.88	2.2	(0)	6	9	1.2	2.2	8300	110.0	14.0	0.14	0.35	1
しろさけ	124	22.3	4.1	0.80	1.69	1.01	0.1	(0)	14	28	0.5	0.5	11	32.0	1.2	0.15	0.21	1
まだら	72	17.6	0.2	0.03	0.03	0.07	0.1	(0)	32	24	0.2	0.5	10	1	0.8	0.10	0.10	Tr
まがれい	89	19.6	1.3	0.23	0.29	0.43	0.1	(0)	43	28	0.2	0.8	5	13.0	1.5	0.03	0.35	1
ひらめ／天然	94	20.0	2.0	0.43	0.48	0.61	Tr	(0)	22	26	0.1	0.4	12	3	0.6	0.04	0.11	3
ひらめ／養殖	115	21.6	3.7	0.80	0.95	1.17	Tr	(0)	30	30	0.1	0.5	19	1.9	1.6	0.12	0.34	5
貝類																		
あさり	27	6.0	0.3	0.02	0.01	0.04	0.4	(0)	66	100	3.8	1.0	4	0	0.4	0.02	0.16	1
かき	58	6.9	2.2	0.41	0.21	0.60	4.9	(0)	84	65	2.1	14.0	24	0.1	1.3	0.07	0.14	3
しじみ	54	7.5	1.4	0.24	0.14	0.19	4.5	(0)	240	10	8.3	2.3	33	0.2	1.7	0.02	0.44	2
鶏卵																		
全卵	142	12.2	10.2	3.12	4.32	1.43	0.4	0	46	10	1.5	1.1	210	3.8	1.3	0.06	0.37	0
卵黄	336	16.5	34.3	9.39	13.00	4.54	0.2	0	140	11	4.8	3.6	690	12.0	4.5	0.21	0.45	0
卵白	44	10.1	Tr	Tr	Tr	Tr	0.5	0	5	10	Tr	0	0	0	0	0	0.35	0
だいず・だいず加工品																		
ゆでだいず	163	14.8	9.8	(1.28)	(2.38)	(5.15)	8.4	8.5	79	100	2.2	1.9	0	(0)	1.6	0.17	0.08	Tr
きな粉	451	36.7	25.7	3.59	5.92	14.08	28.5	18.1	190	260	8.0	4.1	Tr	(0)	1.7	0.07	0.24	1
木綿豆腐	73	7.0	4.9	0.79	0.92	2.60	1.5	1.1	93	57	1.5	0.6	0	(0)	0.2	0.09	0.04	0
絹ごし豆腐	56	5.3	3.5	(0.57)	(0.66)	(1.86)	2.0	0.9	75	50	1.2	0.5	0	(0)	0.1	0.11	0.04	0
糸引き納豆	190	16.5	10.0	(1.45)	(2.21)	(5.65)	12.1	6.7	90	100	3.3	1.9	(0)	(0)	0.5	0.07	0.56	Tr

※1 脂肪酸：脂肪酸は，脂質の主要な構成成分として，グリセロールとエステル結合した形で存在するものが多い。分子内の炭素鎖に二重結合をもたないものを飽和脂肪酸，1つもつものを一価不飽和脂肪酸，2つ以上もつものを多価不飽和脂肪酸という。脂質の摂取では，これらのバランスが重要である。

※2 食物繊維（総量）：水溶性食物繊維と不溶性食物繊維を合計した総量である。

※3 レチノール活性当量：食品成分表では，ビタミンAはレチノール，カロテン及びレチノール活性当量で表示されている。レチノール活性当量は，動物性食品に含まれるレチノールと植物性食品に含まれるプロビタミンAのβカロテンから求められている。

※4 αトコフェロール：食品に含まれるビタミンEは，α-，β-，γ-及びδ-トコフェロールがある。食事摂取基準ではα-トコフェロールを指標にビタミンEの摂取基準が策定されていることから，ここではビタミンEとしてα-トコフェロールを示した。

表3．副菜に利用される主な食品の一般成分（可食部 100 g）

食品名	エネルギー	たんぱく質	脂質	炭水化物	食物繊維(総量)[※1]	無機質（ミネラル）			ビタミン					
						カリウム	カルシウム	鉄	レチノール活性当量[※2]	D	αトコフェロール[※3]	B_1	B_2	C
	kcal	g	g	g	g	mg	mg	mg	μg	μg	mg	mg	mg	mg
緑黄色野菜														
アスパラガス／生	21	2.6	0.2	3.9	1.8	270	19	0.7	31	(0)	1.5	0.14	0.15	15
／ゆで	25	2.6	0.1	4.6	2.1	260	19	0.6	30	(0)	1.6	0.14	0.14	16
西洋かぼちゃ／生	78	1.9	0.3	20.6	3.5	450	15	0.5	330	(0)	4.9	0.07	0.09	43
／ゆで	80	1.6	0.3	21.3	4.1	430	14	0.5	330	(0)	4.7	0.07	0.08	32
こまつな／生	13	1.5	0.2	2.4	1.9	500	170	2.8	260	(0)	0.9	0.09	0.13	39
／ゆで	14	1.6	0.1	3.0	2.4	140	150	2.1	260	(0)	1.5	0.04	0.06	21
トマト	20	0.7	0.1	4.7	1.0	210	7	0.2	45	(0)	0.9	0.05	0.02	15
にんじん／皮むき，生	30	0.8	0.1	8.7	2.4	270	26	0.2	690	(0)	0.5	0.07	0.06	6
／皮むき，ゆで	28	0.7	0.1	8.5	2.8	240	29	0.2	730	(0)	0.4	0.06	0.05	4
ピーマン／生	20	0.9	0.2	5.1	2.3	190	11	0.4	33	(0)	0.8	0.03	0.03	76
／油いため	54	0.9	4.3	5.4	2.4	200	11	0.7	35	(0)	0.9	0.03	0.03	79
ブロッコリー／生	37	5.4	0.6	6.6	5.1	460	50	1.3	75	0	3.0	0.17	0.23	140
／ゆで	30	3.9	0.4	5.2	4.3	210	41	0.9	69	0	2.7	0.06	0.09	55
ほうれんそう／通年平均　生	18	2.2	0.4	3.1	2.8	690	49	2.0	350	(0)	2.1	0.11	0.20	35
／夏採り　生	18	2.2	0.4	3.1	2.8	690	49	2.0	350	(0)	2.1	0.11	0.20	20
／冬採り　生	18	2.2	0.4	3.1	2.8	690	49	2.0	350	(0)	2.1	0.11	0.20	60
／通年平均，ゆで	23	2.6	0.5	4.0	3.6	490	69	0.9	450	(0)	2.6	0.05	0.11	19
／冷凍	22	2.9	0.3	3.4	3.3	210	100	1.2	440	(0)	2.7	0.06	0.13	19
淡色野菜														
かぶ／皮つき，生	18	0.7	0.1	4.6	1.5	280	24	0.3	(0)	(0)	0	0.03	0.03	19
／皮つき，ゆで	18	0.7	0.1	4.7	1.8	310	28	0.3	(0)	(0)	0	0.03	0.03	16
キャベツ／生	21	1.3	0.2	5.2	1.8	200	43	0.3	4	(0)	0.1	0.04	0.03	41
／ゆで	19	0.9	0.2	4.6	2.0	92	40	0.2	5	(0)	0.1	0.02	0.01	17
きゅうり	13	1.0	0.1	3.0	1.1	200	26	0.3	28	(0)	0.3	0.03	0.03	14
ごぼう／生	58	1.8	0.1	15.4	5.7	320	46	0.7	Tr	(0)	0.6	0.05	0.04	3
／ゆで	50	1.5	0.2	13.7	6.1	210	48	0.7	(0)	(0)	0.6	0.03	0.02	1
だいこん／皮むき，生	15	0.4	0.1	4.1	1.3	230	23	0.2	(0)	(0)	0	0.02	0.01	11
／皮むき，ゆで	15	0.5	0.1	4.0	1.7	210	25	0.2	(0)	(0)	0	0.02	0.01	9
なす／生	18	1.1	0.1	5.1	2.2	220	18	0.3	8	(0)	0.3	0.05	0.05	4
／ゆで	17	1.0	0.1	4.5	2.1	180	20	0.3	8	(0)	0.3	0.04	0.04	1
はくさい／生	13	0.8	0.1	3.2	1.3	220	43	0.3	8	(0)	0.2	0.03	0.03	19
／ゆで	13	0.9	0.1	2.9	1.4	160	43	0.3	11	(0)	0.1	0.01	0.01	10
だいずもやし／生	29	3.7	1.5	2.3	2.3	160	23	0.5	(0)	(0)	0.5	0.09	0.07	5
／ゆで	27	2.9	1.6	2.2	2.2	50	24	0.4	(0)	(0)	0.6	0.04	0.04	1
レタス	11	0.6	0.1	2.8	1.1	200	19	0.3	20	(0)	0.3	0.05	0.03	5
れんこん／ゆで	66	1.3	0.1	16.1	2.3	240	20	0.4	Tr	(0)	0.6	0.06	0	18

食品名	エネルギー	たんぱく質	脂質	炭水化物	食物繊維（総量）※1	無機質（ミネラル）			ビタミン					
						カリウム	カルシウム	鉄	レチノール活性当量※2	D	αトコフェロール※3	B_1	B_2	C
	kcal	g	g	g	g	mg	mg	mg	μg	μg	mg	mg	mg	mg
いも類														
さつまいも	127	0.9	0.5	33.1	2.8	380	40	0.5	3	(0)	1.0	0.10	0.02	25
さといも	53	1.5	0.1	13.1	2.3	640	10	0.5	Tr	(0)	0.6	0.07	0.02	6
やつがしら	94	3.0	0.7	20.5	2.8	630	39	0.7	1	(0)	1.0	0.13	0.06	7
じゃがいも	59	1.8	0.1	17.3	8.9	410	4	0.4	0	(0)	Tr	0.09	0.03	28
ながいも	64	2.2	0.3	13.9	1.0	430	17	0.4	(0)	(0)	0.2	0.10	0.02	6
やまといも	119	4.5	0.2	27.1	2.5	590	16	0.5	1	(0)	0.2	0.13	0.02	5
こんにゃく／精粉こんにゃく	5	0.1	Tr	2.3	2.2	33	43	0.4	(0)	(0)	0	(0)	(0)	(0)
きのこ類														
えのきたけ	34	2.7	0.2	7.6	3.9	340	Tr	1.1	(0)	0.9	0	0.24	0.17	0
生しいたけ	25	3.1	0.3	6.4	4.9	290	1	0.4	0	0.3	0	0.13	0.21	0
しめじ／ぶなしめじ	22	2.7	0.5	4.8	3.5	370	1	0.5	(0)	0.5	0	0.15	0.17	0
藻　類														
焼きのり	297	41.4	3.7	44.3	36.0	2400	280	11.0	2300	(0)	4.6	0.69	2.33	210
乾燥わかめ／素干し	164	13.6	1.6	41.3	32.7	5200	780	2.6	650	(0)	1.0	0.39	0.83	27
／水戻し	22	2.0	0.3	5.9	5.8	260	130	0.5	100	(0)	0.2	0.05	0.08	3
ほしひじき／ステンレス釜，乾	180	9.2	3.2	58.4	51.8	6400	1000	6.2	360	(0)	5.0	0.09	0.42	0
／同，ゆで	11	0.7	0.3	3.4	3.7	160	96	0.3	28	(0)	0.4	Tr	0	0
／同，油いため	51	0.8	4.7	4.1	4.5	200	110	0.3	33	(0)	1.3	0.01	Tr	0
豆　類														
あずき／乾	304	20.8	2.0	59.6	24.8	1300	70	5.5	1	(0)	0.1	0.46	0.16	2
あずき／ゆで	122	8.6	0.8	25.6	12.1	430	27	1.6	Tr	(0)	0.1	0.15	0.04	Tr
種実類														
アーモンド／いり	608	20.3	54.1	20.7	11.0	740	260	3.7	1	(0)	29.0	0.03	1.04	0
ごま／いり	605	20.3	54.2	18.5	12.6	410	1200	9.9	1	(0)	0.1	0.49	0.23	Tr
らっかせい／いり	613	25.0	49.6	21.3	11.4	760	50	1.7	1	(0)	10.0	0.24	0.13	0

※1 食物繊維（総量）：水溶性食物繊維と不溶性食物繊維を合計した総量である。

※2 レチノール活性当量：食品成分表では，ビタミンAはレチノール，カロテン及びレチノール活性当量で表示されている。レチノール活性当量は，動物性食品に含まれるレチノールと植物性食品に含まれるプロビタミンAのβカロテンから求められている。

※3 αトコフェロール：食品に含まれるビタミンEは，α-，β-，γ-及びδ-トコフェロールがある。食事摂取基準ではα-トコフェロールを指標にビタミンEの摂取基準が策定されていることから，ここではビタミンEとしてα-トコフェロールを示した。

表4．160 kcal 当たりのいも類の一般成分

食品名	重量	たんぱく質	脂質	炭水化物	食物繊維（総量）※1	無機質（ミネラル）		ビタミン			
						カルシウム	鉄	レチノール活性当量※2	B_1	B_2	C
	g	g	g	g	g	mg	mg	μg	mg	mg	mg
こめ（精白米）※3	47	2.9	0.4	36.3	0.2	2	0.4	0	0.04	0.01	0
さつまいも	126	1.1	0.6	41.7	3.5	50	0.6	4	0.13	0.03	31
さといも	302	4.5	0.3	39.5	6.9	30	1.5	Tr	0.21	0.06	18
やつがしら	170	5.1	1.2	34.9	4.8	66	1.2	2	0.22	0.10	12
じゃがいも	271	4.9	0.3	46.9	24.1	11	1.1	0	0.24	0.08	76
ながいも	250	5.5	0.8	34.8	2.5	43	1.0	0	0.25	0.05	15
やまといも	134	6.1	0.3	36.4	3.4	22	0.7	1	0.17	0.03	7

※1食物繊維（総量）：水溶性食物繊維と不溶性食物繊維を合計した総量である。
※2レチノール活性当量：食品成分表では，ビタミンAはレチノール，カロテン及びレチノール活性当量で表示されている。レチノール活性当量は，動物性食品に含まれるレチノールと植物性食品に含まれるプロビタミンAのβカロテンから求められている。
※3こめ（精白米）：穀類であるが，比較のために記載した。160 kcal 分のご飯は95 g，1/2～軽く1杯分である。

表5．主な乳・乳製品の一般成分（可食部 100 g）

食品名	エネルギー	たんぱく質	脂質	炭水化物	食物繊維（総量）※1	無機質（ミネラル）		ビタミン					
						カルシウム	鉄	レチノール活性当量※2	D	αトコフェロール※3	B_1	B_2	C
	kcal	g	g	g	g	mg	mg	μg	μg	mg	mg	mg	mg
普通牛乳	61	3.3	3.8	4.8	(0)	110	0.02	38	0.3	0.1	0.04	0.15	1
加工乳　濃厚	70	3.4	4.2	5.3	(0)	110	0.1	35	Tr	0.1	0.03	0.17	Tr
加工乳　低脂肪	42	3.8	1.0	5.5	(0)	130	0.1	13	Tr	Tr	0.04	0.18	Tr
乳飲料　コーヒー	56	2.2	2.0	7.2	(0)	80	0.1	5	Tr	0.1	0.02	0.09	Tr
脱脂粉乳※4	354	34.0	1.0	53.3	(0)	1100	0.5	6	Tr	Tr	0.30	1.60	5
ヨーグルト　全脂無糖※5	56	3.6	3.0	4.9	(0)	120	Tr	33	0	0.1	0.04	0.14	1
ヨーグルト　脱脂加糖※6	65	4.3	0.2	11.9	(0)	120	0.1	(0)	Tr	Tr	0.03	0.15	Tr
ヨーグルト　ドリンクタイプ　加糖	64	2.9	0.5	12.2	(0)	110	0.1	5	Tr	Tr	0.01	0.12	Tr
ナチュラルチーズ　カテージ	99	13.3	4.5	1.9	(0)	55	0.1	37	0	0.1	0.02	0.15	(0)
ナチュラルチーズ　カマンベール	291	19.1	24.7	0.9	(0)	460	0.2	240	0.2	0.9	0.03	0.48	(0)
ナチュラルチーズ　モッツァレラ	269	18.4	19.9	4.2	(0)	330	0.1	–	0.2	0.6	0.01	0.19	–
プロセスチーズ	313	22.7	26.0	1.3	(0)	630	0.3	260	Tr	1.1	0.03	0.38	0
アイスクリーム　高脂肪	205	3.5	12.0	22.4	0.1	130	0.1	100	0.1	0.2	0.06	0.18	Tr
アイスクリーム　普通脂肪	178	3.9	8.0	23.2	0.1	140	0.1	58	0.1	0.2	0.06	0.20	Tr

※1食物繊維（総量）：水溶性食物繊維と不溶性食物繊維を合計した総量である。
※2レチノール活性当量：食品成分表では，ビタミンAはレチノール，カロテン及びレチノール活性当量で表示されている。レチノール活性当量は，動物性食品に含まれるレチノールと植物性食品に含まれるプロビタミンAのβカロテンから求められている。
※3αトコフェロール：食品に含まれるビタミンEは，α-，β-，γ-及びδ-トコフェロールがある。食事摂取基準ではα-トコフェロールを指標にビタミンEの摂取基準が策定されていることから，ここではビタミンEとしてα-トコフェロールを示した。
※4：別名　スキムミルク
※5：別名　プレーンヨーグルト
※6：別名　普通ヨーグルト

表6．主な果物の一般成分（可食部100 g）

食品名	エネルギー	たんぱく質	脂質	炭水化物	食物繊維（総量）※1	無機質（ミネラル）			ビタミン					
						カリウム	カルシウム	鉄	レチノール活性当量※2	D	αトコフェロール※3	B_1	B_2	C
	kcal	g	g	g	g	mg	mg	mg	μg	μg	mg	mg	mg	mg
いちご	31	0.9	0.1	8.5	1.4	170	17	0.3	1	(0)	0.4	0.03	0.02	62
あんず	37	1.0	0.3	8.5	1.6	200	9	0.3	120	(0)	1.7	0.02	0.02	3
すいか	41	0.6	0.1	9.5	0.3	120	4	0.2	69	(0)	0.1	0.03	0.02	10
グレープフルーツ	40	0.9	0.1	9.6	0.6	140	15	Tr	(0)	(0)	0.3	0.07	0.03	36
グァバ	33	0.6	0.1	9.9	5.1	240	8	0.1	50	(0)	0.3	0.03	0.04	220
なつみかん	42	0.9	0.1	10.0	1.2	190	16	0.2	7	(0)	0.3	0.08	0.03	38
もも	38	0.6	0.1	10.2	1.3	180	4	0.1	Tr	(0)	0.7	0.01	0.01	8
ラズベリー	36	1.1	0.1	10.2	4.7	150	22	0.7	2	(0)	0.8	0.02	0.04	22
メロン	40	1.1	0.1	10.3	0.5	340	8	0.3	3	(0)	0.2	0.06	0.02	18
なし	38	0.3	0.1	11.3	0.9	140	2	0	(0)	(0)	0.1	0.02	Tr	3
すもも	46	0.6	1.0	9.4	1.6	150	5	0.2	7	(0)	0.6	0.02	0.02	4
みかん	49	0.7	0.1	12.0	1.0	150	21	0.2	84	(0)	0.4	0.10	0.03	32
はっさく	47	0.8	0.1	11.5	1.5	180	13	0.1	9	(0)	0.3	0.06	0.03	40
いよかん	50	0.9	0.1	11.8	1.1	190	17	0.2	13	(0)	0.1	0.06	0.03	35
オレンジ	42	1.0	0.1	9.8	0.8	140	21	0.3	10	(0)	0.3	0.10	0.03	40
ブルーベリー	48	0.5	0.1	12.9	3.3	70	8	0.2	5	(0)	1.7	0.03	0.03	9
パインアップル	54	0.6	0.1	13.7	1.2	150	11	0.2	3	(0)	Tr	0.09	0.02	35
キウイフルーツ	51	1.0	0.2	13.4	2.6	300	26	0.3	4	(0)	1.3	0.01	0.02	71
りんご（皮なし）	53	0.1	0.2	15.5	1.4	120	3	0.1	1	(0)	0.1	0.02	Tr	4
ぶどう	69	0.6	0.2	16.9	0.9	220	8	0.2	3	(0)	0.4	0.05	0.01	3
かき（甘がき）	63	0.4	0.2	15.9	1.6	170	9	0.2	35	(0)	0.1	0.03	0.02	70
さくらんぼ（国産）	64	1.0	0.2	15.2	1.2	210	13	0.3	8	(0)	0.5	0.03	0.03	10
マンゴー	68	0.6	0.1	16.9	1.3	170	15	0.2	51	(0)	1.8	0.04	0.06	20
バナナ	93	1.1	0.2	22.5	1.1	360	6	0.3	5	(0)	0.5	0.05	0.04	16
アボカド	178	2.1	17.5	7.9	5.6	590	8	0.6	7	(0)	3.3	0.09	0.20	12
干しがき	274	1.5	1.7	71.3	14.0	670	27	0.6	120	(0)	0.4	0.02	0	2
プルーン（生）	49	0.7	0.1	12.6	1.9	220	6	0.2	40	(0)	1.3	0.03	0.03	4
プルーン（乾燥）	211	2.4	0.2	62.3	7.1	730	57	1.1	100	(0)	1.3	0.07	0.07	0
グレープフルーツジュース果汁100%	38	0.7	0.1	8.8	0.2	160	9	0.1	10	(0)	0.2	0.06	0.02	53
みかんジュース果汁100%	42	0.5	0.1	9.9	0	110	6	0.1	51	(0)	0.2	0.06	0.04	30
オレンジジュース果汁100%	46	0.7	0.1	10.7	0.2	190	9	0.1	4	(0)	0.3	0.07	0.02	42
りんごジュース果汁100%	47	0.1	0.2	11.4	Tr	110	3	0.1	(0)	(0)	0.1	Tr	Tr	1

※1 食物繊維（総量）：水溶性食物繊維と不溶性食物繊維を合計した総量である。

※2 レチノール活性当量：食品成分表では，ビタミンAはレチノール，カロテン及びレチノール活性当量で表示されている。レチノール活性当量は，動物性食品に含まれるレチノールと植物性食品に含まれるプロビタミンAのβカロテンから求められている。

※3 αトコフェロール：食品に含まれるビタミンEは，α-，β-，γ-及びδ-トコフェロールがある。食事摂取基準ではα-トコフェロールを指標にビタミンEの摂取基準が策定されていることから，ここではビタミンEとしてα-トコフェロールを示した。

付録3．指針・ガイド

1．食生活指針

1．食事を楽しみましょう ・毎日の食事で，健康寿命をのばしましょう ・おいしい食事を，味わいながらゆっくりよく噛んで食べましょう ・家族の団らんや人との交流を大切に，また，食事づくりに参加しましょう	6．野菜・果物，牛乳・乳製品，豆類，魚なども組み合わせて ・たっぷり野菜と毎日の果物で，ビタミン，ミネラル，食物繊維をとりましょう ・牛乳・乳製品，緑黄色野菜，豆類，小魚などで，カルシウムを十分にとりましょう
2．１日の食事のリズムから，健やかな生活リズムを ・朝食で，いきいきした１日を始めましょう ・夜食や間食はとりすぎないようにしましょう ・飲酒はほどほどにしましょう	7．食塩は控えめに，脂肪は質と量を考えて ・食塩の多い食品や料理を控えめにしましょう。食塩摂取量の目標値は，男性で１日８g未満，女性で７g未満とされています ・動物，植物，魚由来の脂肪をバランスよくとりましょう ・栄養成分表示を見て，食品や外食を選ぶ習慣を身につけましょう
3．適度な運動とバランスのよい食事で，適正体重の維持を ・普段から体重を量り，食事量に気をつけましょう ・普段から意識して身体を動かすようにしましょう ・無理な減量はやめましょう ・特に若年女性のやせ，高齢者の低栄養にも気をつけましょう	8．日本の食文化や地域の産物を活かし，郷土の味の継承を ・「和食」をはじめとした日本の食文化を大切にして，日々の食生活に活かしましょう ・地域の産物や旬の素材を使うとともに，行事食を取り入れながら，自然の恵みや四季の変化を楽しみましょう ・食材に関する知識や調理技術を身につけましょう ・地域や家庭で受け継がれてきた料理や作法を伝えていきましょう
4．主食，主菜，副菜を基本に，食事のバランスを ・多様な食品を組み合わせましょう ・調理方法が偏らないようにしましょう ・手作りと外食や加工食品・調理食品を上手に組み合わせましょう	9．食料資源を大切に，無駄や廃棄の少ない食生活を ・まだ食べられるのに廃棄されている食品ロスを減らしましょう ・調理や保存を上手にして，食べ残しのない適量を心がけましょう ・賞味期限や消費期限を考えて利用しましょう
5．ごはんなどの穀類をしっかりと ・穀類を毎食とって，糖質からのエネルギー摂取を適正に保ちましょう ・日本の気候・風土に適している米などの穀類を利用しましょう	10．「食」に関する理解を深め，食生活を見直してみましょう ・子供のころから，食生活を大切にしましょう ・家庭や学校，地域で，食品の安全性を含めた「食」に関する知識や理解を深め，望ましい習慣を身につけましょう ・家族や仲間と，食生活を考えたり，話し合ったりしてみましょう ・自分たちの健康目標をつくり，よりよい食生活を目指しましょう

（文部科学省，厚生労働省，農林水産省，2016 一部改正）

2．妊娠前からはじめる妊産婦のための食生活指針

1．妊娠前から，バランスのよい食事をしっかりとりましょう
2．“主食”を中心に，エネルギーをしっかりと
3．不足しがちなビタミン・ミネラルを，“副菜”でたっぷりと
4．“主菜”を組み合わせてたんぱく質を十分に
5．乳製品，緑黄色野菜，豆類，小魚などでカルシウムを十分に
6．妊娠中の体重増加は，お母さんと赤ちゃんにとって望ましい量に
7．母乳育児も，バランスのよい食生活のなかで
8．無理なくからだを動かしましょう
9．たばことお酒の害から赤ちゃんを守りましょう
10．お母さんと赤ちゃんのからだと心のゆとりは，周囲のあたたかいサポートから

（厚生労働省，2021）

3．健康づくりのための身体活動基準 2013 とアクティブガイド（身体活動指針）

アクティブガイド―健康づくりのための身体活動指針

アクティブガイドでは，＋10 で，18～64 歳では 1 日 60 分，65 歳以上では 1 日 40 分からだを動かすために，“毎日をアクティブに暮らすために―こうすれば＋10”として，以下のようなガイドをしている。

【地域で】
○家の近くに，散歩に適した歩道やサイクリングを楽しめる自転車レーンはありませんか？
○家の近くの公園や運動施設を見つけて，利用しましょう。
○地域のスポーツイベントに積極的に参加しましょう。
○ウィンドウショッピングなどに出かけて，楽しみながらからだを動かしましょう。

【職場で】
○自転車や徒歩で通勤してみませんか？
○職場環境を見直しましょう。からだを動かしやすい環境ですか？
○健診や保健指導をきっかけに，からだを動かしましょう。

【人々と】
○休日には，家族や友人と外出を楽しんでみては？
○困ったことや知りたいことがあったら，市町村の健康増進センターや保健所に相談しましょう。
○電話やメールだけでなく，顔をあわせたコミュニケーションを心がけると自然にからだも動きます。

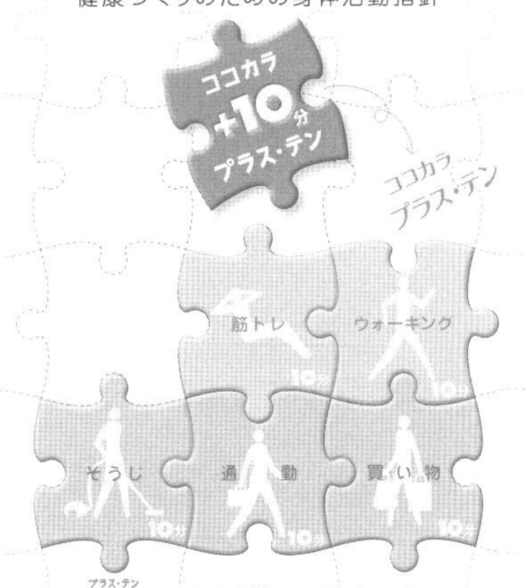

プラス・テン
+10で健康寿命※1をのばしましょう！
ふだんから元気にからだを動かすことで，
糖尿病、心臓病、脳卒中、がん、ロコモ※2、うつ、
認知症などになるリスクを下げることができます。
例えば、今より10分多く、
毎日からだを動かしてみませんか。

※1「健康寿命」とは？
健康日本 21（第二次）では、「健康上の問題で日常生活が制限されることなく生活できる期間」としています。
※2 ロコモ＝「ロコモティブシンドローム」とは？
骨や関節の病気、筋力の低下、バランス能力の低下によって転倒・骨折しやすくなることで、自立した生活ができなくなり介護が必要となる危険性が高い状態を指しています。

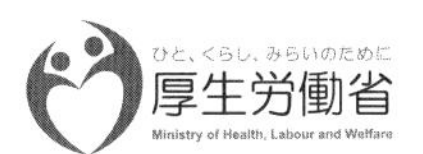

4．健康づくりのための休養指針

1．生活にリズムを。
　○早目に気付こう，自分のストレスに
　○睡眠は気持ち良い目覚めがバロメーター
　○入浴で，からだもこころもリフレッシュ
　○旅に出掛けて，こころの切り換えを
　○休養と仕事のバランスで効率アップと過労防止
2．ゆとりの時間でみのりある休養を
　○1 日 30 分，自分の時間をみつけよう
　○活かそう休暇を，真の休養に
　○ゆとりの中に，楽しみや生きがいを
3．生活の中にオアシスを
　○身近な中にもいこいの大切さ
　○食事空間にもバラエティを
4．出会いときずなで豊かな人生を
　○見いだそう，楽しく無理のない社会参加
　○きずなの中ではぐくむ，クリエイティブ・ライフ

（厚生省（当時），1994 より）

5．健康づくりのための睡眠指針 2014―睡眠 12 箇条

第 1 条　良い睡眠で，からだもこころも健康に。
第 2 条　適度な運動，しっかり朝食，ねむりとめざめのメリハリを。
第 3 条　良い睡眠は，生活習慣病予防につながります。
第 4 条　睡眠による休養感は，こころの健康に重要です。
第 5 条　年齢や季節に応じて，ひるまの眠気で困らない程度の睡眠を。
第 6 条　良い睡眠のためには，環境づくりも重要です。
第 7 条　若年世代は夜更かし避けて，体内時計のリズムを保つ。
第 8 条　勤労世代の疲労回復・能率アップに，毎日十分な睡眠を。
第 9 条　熟年世代は朝晩メリハリ，ひるまに適度な運動で良い睡眠。
第 10 条　眠くなってから寝床に入り，起きる時刻は遅らせない。
第 11 条　いつもと違う睡眠には，要注意。
第 12 条　眠れない，その苦しみをかかえずに，専門家に相談を。

（厚生労働省，2014）

6．健康日本 21（第二次）

健康日本 21（第二次）は，「21 世紀の我が国において少子高齢化や疾病構造の変化が進む中で，生活習慣及び社会環境の改善を通じて，子どもから高齢者まで全ての国民が共に支え合いながら希望や生きがいを持ち，ライフステージ（乳幼児期，青壮年期，高齢期等の人の生涯における各段階をいう。）に応じて，健やかで心豊かに生活できる活力ある社会を実現し，その結果，社会保障制度が持続可能なものとなるよう，国民の健康の増進の総合的な推進を図るための基本的な事項を示し，平成 25 年度から平成 34 年度までの「二十一世紀における第二次国民健康づくり運動（健康日本 21（第二次））」を推進する」ことで，国民の健康の増進の総合的な推進を図ることとし，5つの基本的な方針を示している。

（平成 24 年 7 月 10 日厚生労働大臣告示）

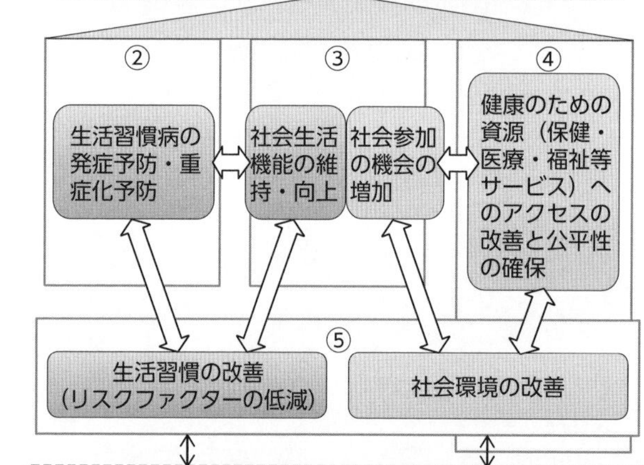

健康の増進に関する基本的な方向

①健康寿命の延伸と健康格差の縮小
生活習慣の改善や社会環境の整備によって達成すべき最終的な目標。

②生活習慣病の発症予防と重症化予防の徹底（NCD（非感染性疾患）の予防）
がん，循環器疾患，糖尿病，COPD に対処するため，一次予防・重症化予防に重点を置いた対策を推進。国際的にも NCD 対策は重要。

③社会生活を営むために必要な機能の維持および向上
自立した日常生活を営むことを目指し，ライフステージに応じ，「こころの健康」「次世代の健康」「高齢者の健康」を推進。

④健康を支え，守るための社会環境の整備
時間的・精神的にゆとりのある生活の確保が困難な者も含め，社会全体が相互に支え合いながら健康を守る環境を整備。

⑤栄養・食生活，身体活動・運動，休養，飲酒，喫煙，歯・口腔の健康に関する生活習慣の改善および社会環境の改善
生活習慣病の予防，社会生活機能の維持および向上，生活の質の向上の観点から，各生活習慣の改善を図るとともに，社会環境を改善。

10 年後に目指す姿

○すべての国民が共に支え合い，健康で幸せに暮らせる社会
・子どもも大人も希望のもてる社会
・高齢者が生きがいをもてる社会
・希望や生きがいをもてる基盤となる健康を大切にする社会
・疾患や介護を有する方も，それぞれに満足できる人生を送ることのできる社会
・地域の相互扶助や世代間の相互扶助が機能する社会
・誰もが社会参加でき，健康づくりの資源にアクセスできる社会
・今後健康格差が広まる中で，社会環境の改善を図り，健康格差の縮小を実現する社会

付録4　日本人の食事摂取基準（2020年版）の概要

1．策定の目的

日本人の食事摂取基準は，健康増進法（平成14年法律第103号）第16条の2に基づき厚生労働大臣が定めるものとされ，国民の健康の保持・増進を図る上で摂取することが望ましいエネルギー及び栄養素の量の基準を示すものである。

2．使用期間

令和2（2020）年度から令和6（2024）年度の5年間である。

3．策定方針

・策定目的は健康の保持・増進，生活習慣病の発症予防，生活習慣病の重症化予防，高齢者の低栄養予防，フレイル予防である。（図1）。
・科学的根拠に基づく策定を行うことが基本である。現時点で根拠は十分ではないが重要な課題については，研究課題の整理も行う。
・健康な個人並びに集団を対象とし，高血圧，脂質異常，高血糖，腎機能低下，高齢者におけるフレイルに関して危険因子を有していても，おおむね自立した日常生活を営んでいる者を含む。

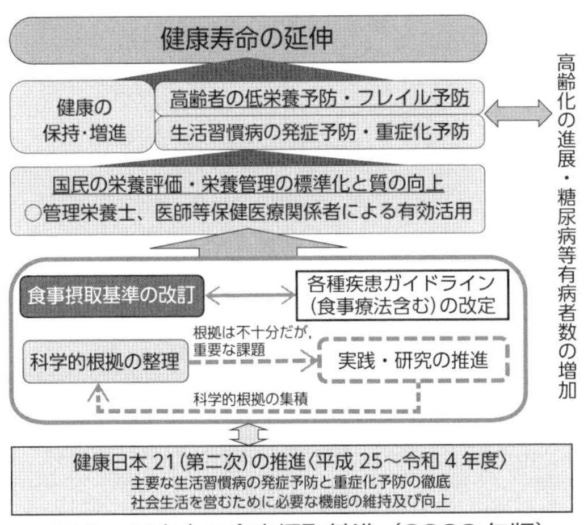

図1　日本人の食事摂取基準（2020年版）策定の方向性

4．策定の基本的事項

1）指標の目的と種類

エネルギーは，エネルギー摂取の過不足の回避を目的として指標が設定された。栄養素は，3つの目的からなる5つの指標が設定された（図2）。

目　的	種　類
摂取不足の回避	推定平均必要量，推奨量 ＊これらを推定できない場合の代替指標：目安量
過剰摂取による健康被害の回避	耐容上限量
生活習慣病の予防	目標量

※十分な科学的根拠がある栄養素については，上記の指標とは別に，生活習慣病の重症化予防及びフレイル予防を目的とした量を設定

図2　栄養素の指標の目的と種類

2）指標

【エネルギーの指標】

エネルギーの摂取量及び消費量のバランス（エネルギー収支バランス）の維持を示す指標としてBMIが採用され，設定された。

【栄養素の指標】

推定平均必要量（estimated average requirement：EAR）：ある対象集団において測定された必要量の分布に基づき，母集団における必要量の平均値の推定値を示す量である。つまり，当該集団に属する50%の人が必要量を満たす（同時に，50%の人が必要量を満たさない）と推定される量である。

推奨量（recommended dietary allowance：RDA）：ある対象集団において測定された必要量の分布に基づき，母集団に属するほとんどの人（97～98%）が充足している量である。推定平均必要量が与えられる栄養素について，推定平均必要量を用いて算出される。

目安量（adequate intake：AI）：特定の集団における，ある一定の栄養状態を維持するのに十分な量である。十分な科学的根拠が得られず「推定平均必要量」が算定できない場合に算定される。目安量以上を摂取している場合は，不足のリスクはほとんどない。

耐容上限量（tolerable upper intake level：UL）：健康障害をもたらすリスクがないとみなされる習慣的な摂取量の上限を与える量である。これを超えて摂取すると，過剰摂取によって生じる潜在的な健康障害のリスクが高まると考える。

目標量（tentative dietary goal for preventing life-style related diseases：DG）：生活習慣病の予防のために現在の日本人が当面の目標とすべき摂取量である。疫学研究によって得られた知見を中心に，実験栄養学的な研究による知見を加味して策定された。

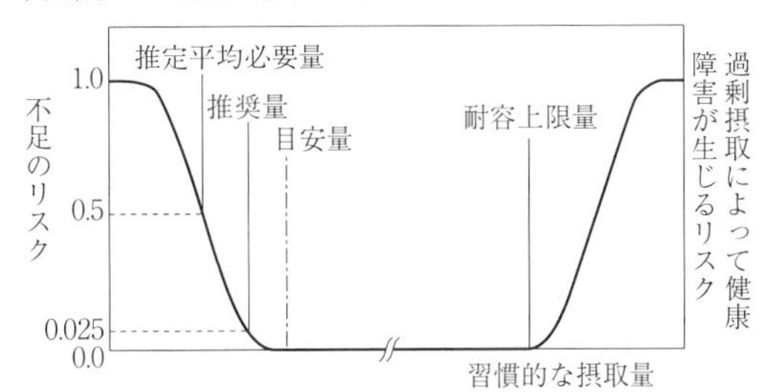

図3　食事摂取基準の各指標を理解するための概念図

縦軸は，個人の場合は不足または過剰によって健康障害が生じる確率を，集団の場合は不足状態にある者または過剰によって健康障害を生じる者の割合を示す。

不足の確率が推定平均必要量では0.5（50%）あり，推奨量では0.02～0.03（中間値として0.025）（2～3%または2.5%）あることを示す。耐容上限量以上を摂取した場合には過剰摂取による健康障害が生じる潜在的なリスクが存在することを示す。そして，推奨量と耐容上限量との間の摂取量では，不足のリスク，過剰摂取による健康障害が生じるリスクともに0（ゼロ）に近いことを示す。目安量については，推定平均必要量ならびに推奨量と一定の関係を持たない。しかし，推奨量と目安量を同時に算定することが可能であれば，目安量は推奨量よりも大きい（図では右方）と考えられるため，参考として付記した。目標量は，他の概念と方法によって決められるため，ここには図示できない。

表1　基準を策定した栄養素と指標[1]（1歳以上）

栄養素			推定平均必要量(EAR)	推奨量(RDA)	目安量(AI)	耐容上限量(UL)	目標量(DG)
たんぱく質[2]			$\bigcirc_b$	$\bigcirc_b$	−	−	○[3]
脂質		脂質	−	−	−	−	○[3]
		飽和脂肪酸[4]	−	−	−	−	○[3]
		n-6系脂肪酸	−	−	○	−	−
		n-3系脂肪酸	−	−	○	−	−
		コレステロール[5]	−	−	−	−	−
炭水化物		炭水化物	−	−	−	−	○[3]
		食物繊維	−	−	−	−	○
		糖類	−	−	−	−	−
主要栄養素バランス[2]			−	−	−	−	○[3]
ビタミン	脂溶性	ビタミンA	$\bigcirc_a$	$\bigcirc_a$	−	○	−
		ビタミンD[2]	−	−	○	○	−
		ビタミンE	−	−	○	○	−
		ビタミンK	−	−	○	−	−
	水溶性	ビタミンB_1	$\bigcirc_c$	$\bigcirc_c$	−	−	−
		ビタミンB_2	$\bigcirc_c$	$\bigcirc_c$	−	−	−
		ナイアシン	$\bigcirc_a$	$\bigcirc_a$	−	○	−
		ビタミンB_6	$\bigcirc_b$	$\bigcirc_b$	−	○	−
		ビタミンB_{12}	$\bigcirc_a$	$\bigcirc_a$	−	−	−
		葉酸	$\bigcirc_a$	$\bigcirc_a$	−	○[7]	−
		パントテン酸	−	−	○	−	−
		ビオチン	−	−	○	−	−
		ビタミンC	$\bigcirc_d$	$\bigcirc_d$	−	−	−
ミネラル	多量	ナトリウム[6]	$\bigcirc_a$	−	−	−	○
		カリウム	−	−	○	−	○
		カルシウム	$\bigcirc_b$	$\bigcirc_b$	−	○	−
		マグネシウム	$\bigcirc_b$	$\bigcirc_b$	−	○[7]	−
		リン	−	−	○	○	−
	微量	鉄	$\bigcirc_d$	$\bigcirc_d$	−	○	−
		亜鉛	$\bigcirc_b$	$\bigcirc_b$	−	○	−
		銅	$\bigcirc_b$	$\bigcirc_b$	−	○	−
		マンガン	−	−	○	○	−
		ヨウ素	$\bigcirc_a$	$\bigcirc_a$	−	○	−
		セレン	$\bigcirc_a$	$\bigcirc_a$	−	○	−
		クロム	−	−	○	○	−
		モリブデン	$\bigcirc_b$	$\bigcirc_b$	−	○	−

1　一部の年齢区分についてだけ設定した場合も含む。
2　フレイル予防を図る上での留意事項を表の脚注として記載。
3　総エネルギー摂取量に占めるべき割合（%エネルギー）。
4　脂質異常症の重症化予防を目的としたコレステロールの量と，トランス脂肪酸の摂取に関する参考情報を表の脚注として記載。
5　脂質異常症の重症化予防を目的とした量を飽和脂肪酸の表の脚注に記載。
6　高血圧及び慢性腎臓病（CKD）の重症化予防を目的とした量を表の脚注として記載。
7　通常の食品以外の食品からの摂取について定めた。
a　集団内の半数の者に不足又は欠乏の症状が現れ得る摂取量をもって推定平均必要量とした栄養素。
b　集団内の半数の者で体内量が維持される摂取量をもって推定平均必要量とした栄養素。
c　集団内の半数の者で体内量が飽和している摂取量をもって推定平均必要量とした栄養素。
d　上記以外の方法で推定平均必要量が定められた栄養素。

表2　目標とするBMIの範囲（18歳以上）[1, 2]

年齢（歳）	目標とするBMI（kg/m^2）
18〜49	18.5〜24.9
50〜64	20.0〜24.9
65〜74[3]	21.5〜24.9
75以上[3]	21.5〜24.9

1　男女共通。あくまでも参考として使用すべきである。
2　観察疫学研究において報告された総死亡率が最も低かったBMIを基に，疾患別の発症率とBMIの関連，死因とBMIとの関連，喫煙や疾患の合併によるBMIや死亡リスクへの影響，日本人のBMIの実態に配慮し，総合的に判断し目標とする範囲を設定。
3　高齢者では，フレイルの予防及び生活習慣病の発症予防の両者に配慮する必要があることも踏まえ，当面目標とするBMIの範囲を21.5〜24.9 kg/m^2とした。

表3　参照体位（参照身長，参照体重）[1]

性別	男性		女性[2]	
年齢等	参照身長(cm)	参照体重(kg)	参照身長(cm)	参照体重(kg)
0〜5（月）	61.5	6.3	60.1	5.9
6〜11（月）	71.6	8.8	70.2	8.1
6〜8（月）	69.8	8.4	68.3	7.8
9〜11（月）	73.2	9.1	71.9	8.4
1〜2（歳）	85.8	11.5	84.6	11.0
3〜5（歳）	103.6	16.5	103.2	16.1
6〜7（歳）	119.5	22.2	118.3	21.9
8〜9（歳）	130.4	28.0	130.4	27.4
10〜11（歳）	142.0	35.6	144.0	36.3
12〜14（歳）	160.5	49.0	155.1	47.5
15〜17（歳）	170.1	59.7	157.7	51.9
18〜29（歳）	171.0	64.5	158.0	50.3
30〜49（歳）	171.0	68.1	158.0	53.0
50〜64（歳）	169.0	68.0	155.8	53.8
65〜74（歳）	165.2	65.0	152.0	52.1
75以上（歳）	160.8	59.6	148.0	48.8

1　0〜17歳は，日本小児内分泌学会・日本成長学会合同標準値委員会による小児の体格評価に用いる身長，体重の標準値を基に，年齢区分に応じて，当該月齢及び年齢区分の中央時点における中央値を引用した。ただし，公表数値が年齢区分と合致しない場合は，同様の方法で算出した値を用いた。18歳以上は，平成28年国民健康・栄養調査における当該の性及び年齢区分における身長・体重の中央値を用いた。
2　妊婦，授乳婦を除く。

表4　推定エネルギー必要量（kcal/日）

性別	男性			女性		
身体活動レベル[1]	Ⅰ	Ⅱ	Ⅲ	Ⅰ	Ⅱ	Ⅲ
0〜5（月）	−	550	−	−	500	−
6〜8（月）	−	650	−	−	600	−
9〜11（月）	−	700	−	−	650	−
1〜2（歳）	−	950	−	−	900	−
3〜5（歳）	−	1,300	−	−	1,250	
6〜7（歳）	1,350	1,550	1,750	1,250	1,450	1,650
8〜9（歳）	1,600	1,850	2,100	1,500	1,700	1,900
10〜11（歳）	1,950	2,250	2,500	1,850	2,100	2,350
12〜14（歳）	2,300	2,600	2,900	2,150	2,400	2,700
15〜17（歳）	2,500	2,800	3,150	2,050	2,300	2,550
18〜29（歳）	2,300	2,650	3,050	1,700	2,000	2,300
30〜49（歳）	2,300	2,700	3,050	1,750	2,050	2,350
50〜64（歳）	2,200	2,600	2,950	1,650	1,950	2,250
65〜74（歳）	2,050	2,400	2,750	1,550	1,850	2,100
75以上（歳）[2]	1,800	2,100	−	1,400	1,650	−
妊婦（付加量）[3] 初期				+50	+50	+50
中期				+250	+250	+250
後期				+450	+450	+450
授乳婦（付加量）				+350	+350	+350

1　身体活動レベルは，低い，ふつう，高いの三つのレベルとして，それぞれⅠ，Ⅱ，Ⅲで示した。
2　レベルⅡは自立している者，レベルⅠは自宅にいてほとんど外出しない者に相当する。レベルⅠは高齢者施設で自立に近い状態で過ごしている者にも適用できる値である。
3　妊婦個々の体格や妊娠中の体重増加量及び胎児の発育状況の評価を行うことが必要である。

注1：活用に当たっては，食事摂取状況のアセスメント，体重及びBMIの把握を行い，エネルギーの過不足は，体重の変化又はBMIを用いて評価すること。
注2：身体活動レベルⅠの場合，少ないエネルギー消費量に見合った少ないエネルギー摂取量を維持することになるため，健康の保持・増進の観点からは，身体活動量を増加させる必要がある。

表5　参照体重における基礎代謝量

性別	男性			女性		
年齢（歳）	基礎代謝基準値（kcal/kg 体重/日）	参照体重（kg）	基礎代謝量（kcal/日）	基礎代謝基準値（kcal/kg 体重/日）	参照体重（kg）	基礎代謝量（kcal/日）
1～2	61.0	11.5	700	59.7	11.0	660
3～5	54.8	16.5	900	52.2	16.1	840
6～7	44.3	22.2	980	41.9	21.9	920
8～9	40.8	28.0	1,140	38.3	27.4	1,050
10～11	37.4	35.6	1,330	34.8	36.3	1,260
12～14	31.0	49.0	1,520	29.6	47.5	1,410
15～17	27.0	59.7	1,610	25.3	51.9	1,310
18～29	23.7	64.5	1,530	22.1	50.3	1,110
30～49	22.5	68.1	1,530	21.9	53.0	1,160
50～64	21.8	68.0	1,480	20.7	53.8	1,110
65～74	21.6	65.0	1,400	20.7	52.1	1,080
75 以上	21.5	59.6	1,280	20.7	48.8	1,010

表6　エネルギー産生栄養素バランス（%エネルギー）

性別	男性				女性			
	目標量[1, 2]				目標量[1, 2]			
年齢等	たんぱく質[3]	脂質[4] 脂質	脂質[4] 飽和脂肪酸	炭水化物[5, 6]	たんぱく質[3]	脂質[4] 脂質	脂質[4] 飽和脂肪酸	炭水化物[5, 6]
0～11（月）	－	－	－	－	－	－	－	－
1～2（歳）	13～20	20～30	－	50～65	13～20	20～30	－	50～65
3～5（歳）	13～20	20～30	10 以下	50～65	13～20	20～30	10 以下	50～65
6～7（歳）	13～20	20～30	10 以下	50～65	13～20	20～30	10 以下	50～65
8～9（歳）	13～20	20～30	10 以下	50～65	13～20	20～30	10 以下	50～65
10～11（歳）	13～20	20～30	10 以下	50～65	13～20	20～30	10 以下	50～65
12～14（歳）	13～20	20～30	10 以下	50～65	13～20	20～30	10 以下	50～65
15～17（歳）	13～20	20～30	8 以下	50～65	13～20	20～30	8 以下	50～65
18～29（歳）	13～20	20～30	7 以下	50～65	13～20	20～30	7 以下	50～65
30～49（歳）	13～20	20～30	7 以下	50～65	13～20	20～30	7 以下	50～65
50～64（歳）	14～20	20～30	7 以下	50～65	14～20	20～30	7 以下	50～65
65～74（歳）	15～20	20～30	7 以下	50～65	15～20	20～30	7 以下	50～65
75 以上（歳）	15～20	20～30	7 以下	50～65	15～20	20～30	7 以下	50～65
妊婦　初期					13～20	20～30	7 以下	50～65
中期					13～20			
後期					15～20			
授乳婦					15～20			

1　必要なエネルギー量を確保した上でのバランスとすること。
2　範囲に関しては，おおむねの値を示したものであり，弾力的に運用すること。
3　65 歳以上の高齢者について，フレイル予防を目的とした量を定めることは難しいが，身長・体重が参照体位に比べて小さい者や，特に 75 歳以上であって加齢に伴い身体活動量が大きく低下した者など，必要エネルギー摂取量が低い者では，下限が推奨量を下回る場合があり得る。この場合でも，下限は推奨量以上とすることが望ましい。
4　脂質については，その構成成分である飽和脂肪酸など，質への配慮を十分に行う必要がある。
5　アルコールを含む。ただし，アルコールの摂取を勧めるものではない。
6　食物繊維の目標量を十分に注意すること。

表7 （参考）身体活動レベル別に見た活動内容と活動時間の代表例

身体活動レベル[1]	低い（Ⅰ）	ふつう（Ⅱ）	高い（Ⅲ）
	1.50（1.40～1.60）	1.75（1.60～1.90）	2.00（1.90～2.20）
日常生活の内容[2]	生活の大部分が座位で，静的な活動が中心の場合	座位中心の仕事だが，職場内での移動や立位での作業・接客等，通勤・買い物での歩行，家事，軽いスポーツ，のいずれかを含む場合	移動や立位の多い仕事への従事者，あるいは，スポーツ等余暇における活発な運動習慣を持っている場合
中程度の強度(3.0～5.9メッツ）の身体活動の1日当たりの合計時間（時間/日）[3]	1.65	2.06	2.53
仕事での1日当たりの合計歩行時間（時間/日）[3]	0.25	0.54	1.00

1　代表値。（ ）内はおよその範囲。
2　Black, et al., Ishikawa-Takata, et al. を参考に，身体活動レベル（PAL）に及ぼす仕事時間中の労作の影響が大きいことを考慮して作成。
3　Ishikawa-Takata, et al. による。

表8 （参考）年齢階級別に見た身体活動レベルの群分け（男女共通）

身体活動レベル	Ⅰ（低い）	Ⅱ（ふつう）	Ⅲ（高い）
1～2（歳）	–	1.35	–
3～5（歳）	–	1.45	–
6～7（歳）	1.35	1.55	1.75
8～9（歳）	1.40	1.60	1.80
10～11（歳）	1.45	1.65	1.85
12～14（歳）	1.50	1.70	1.90
15～17（歳）	1.55	1.75	1.95
18～29（歳）	1.50	1.75	2.00
30～49（歳）	1.50	1.75	2.00
50～64（歳）	1.50	1.75	2.00
65～74（歳）	1.45	1.70	1.95
75以上（歳）	1.40	1.65	–

表9 （参考）身体活動の分類例

身体活動の分類（メッツ値[1]の範囲）	身体活動の例
睡眠（0.9）	睡眠
座位または立位の静的な活動（1.0～1.9）	テレビ・読書・電話・会話など（座位または立位），食事，運転，デスクワーク，縫物，入浴（座位），動物の世話（座位，軽度）
ゆっくりとした歩行や家事などの低強度の活動（2.0～2.9）	ゆっくりとした歩行，身支度，炊事，洗濯，料理や食材の準備，片付け（歩行），植物への水やり，軽い掃除，コピー，ストレッチング，ヨガ，キャチボール，ギター・ピアノなどの楽器演奏
長時間持続可能な運動・労働などの中強度の活動（ふつう歩行を含む）(3.0～5.9)	ふつう歩行～速歩，床掃除，荷造り，自転車（ふつうの速さ），大工仕事，車の荷物の積み下ろし，苗木の植栽，階段を下りる，子どもと遊ぶ，動物の世話（歩く/走る，ややきつい）ギター：ロック（立位），体操，バレーボール，ボーリング，バドミントン
頻繁に休みが必要な運動・労働などの高強度の活動（6.0以上）	家財道具の移動・運搬，雪かき，階段を上る，山登り，エアロビクス，ランニング，テニス，サッカー，水泳，縄跳び，スキー，スケート，柔道，空手

1　メッツ値（metabolic equivalent，MET：単数形，METs：複数形）は，Ainsworth, et al. による。いずれの身体活動でも活動実施中における平均値に基づき，休憩・中断中は除く。

表 10　炭水化物

性　別	食物繊維（g/日）	
	男　性	女　性
年齢等	目標量	目標量
0～5（月）	−	−
6～11（月）	−	−
1～2（歳）	−	−
3～5（歳）	8以上	8以上
6～7（歳）	10以上	10以上
8～9（歳）	11以上	11以上
10～11（歳）	13以上	13以上
12～14（歳）	17以上	17以上
15～17（歳）	19以上	18以上
18～29（歳）	21以上	18以上
30～49（歳）	21以上	18以上
50～64（歳）	21以上	18以上
65～74（歳）	20以上	17以上
75以上（歳）	20以上	17以上
妊　婦		18以上
授乳婦		18以上

表 11　たんぱく質（推定平均必要量，推奨量，目安量：g/日）

性　別	男　性			女　性		
年齢等	推定平均必要量	推奨量	目安量	推定平均必要量	推奨量	目安量
0～5（月）	−	−	10	−	−	10
6～8（月）	−	−	15	−	−	15
9～11（月）	−	−	25	−	−	25
1～2（歳）	15	20	−	15	20	−
3～5（歳）	20	25	−	20	25	−
6～7（歳）	25	30	−	25	30	−
8～9（歳）	30	40	−	30	40	−
10～11（歳）	40	45	−	40	50	−
12～14（歳）	50	60	−	45	55	−
15～17（歳）	50	65	−	45	55	−
18～29（歳）	50	65	−	40	50	−
30～49（歳）	50	65	−	40	50	−
50～64（歳）	50	65	−	40	50	−
65～74（歳）[1]	50	60	−	40	50	−
75以上（歳）[1]	50	60	−	40	50	−
妊婦（付加量）初期 中期 後期				+0 +5 +20	+0 +5 +25	−
授乳婦（付加量）				+15	+20	−

1　65歳以上の高齢者について，フレイル予防を目的とした量を定めることは難しいが，身長・体重が参照体位に比べて小さい者や，特に75歳以上であって加齢に伴い身体活動量が大きく低下した者など，必要エネルギー摂取量が低い者では，下限が推奨量を下回る場合があり得る。この場合でも，下限は推奨量以上とすることが望ましい。

表 12　脂溶性ビタミン

性　別	ビタミンA（μgRAE/日）[1]							
	男　性				女　性			
年齢等	推定平均必要量[2]	推奨量[2]	目安量[3]	耐容上限量[3]	推定平均必要量[2]	推奨量[2]	目安量[3]	耐容上限量[3]
0～5（月）	−	−	300	600	−	−	300	600
6～11（月）	−	−	400	600	−	−	400	600
1～2（歳）	300	400	−	600	250	350	−	600
3～5（歳）	350	450	−	700	350	500	−	850
6～7（歳）	300	400	−	950	300	400	−	1,200
8～9（歳）	350	500	−	1,200	350	500	−	1,500
10～11（歳）	450	600	−	1,500	400	600	−	1,900
12～14（歳）	550	800	−	2,100	500	700	−	2,500
15～17（歳）	650	900	−	2,500	500	650	−	2,800
18～29（歳）	600	850	−	2,700	450	650	−	2,700
30～49（歳）	650	900	−	2,700	500	700	−	2,700
50～64（歳）	650	900	−	2,700	500	700	−	2,700
65～74（歳）	600	850	−	2,700	500	700	−	2,700
75以上（歳）	550	800	−	2,700	450	650	−	2,700
妊婦（付加量）初期					+0	+0	−	−
中期					+0	+0	−	−
後期					+60	+80	−	−
授乳婦（付加量）					+300	+450	−	−

1　レチノール活性当量（μgRAE）＝レチノール（μg）＋β-カロテン（μg）×1/12＋α-カロテン（μg）×1/24＋β-クリプトキサンチン（μg）×1/24＋その他のプロビタミンAカロテノイド（μg）×1/24
2　プロビタミンAカロテノイドを含む。
3　プロビタミンAカロテノイドを含まない。

性別	ビタミンD（μg/日）[1]				ビタミンE（mg/日）[1]			
	男性		女性		男性		女性	
年齢等	目安量	耐容上限量	目安量	耐容上限量	目安量	耐容上限量	目安量	耐容上限量
0～5（月）	5.0	25	5.0	25	3.0	–	3.0	–
6～11（月）	5.0	25	5.0	25	4.0	–	4.0	–
1～2（歳）	3.0	20	3.5	20	3.0	150	3.0	150
3～5（歳）	3.5	30	4.0	30	4.0	200	4.0	200
6～7（歳）	4.5	30	5.0	30	5.0	300	5.0	300
8～9（歳）	5.0	40	6.0	40	5.0	350	5.0	350
10～11（歳）	6.5	60	8.0	60	5.5	450	5.5	450
12～14（歳）	8.0	80	9.5	80	6.5	650	6.0	600
15～17（歳）	9.0	90	8.5	90	7.0	750	5.5	650
18～29（歳）	8.5	100	8.5	100	6.0	850	5.0	650
30～49（歳）	8.5	100	8.5	100	6.0	900	5.5	700
50～64（歳）	8.5	100	8.5	100	7.0	850	6.0	700
65～74（歳）	8.5	100	8.5	100	7.0	850	6.5	650
75以上（歳）	8.5	100	8.5	100	6.5	750	6.5	650
妊婦			8.5	–			6.5	–
授乳婦			8.5	–			7.0	–

ビタミンD：
1　日照により皮膚でビタミンDが産生されることを踏まえ，フレイル予防を図る者はもとより，全年齢区分を通じて，日常生活において可能な範囲内での適度な日光浴を心掛けるとともに，ビタミンDの摂取については，日照時間を考慮に入れることが重要である。

ビタミンE：
1　α-トコフェロールについて算定した。α-トコフェロール以外のビタミンEは含んでいない。

表13　水溶性ビタミン

性別	ビタミンB₁（mg/日）[1, 2]					
	男性			女性		
年齢等	推定平均必要量	推奨量	目安量	推定平均必要量	推奨量	目安量
0～5（月）	–	–	0.1	–	–	0.1
6～11（月）	–	–	0.2	–	–	0.2
1～2（歳）	0.4	0.5	–	0.4	0.5	–
3～5（歳）	0.6	0.7	–	0.6	0.7	–
6～7（歳）	0.7	0.8	–	0.7	0.8	–
8～9（歳）	0.8	1.0	–	0.8	0.9	–
10～11（歳）	1.0	1.2	–	0.9	1.1	–
12～14（歳）	1.2	1.4	–	1.1	1.3	–
15～17（歳）	1.3	1.5	–	1.0	1.2	–
18～29（歳）	1.2	1.4	–	0.9	1.1	–
30～49（歳）	1.2	1.4	–	0.9	1.1	–
50～64（歳）	1.1	1.3	–	0.9	1.1	–
65～74（歳）	1.1	1.3	–	0.9	1.1	–
75以上（歳）	1.0	1.2	–	0.8	0.9	–
妊婦（付加量）				+0.2	+0.2	–
授乳婦（付加量）				+0.2	+0.2	–

性別	ビタミンB₂（mg/日）[1]					
	男性			女性		
年齢等	推定平均必要量	推奨量	目安量	推定平均必要量	推奨量	目安量
0～5（月）	–	–	0.3	–	–	0.3
6～11（月）	–	–	0.4	–	–	0.4
1～2（歳）	0.5	0.6	–	0.5	0.5	–
3～5（歳）	0.7	0.8	–	0.6	0.8	–
6～7（歳）	0.8	0.9	–	0.7	0.9	–
8～9（歳）	0.9	1.1	–	0.9	1.0	–
10～11（歳）	1.1	1.4	–	1.0	1.3	–
12～14（歳）	1.3	1.6	–	1.2	1.4	–
15～17（歳）	1.4	1.7	–	1.2	1.4	–
18～29（歳）	1.3	1.6	–	1.0	1.2	–
30～49（歳）	1.3	1.6	–	1.0	1.2	–
50～64（歳）	1.2	1.5	–	1.0	1.2	–
65～74（歳）	1.2	1.5	–	1.0	1.2	–
75以上（歳）	1.1	1.3	–	0.9	1.0	–
妊婦（付加量）				+0.2	+0.3	–
授乳婦（付加量）				+0.5	+0.6	–

性別	ビタミンC（mg/日）[1]					
	男性			女性		
年齢等	推定平均必要量	推奨量	目安量	推定平均必要量	推奨量	目安量
0～5（月）	–	–	40	–	–	40
6～11（月）	–	–	40	–	–	40
1～2（歳）	35	40	–	35	40	–
3～5（歳）	40	50	–	40	50	–
6～7（歳）	50	60	–	50	60	–
8～9（歳）	60	70	–	60	70	–
10～11（歳）	70	85	–	70	85	–
12～14（歳）	85	100	–	85	100	–
15～17（歳）	85	100	–	85	100	–
18～29（歳）	85	100	–	85	100	–
30～49（歳）	85	100	–	85	100	–
50～64（歳）	85	100	–	85	100	–
65～74（歳）	80	100	–	80	100	–
75以上（歳）	80	100	–	80	100	–
妊婦（付加量）				+10	+10	–
授乳婦（付加量）				+40	+45	–

ビタミンB₁：
1　チアミン塩化物塩酸塩（分子量＝337.3）の重量として示した。
2　身体活動レベルⅡの推定エネルギー必要量を用いて算定した。
特記事項：推定平均必要量は，ビタミンB₁の欠乏症である脚気を予防するに足る最小必要量からではなく，尿中にビタミンB₁の排泄量が増大し始める摂取量（体内飽和量）から算定。

ビタミンB₂：
1　身体活動レベルⅡの推定エネルギー必要量を用いて算定した。
特記事項：推定平均必要量は，ビタミンB₂の欠乏症である口唇炎，口角炎，舌炎などの皮膚炎を予防するに足る最小必要量からではなく，尿中にビタミンB₂の排泄量が増大し始める摂取量（体内飽和量）から算定。

ビタミンC：
1　L-アスコルビン酸（分子量＝176.12）の重量で示した。
特記事項：推定平均必要量は，ビタミンCの欠乏症である壊血病を予防するに足る最小量からではなく，心臓血管系の疾病予防効果及び抗酸化作用の観点から算定。

性　別	ナイアシン（mgNE/日）[1,2]								葉酸（μg/日）[1]							
	男　性				女　性				男　性				女　性			
年齢等	推定平均必要量	推奨量	目安量	耐容上限量[3]	推定平均必要量	推奨量	目安量	耐容上限量[3]	推定平均必要量	推奨量	目安量	耐容上限量[2]	推定平均必要量	推奨量	目安量	耐容上限量[2]
0～5（月）[4]	－	－	2	－	－	－	2	－	－	－	40	－	－	－	40	－
6～11（月）	－	－	3	－	－	－	3	－	－	－	60	－	－	－	60	－
1～2（歳）	5	6	－	60（15）	4	5	－	60（15）	80	90	－	200	90	90	－	200
3～5（歳）	6	8	－	80（20）	6	7	－	80（20）	90	110	－	300	90	110	－	300
6～7（歳）	7	9	－	100（30）	7	8	－	100（30）	110	140	－	400	110	140	－	400
8～9（歳）	9	11	－	150（35）	8	10	－	150（35）	130	160	－	500	130	160	－	500
10～11（歳）	11	13	－	200（45）	10	10	－	150（45）	160	190	－	700	160	190	－	700
12～14（歳）	12	15	－	250（60）	12	14	－	250（60）	200	240	－	900	200	240	－	900
15～17（歳）	14	17	－	300（70）	11	13	－	250（65）	220	240	－	900	200	240	－	900
18～29（歳）	13	15	－	300（80）	9	11	－	250（65）	200	240	－	900	200	240	－	900
30～49（歳）	13	15	－	350（85）	10	12	－	250（65）	200	240	－	1,000	200	240	－	1,000
50～64（歳）	12	14	－	350（85）	9	11	－	250（65）	200	240	－	1,000	200	240	－	1,000
65～74（歳）	12	14	－	300（80）	9	11	－	250（65）	200	240	－	900	200	240	－	900
75以上（歳）	11	13	－	300（75）	9	10	－	250（60）	200	240	－	900	200	240	－	900
妊　婦(付加量)					+0	+0	－	－					+200	+240	－	－
授乳婦(付加量)					+3	+3	－	－					+80	+100	－	－

1　ナイアシン当量（NE）＝ナイアシン＋1/60トリプトファンで示した。
2　身体活動レベルⅡの推定エネルギー必要量を用いて算定した。
3　ニコチンアミドの重量（mg/日），（　）内はニコチン酸の重量（mg/日）。
4　単位はmg/日。

1　プテロイルモノグルタミン酸（分子量＝441.40）の重量として示した。
2　通常の食品以外の食品に含まれる葉酸（狭義の葉酸）に適用する。
3　妊娠を計画している女性，妊娠の可能性がある女性及び妊娠初期の妊婦は，胎児の神経管閉鎖障害のリスク低減のために，通常の食品以外の食品に含まれる葉酸（狭義の葉酸）を400 μg/日摂取することが望まれる。
4　付加量は，中期及び後期にのみ設定した。

表14　多量ミネラル

性　別	ナトリウム（mg/日，（　）は食塩相当量［g/日］）[1]						カルシウム（mg/日）							
	男　性			女　性			男　性				女　性			
年齢等	推定平均必要量	目安量	目標量	推定平均必要量	目安量	目標量	推定平均必要量	推奨量	目安量	耐容上限量	推定平均必要量	推奨量	目安量	耐容上限量
0～5（月）	－	100（0.3）	－	－	100（0.3）	－	－	－	200	－	－	－	200	－
6～11（月）	－	600（1.5）	－	－	600（1.5）	－	－	－	250	－	－	－	250	－
1～2（歳）	－	－	（3.0未満）	－	－	（3.0未満）	350	450	－	－	350	400	－	－
3～5（歳）	－	－	（3.5未満）	－	－	（3.5未満）	500	600	－	－	450	550	－	－
6～7（歳）	－	－	（4.5未満）	－	－	（4.5未満）	500	600	－	－	450	550	－	－
8～9（歳）	－	－	（5.0未満）	－	－	（5.0未満）	550	650	－	－	600	750	－	－
10～11（歳）	－	－	（6.0未満）	－	－	（6.0未満）	600	700	－	－	600	750	－	－
12～14（歳）	－	－	（7.0未満）	－	－	（6.5未満）	850	1,000	－	－	700	800	－	－
15～17（歳）	－	－	（7.5未満）	－	－	（6.5未満）	650	800	－	－	550	650	－	－
18～29（歳）	600（1.5）	－	（7.5未満）	600（1.5）	－	（6.5未満）	650	800	－	2,500	550	650	－	2,500
30～49（歳）	600（1.5）	－	（7.5未満）	600（1.5）	－	（6.5未満）	600	750	－	2,500	550	650	－	2,500
50～64（歳）	600（1.5）	－	（7.5未満）	600（1.5）	－	（6.5未満）	600	750	－	2,500	550	650	－	2,500
65～74（歳）	600（1.5）	－	（7.5未満）	600（1.5）	－	（6.5未満）	600	750	－	2,500	550	650	－	2,500
75以上（歳）	600（1.5）	－	（7.5未満）	600（1.5）	－	（6.5未満）	600	700	－	2,500	500	600	－	2,500
妊　婦				600（1.5）	－	（6.5未満）					+0	+0	－	－
授乳婦				600（1.5）	－	（6.5未満）					+0	+0	－	－

1　高血圧及び慢性腎臓病（CKD）の重症化予防のための食塩相当量の量は，男女とも6.0 g/日未満とした。

表 15　微量ミネラル

性　別	カリウム（mg/日） 男　性		女　性	
年齢等	目安量	目標量	目安量	目標量
0～5（月）	400	–	400	–
6～11（月）	700	–	700	–
1～2（歳）	900	–	900	–
3～5（歳）	1,000	1,400 以上	1,000	1,400 以上
6～7（歳）	1,300	1,800 以上	1,200	1,800 以上
8～9（歳）	1,500	2,000 以上	1,500	2,000 以上
10～11（歳）	1,800	2,200 以上	1,800	2,000 以上
12～14（歳）	2,300	2,400 以上	1,900	2,400 以上
15～17（歳）	2,700	3,000 以上	2,000	2,600 以上
18～29（歳）	2,500	3,000 以上	2,000	2,600 以上
30～49（歳）	2,500	3,000 以上	2,000	2,600 以上
50～64（歳）	2,500	3,000 以上	2,000	2,600 以上
65～74（歳）	2,500	3,000 以上	2,000	2,600 以上
75 以上（歳）	2,500	3,000 以上	2,000	2,600 以上
妊　婦			2,000	2,600 以上
授乳婦			2,200	2,600 以上

性　別	鉄（mg/日） 男　性				女　性 月経なし		月経あり			
年齢等	推定平均必要量	推奨量	目安量	耐容上限量	推定平均必要量	推奨量	推定平均必要量	推奨量	目安量	耐容上限量
0～5（月）	–	–	0.5	–	–	–	–	–	0.5	–
6～11（月）	3.5	5.0	–	–	3.5	4.5	–	–	–	–
1～2（歳）	3.0	4.5	–	25	3.0	4.5	–	–	–	20
3～5（歳）	4.0	5.5	–	25	4.0	5.5	–	–	–	25
6～7（歳）	5.0	5.5	–	30	4.5	5.5	–	–	–	30
8～9（歳）	6.0	7.0	–	35	6.0	7.5	–	–	–	35
10～11（歳）	7.0	8.5	–	35	7.0	8.5	10.0	12.0	–	35
12～14（歳）	8.0	10.0	–	40	7.0	8.5	10.0	12.0	–	40
15～17（歳）	8.0	10.0	–	50	5.5	7.0	8.5	10.5	–	40
18～29（歳）	6.5	7.5	–	50	5.5	6.5	8.5	10.5	–	40
30～49（歳）	6.5	7.5	–	50	5.5	6.5	9.0	10.5	–	40
50～64（歳）	6.5	7.5	–	50	5.5	6.5	9.0	11.0	–	40
65～74（歳）	6.0	7.5	–	50	5.0	6.0	–	–	–	40
75 以上（歳）	6.0	7.0	–	50	5.0	6.0	–	–	–	40
妊婦（付加量）　初期					+2.0	+2.5	–	–	–	–
中期・後期					+8.0	+9.5	–	–	–	–
授乳婦（付加量）					+2.0	+2.5	–	–	–	–

性　別	亜鉛（mg/日） 男　性				女　性			
年齢等	推定平均必要量	推奨量	目安量	耐容上限量	推定平均必要量	推奨量	目安量	耐容上限量
0～5（月）	–	–	2	–	–	–	2	–
6～11（月）	–	–	3	–	–	–	3	–
1～2（歳）	3	3	–	–	2	3	–	–
3～5（歳）	3	4	–	–	3	3	–	–
6～7（歳）	4	5	–	–	3	4	–	–
8～9（歳）	5	6	–	–	4	5	–	–
10～11（歳）	6	7	–	–	5	6	–	–
12～14（歳）	9	10	–	–	7	8	–	–
15～17（歳）	10	12	–	–	7	8	–	–
18～29（歳）	9	11	–	40	7	8	–	35
30～49（歳）	9	11	–	45	7	8	–	35
50～64（歳）	9	11	–	45	7	8	–	35
65～74（歳）	9	11	–	40	7	8	–	35
75 以上（歳）	9	10	–	40	6	8	–	30
妊　婦					+1	+2	–	–
授乳婦					+3	+4	–	–

さらに学びたい方のために

◆第1章

・日本栄養士会監修，武見ゆかり，吉池信男著：「食事バランスガイド」を活用した栄養教育・食育実践マニュアル　第2版，第一出版，2011
・秋山房雄，足立己幸著：食生活論，医歯薬出版，1987
・田所忠弘，安井明美編著：N ブックス新版食品学Ⅱ，建帛社，2016
・ベターホーム協会編：新・ベターホームのお料理一年生，ベターホーム協会，2015
・ベターホーム協会編：ひとり分の和食，ベターホーム協会，2015

◆第2章

・ネスレ栄養科学会議監修，阿部啓子，山本隆，的場輝佳，ジェローン シュミット共著：食と味覚，建帛社，2008
・赤松利恵，稲山貴代編著：栄養教育論，東京化学同人，2016
・松永和紀著：お母さんのための「食の安全」教室，女子栄養大学出版部，2012
・佐々木敏著：佐々木敏の栄養データはこう読む！，女子栄養大学出版部，2015
・戸ヶ里泰典，中山和弘著：市民のための健康情報学入門（放送大学教材），放送大学教育振興会，2013

◆第3章

・厚生労働省：すこやか親子21（第2次），2015，http://www.mhlw.go.jp/file/06-Seisakujouhou-11900000-Koyoukintoujidoukateikyoku/0000067539.pdf
・日本体育協会スポーツ医・科学専門委員会監修，小林修平・樋口満編著：アスリートのための栄養・食事ガイド　第3版，第一出版，2014
・柴田博著：なにをどれだけ食べたらよいか。，ゴルフダイジェスト社，2014
・朝日新聞迫る2025ショック取材班編：日本で老いて死ぬということ―2025年，老人「医療・介護」崩壊で何が起こるか，朝日新聞出版，2016

◆第4章

・黒木登志夫著：健康・老化・寿命　第3版，中公新書，2009
・渡邉早苗，寺本房子，田中明，工藤秀機，柳沢幸江，松田康子，高橋啓子シリーズ編集：栄養食事療法シリーズ①～②，建帛社，2009
・海老澤元宏，伊藤浩明，藤澤隆夫監修，日本小児アレルギー学会食物アレルギー委員会作成：食物アレルギー診療ガイドライン2016，協和企画，2016

◆第5章

・熊倉功夫，江原絢子著：和食とは何か，思文閣出版，2015
・原田信男著：日本の食はどう変わってきたか―神の食事から魚肉ソーセージまで，角川学芸出版，2013
・秋山美紀著：コミュニティヘルスのある社会へ―「つながり」が生み出す「いのち」の輪，岩波書店，2013
・近藤克則著：健康格差社会への処方箋，医学書院，2017

◆その他

・香川明夫監修：八訂食品成分表2021，女子栄養大学出版部，2021（年度版にて毎年出版）
・：日本人の食事摂取基準（2020年版）策定検討会報告書，2019
http://www.mhlw.go.jp/stf/newpage_08517.html
・国立健康・栄養研究所：「健康食品」の安全性・有効性情報，https://hfnet.nih.go.jp
・吉岡友治著：シカゴ・スタイルに学ぶ論理的に考え，書く技術：世界で通用する20の普遍的メソッド，草思社，2015

索　引

英数字

1 kcal ……… 27
1 型糖尿病 ……… 84
2 型糖尿病 ……… 84, 85
3・1・2 弁当箱法 ……… 6
BMI ……… 60, 75, 81
DHA ……… 15
en 比率 ……… 12
EPA ……… 15
HbA1c ……… 85
HDL ……… 89
IgE 抗体 ……… 101
JAS 規格 ……… 54
JAS 法 ……… 48
LDL ……… 89
PEM ……… 73, 112
PFC 比 ……… 12
QOL ……… 42, 82, 110
SDGs ……… 113
VLDL ……… 89
well-being ……… 111
β-カロテン ……… 18

あ

赤身魚 ……… 14
悪性新生物 ……… 106
アクティブガイド ……… 31
味の相互作用 ……… 35
アナフィラキシー ……… 101, 103
アナフィラキシーショック ……… 101, 104
アレルギー ……… 50, 100
アレルギー表示 ……… 50, 103
アレルゲン ……… 50, 101
アロマ ……… 38

い

育児不安 ……… 62
一汁三菜 ……… 4, 116
遺伝子組換え食品 ……… 54
イノシン酸 ……… 35
いも類 ……… 9, 19
色 ……… 37
インスリン ……… 68, 84
インスリン抵抗性 ……… 85

う

うつ病 ……… 67
うま味 ……… 34
運動 ……… 30, 89
運動習慣 ……… 31

え

エイコサペンタエン酸 ……… 15
栄養価計算 ……… 27
栄養機能食品 ……… 53
栄養強調表示 ……… 50
栄養成分表示 ……… 50, 56
栄養素 ……… 2
栄養転換 ……… 111
栄養問題の二重負担 ……… 111
えぐ味 ……… 35
江戸わずらい ……… 117
エネルギー ……… 27
エネルギー源 ……… 9
エネルギー産生栄養素バランス ……… 12
エネルギーバランス ……… 3, 96
エネルギー比 ……… 3
嚥下能力 ……… 71
塩味 ……… 34

お

おいしさ ……… 34
横断研究 ……… 83
おかず ……… 4, 12
音 ……… 36
オリゴ糖 ……… 35
温度 ……… 36

か

外観 ……… 37
懐石 ……… 116
会席料理 ……… 116
カイロミクロン ……… 89
香り ……… 38
拡張期血圧 ……… 87
加工食品 ……… 49
菓子パン ……… 11
脚気 ……… 117, 119
果糖 ……… 35, 69
下半身型肥満 ……… 81
カフェイン ……… 35
体づくり ……… 67
辛味 ……… 35
カルシウム ……… 22, 93
加齢 ……… 39, 58, 71
がん ……… 106
観察学習 ……… 45
間食 ……… 8
感染症 ……… 106
冠動脈疾患 ……… 91
甘味 ……… 34

き

危険因子 ……… 79
基礎代謝量 ……… 28
喫煙 ……… 62, 78, 91
機能性表示食品 ……… 53

きのこ類 20
基本味 34
嗅細胞 38
牛乳 22
魚介類 14
虚血性心疾患 30, 90
巨赤芽球性貧血 98
起立性貧血 97

く

グアニル酸 35
空腹時血糖値 85
クエン酸 35
薬食い 119
果物 23
苦味 34
グリコーゲン 9, 68
グルコース 9, 35, 68, 84
グルタミン酸 35

け

計画的行動理論 44
経口免疫療法 102
ゲートキーパー 67
結果期待 45
結核 106
血清アルブミン 75
結腸がん 31
血糖値 84
ケの日 120
減塩 24, 88, 125
堅果類 20
健康寿命 109
健康情報 54
健康増進法 48
健康づくりにおける三本柱 67
健康日本21 21, 24, 109
減量 89

こ

降圧剤 88
後期高齢者 71
高血圧 24, 79, 86, 122
恒常性 69
行動 43
行動科学 43
行動技法 46
行動分析 43
行動変容 42, 45, 46
行動変容段階モデル 45
幸福 111
高齢化 106, 109
高齢期 71
高齢就労者 74
誤嚥 72
誤嚥性肺炎 72
穀類 9
子育て支援 63
骨塩量 93
骨改変 92
骨吸収 93
骨粗鬆症 22, 30, 72, 93
骨代謝 93
骨軟化症 93
骨密度 22, 93
コハク酸 35
ご飯 11
コホート研究 83
コラーゲン 92
コレステロール 89
こんにゃく 20
こんぶ 20

さ

サーカディアンリズム 6
最小血圧 87
最大血圧 87
酢酸 35
サクセスフルエイジング 71
雑穀 10
サルコペニア 72
産後うつ 62
三色食品群 3
酸味 34

し

自己効力感 45
自己制御 45
自殺 67, 107
脂質異常症 79, 89, 122
思春期 64
持続可能な開発目標 113
実年期 71
シニア世代 71
渋味 35
脂肪エネルギー比率 12, 91
社会的認知理論 45
収縮期血圧 87
主菜 4, 12
種実類 20
主食 4, 9
種子類 20
授乳・離乳の支援ガイド 63
旬 14
少子高齢化 109
精進料理 116
上半身型肥満 81
消費期限 50
賞味期限 50
食育 124
食育基本法 124
食育白書 124
食塩 24, 35, 87, 125
食環境 42, 125
食行動 41
食事 2
食事バランスガイド 4
食習慣 42
食生活指針 4, 24
食中毒 47
食肉禁忌 40
食の安全 47
食の安全問題 47

食品 …… 2
食品衛生法 …… 48
食品群 …… 3
食品廃棄 …… 50
食品表示基準 …… 48
食品表示法 …… 48
食品ロス …… 50
食文化 …… 39, 115
食物アレルギー …… 50, 100
食物依存性運動誘発
　アナフィラキシー …… 101
食物禁忌 …… 39
食物経口負荷試験 …… 102
食物選択スキル …… 67
食感 …… 36, 38
ショ糖 …… 35
汁物 …… 4, 24
白身魚 …… 15
人工甘味料 …… 35
人口減少社会 …… 109
心臓病 …… 106
身体活動 …… 30
身体活動のガイドライン
　（WHO）…… 75
身体活動指針 …… 31

す

水分補給 …… 69
スキャモンの発育型 …… 58
スクリーニング …… 90
健やか親子21（第2次）…… 63
健やかな老い …… 71
スタミナ …… 68
スポーツ …… 67

せ

生活活動 …… 30
生活習慣病 …… 30, 64, 78, 106
生活の質 …… 55, 82, 111
生鮮食品 …… 49
生体リズム …… 5, 65
成長 …… 58
成長曲線 …… 59, 96
青年期 …… 64
西洋料理 …… 121
摂食障害 …… 64
潜在性鉄欠乏症 …… 98

そ

相互決定主義 …… 45
藻類 …… 20
ソーシャルキャピタル …… 76, 123
ソーシャルサポート …… 123
即時型症状 …… 101
組織鉄 …… 97
咀嚼 …… 38
租庸調 …… 115

た

体格指数 …… 81
大饗料理 …… 115
大豆 …… 16
大豆製品 …… 16
耐性 …… 102
耐性獲得 …… 102
体組成の測定 …… 81
多価不飽和脂肪酸 …… 15, 16
脱水症状 …… 69
タブー …… 39
淡色野菜 …… 18
炭水化物 …… 9, 19, 20
炭水化物エネルギー比 …… 68
単糖類 …… 35
タンパク質・エネルギー低栄養
　状態 …… 73, 112

ち

血合い …… 14
地域包括ケアシステム …… 76
地産地消 …… 119
中性脂肪 …… 89
超高齢社会 …… 109
朝食 …… 8
調味パーセント …… 25
調理損失 …… 18
調理パン …… 11
貯蔵鉄 …… 97

て

低栄養 …… 72, 112
低血糖 …… 84
低出生体重児 …… 60, 64
低体重 …… 96
呈味物質 …… 35
テオブロミン …… 35
デキストリン …… 69
テクスチャー …… 36, 38
デザート …… 23
鉄 …… 61, 97
鉄欠乏性貧血 …… 98
伝統野菜 …… 120

と

動たん比 …… 3, 12
糖尿病 …… 30, 84, 122
糖尿病性腎症 …… 85
糖尿病性網膜症 …… 85
糖負荷試験 …… 85
動物性タンパク質比 …… 3
動脈硬化 …… 90
どか食い …… 6
特定健康診査 …… 80
特定保健指導 …… 80
特定保健用食品 …… 52
特別用途食品 …… 53
ドコサヘキサエン酸 …… 15
トリグリセリド …… 89
丼物 …… 11

な

内臓脂肪 …… 79
内臓脂肪型肥満 …… 81

に

におい …… 36, 38
肉食禁止令 …… 115
肉類 …… 13
二糖類 …… 35
日本型食事 …… 108
日本型食生活 …… 24, 121
日本人の食事摂取基準 …… 24
乳製品 …… 22
乳糖不耐症 …… 22
妊娠期 …… 59
妊婦健康診査 …… 63
妊婦の低体重 …… 60

ね

寝たきり …… 72
熱中症 …… 70

の

脳血管疾患 …… 91, 106

は

肺炎 …… 106
ハザード …… 48
発育 …… 58
発達 …… 58
ハレの日 …… 108, 120
パン …… 11

ひ

皮下脂肪型肥満 …… 81
醤 …… 115
ビタミン A …… 61
ヒト …… 2
ヒドロキシアパタイト …… 92
肥満 …… 78, 81
標準体重 …… 82
貧血 …… 97

ふ

フードファディズム …… 40
風味 …… 38
フェリチン …… 97
副菜 …… 4, 17
副食 …… 4, 12
赴粥飯法 …… 116
普茶料理 …… 116
フムロン …… 35
不慮の事故 …… 107
フレーバー …… 38
フレイルティ（フレイル） …… 72, 76, 97
ブレスローの７つの健康習慣 …… 78

へ

ヘモグロビン …… 97
ヘモグロビン A1c …… 85
ヘルスプロモーション …… 42
ヘルスリテラシー …… 55

ほ

膨化 …… 36
保健機能食品 …… 51
補食 …… 8
ホメオスタシス …… 70
本膳料理 …… 116

ま

マタニティーブルーズ …… 62
まとめ食い …… 6
豆類 …… 20

み

味覚器 …… 37
味細胞 …… 37
味蕾 …… 37, 72

め

メタボリックシンドローム …… 79
メラトニン …… 6
めん類 …… 11

や

野菜 …… 18
やせ …… 96

ゆ

油脂類 …… 26

よ

要介護状態 …… 72
葉酸 …… 61
洋なし型肥満 …… 81

ら

ライフコース …… 58
ライフステージ …… 58
らっかせい …… 20, 102
卵類 …… 15

り

リスクアセスメント …… 48
リスクアナリシス …… 48
リスクコミュニケーション …… 48
リスク分析 …… 48
リスクマネジメント …… 48
リポタンパク質 …… 89
リモデリング …… 93
良質タンパク質 …… 12, 16
料理 …… 3
緑黄色野菜 …… 18
リンゴ型肥満 …… 81
リンゴ酸 …… 35
リン酸塩結晶 …… 92

る・ろ

るいそう …… 96
老化 …… 39, 58

わ

和食 …… 24, 121

◇編著者◇　〔　〕は執筆箇所

稲山　貴代　　長野県立大学教授，博士（スポーツ医学）
〔第１章１・３，第３章１，第４章１・２（１)(２)(３)〕

大森　玲子　　宇都宮大学教授，博士（理学）〔第２章１・３，第５章３〕

◇筆　者◇（五十音順）

小川　聖子　　共立女子短期大学准教授，博士（学術）〔第５章２〕

加藤　勇太　　松本大学准教授〔第４章２（４)(５)・３（１)(２)〕

鉄穴森陽子　　NPO 法人ヘルスケアプロジェクト理事長
広島女学院大学非常勤講師〔第４章３（３)〕

近藤　春美　　日本大学准教授，博士（理学）〔第２章２，第５章１〕

玉木　雅子　　人間総合科学大学教授，博士（学術）〔第１章２〕

根本　裕太　　東京都健康長寿医療センター研究所研究員〔第３章２・３〕

食と健康の科学〔第３版〕

2017年（平成29年）３月30日　初版発行～第３刷
2020年（令和２年）３月30日　第２版発行
2021年（令和３年）３月30日　第３版発行
2023年（令和５年）12月15日　第３版第４刷発行

編著者　稲　山　貴　代
　　　　大　森　玲　子

発行者　筑　紫　和　男

発行所　株式会社 建帛社
KENPAKUSHA

112-0011 東京都文京区千石４丁目２番15号
TEL (03) 3944-2611
FAX (03) 3946-4377
https://www.kenpakusha.co.jp/

ISBN 978-4-7679-0702-4　C3047　　幸和印刷／愛千製本所